风险灾害危机管理丛书

中国突发公共卫生事件管理模式研究

A STUDY ON THE MODES OF PUBLIC HEALTH
EMERGENCY MANAGEMENT IN CHINA
Insight into SARS and A(H1N1) Incidents

基于对SARS和 A(H1N1)事件分析

童文莹/著

风险灾害危机管理丛书编委会

主　　编　薛　澜　高小平　童　星(执行)

编　　委　朱正威　李程伟　金太军　毕　军

　　　　　张康之　林闽钢　朱　力　张海波(执行)

目 录

第一章　导论

第一节　研究缘起

一　研究背景

（一）风险社会的来临

1986 年，德国社会学家贝克（Ulrich Beck）首次使用了"风险社会"的概念来描述后工业社会并进而加以理论化。在后来世界范围所出现的事件：苏联切尔诺贝利核泄漏事件、英国的疯牛病、美国的"9·11"事件、中国的 SARS 蔓延、墨西哥的 A（H1N1）等，均向世人说明我们身处的世界已经发生了很大变化，"风险"已经成为这个时代最重要的特征之一。

贝克认为，风险社会的突出特征有两个：一是人类科技文明发展所必然带来的不确定性。二是现代社会分化所带来的制度化。这两者的相互综合形成了现代风险社会。[①] 吉登斯（Anthony Giddens）也认为风险是现代社会的重要特征，认为风险是随着现代化的发展而出现的，而现代社会的风险又可分为两类：一类是来自外部的，因为传统或者自然的不变性和固定性所带来的风险。这是在工业社会前 200 年里占主导地位的风险，这种风险虽然严重，却由于经常重复发生而使管理上的不确定性较低。另一类风险则是"人造风险"，是指不断发展的知识对世界的影响而

---

① 〔德〕乌尔里希·贝克：《风险社会》，何博闻译，译林出版社，2004。

产生的风险，由于这种风险没有多少历史经验可以借鉴，是由人的发展，特别是由科学技术的进步所造成的，因此管理上的不确定性较高，容易使人们陷入前所未有的风险环境之中。[①]

总而言之，与传统危机相比，全球化条件下的当代危机具有日趋强烈的扩张性；国内与国际危机以及地区与全球危机之间的界限都日趋模糊。[②]

（二）中国进入社会风险高发期

近年来，我国自然灾害、事故灾难、公共卫生事件、社会安全事件频发，并且呈现逐年上升的趋势。

在自然灾害方面。重大自然灾害如 2008 年年初的南方雪灾，5 月 12 日的汶川 8 级大地震，2009 年 7 月初南方数个省区的严重洪涝灾害，2010 年上半年西南五省（市、区）持续半年的干旱、4 月 14 日的玉树地震、8 月 8 日的舟曲山洪泥石流等。数据显示，2009 年全国各类自然灾害共造成约 4.8 亿人次受灾，死亡和失踪 1528 人次，紧急转移安置 709.9 万人次；农作物受灾面积为 4721.4 万公顷，绝收面积达 491.8 万公顷；倒塌房屋 83.8 万间；因灾直接经济损失高达 2523.7 亿元。[③]

在事故灾难方面。2008 年，全国共发生各类生产安全事故 413752 起，死亡 91177 人。[④] 以矿难为例，近年来，各地矿难事故频发，仅进入 2010 年来已经发生了近 10 起，其中影响特别大的如山西王家岭矿难、伊川县矿难等。

在社会安全事故方面。近年来，我国社会安全事故方面的事

---

① 〔英〕安东尼·吉登斯：《失控的世界》，周红云译，江西人民出版社，2001。
② 薛澜、张强：《SARS 危机反思：SARS 险局与中国治理转型》，《中国评论》（香港）。
③ 国家减灾中心灾害信息部：《2009 年全国自然灾害损失情况》，《中国减灾》2010 年第 1 期。
④ 国家安监总局：《2008 年事故灾难应对工作评估分析报告》，参见 http://www.cworksafety.com/101806/101889/128913.html。

件发生率也明显增加，其中影响较大的有2008年7月发生的瓮安事件，2009年7月发生的乌鲁木齐严重打砸抢烧事件，2009年年底发生的湘乡校园踩踏事件等。而2010年自南平"3·23"校园杀人案后，在不到50天的时间内，先后发生同类事件5起，引起全社会的广泛震惊与关注。

研究表明，人均GDP处于1000～3000美元发展阶段时，社会进入"非稳定状态"，也是应对人口、资源、环境、效率、公平等社会矛盾的"瓶颈"约束最严重的时期，往往是"经济容易失调、社会容易失序、心理容易失衡、社会伦理需要调整重建"的关键时期。① 根据这一观点，经过30年的改革开放，目前正处于"经济转轨"和"社会转型"关键时期的中国，已经进入了社会风险和危机的高发期。

（三）公共卫生事件造成了巨大的社会灾难

在公共卫生事件方面，突发公共卫生事件也造成了巨大的社会灾难。

在食品安全事件方面，进入2000年以来，我国多地多次发生"毒狗肉"、"毒瓜子"、"毒海带"、"毒（假）奶粉"、"瘦肉精"、"假白糖"、"假鸭血"、"假蜂蜜"等事件。其中影响比较大的有2003年的敌敌畏金华火腿事件，2004年的阜阳毒奶粉造成的大头宝宝事件、龙口粉丝掺假事件，2006年的苏丹红鸭蛋事件，2008年的毒饺子事件、三鹿奶粉"三聚氰胺"事件，2010年初的海南毒豇豆事件、地沟油事件等。这一系列事件的发生，使得食品安全及其监管问题成为社会的热门话题。为了更好地应对食品安全问题，2009年2月，全国人大常委会高票通过了《中华人民共和国食品安全法》。

---

① 牛文元：《社会燃烧理论与中国社会安全预警系统（研究摘要）》，清华大学公共管理学院与中国行政管理学会联合举办的"社会变革中突发事件应急管理"专家研讨会讨论稿，2001年11月26日。转引自薛澜、张强、钟开斌《危机管理：转型期中国面临的挑战》，清华大学出版社，2003。

在职业危害事件方面，如 2009 年 3 月发生的凤阳石英砂企业职业病危害事件，2009 年 7 月闻名全国的"开胸验肺"事件，2010 年出现的震惊全国的富士康员工连环跳楼事件等。在动物疫情方面，2000 年后，我国禽流感疫情已经发生数起。在群体性不明原因疾病方面，全国多地发生过故意或无意的投毒案，导致多人伤亡，例如，2002 年的南京汤山投毒案，2007 年的北大男生投毒案，2009 年 2 月的深圳比亚迪投毒案，2010 年 2 月的四川眉山特大中毒案等。

在我国，对社会影响最深远、最广泛的突发公共卫生危机事件，还是由重大传染病疫情所导致的社会危机。如 2003 年的 SARS 事件、2009 年的 A（H1N1）事件等。2003 年，SARS 疫情始于中国，在短短半年时间内引起世界各国的广泛震撼与关注，发展成为一种对国际公共卫生安全产生严重威胁的传染病；SARS 事件之后仅 5 年时间，2009 年 3 月，又发生 A（H1N1）疫情，对我国社会再次产生了强烈的冲击。

二 研究意义

2003 年发生的"SARS"事件暴露了我国在应急管理上存在的问题，凸显出原有的单一灾种防灾减灾体制的严重缺陷。随着改革开放的不断深化，社会经济发展水平不断提高，社会转型加快，社会复杂程度也随之加大，涉及多个部门或地区的综合性危机变得越来越常见，原有的"条块分割"管理体制显现出极大的局限性，无法有效地整合各类应对资源。而转型造成社会的稳定性被打破，社会的不确定因素增加，所面对的风险也逐渐增多，导致民众的不安全感和忧患意识增加，需要政府在应急管理方面的工作更为有效和积极。

我国在总结抗击"非典"（最早对 SARS 的称谓）的经验与教训的基础上，在国家层面上，开始着手建立综合应急管理体系。在这套体系中，各类灾害被统一概括为"突发事件"，各类灾害的预防与应对被统一概括为"应急管理",进而确立了突发事件应急管理的组织体系（体制）、一般程序（机制）、法律规范（法制）与行动方案，统称"一案三制"，于是初步确立了综合应急管理体系。① 更为重要的是，人们在实践中越来越多地认识到我国传统的应急管理体制存在很多负面因素：一是容易出现应急过激反应现象，造成社会应急资源的浪费。二是容易产生多个应急部门各自为政、协调困难的现象，导致应急管理效果下降。三是容易形成地区和个体资源分配不均，滋生新的社会不公平不公正的结果。这一切都迫切需要实现应急管理模式的转变。在这样的背景下，我国政府将危机管理纳入整个国民经济与社会发展的战略高度，把突发事件的应急管理作为政府执政能力建设的重要内容来对待。

从 SARS 事件以来，我国陆续推动了危机应急管理的体制和机制建设，2003 年，党的十六届三中全会提出，要提高公共卫生服务水平和突发性公共卫生事件应急能力。2004 年 9 月，党的十六届四中全会进一步明确提出，要建立健全社会预警体系，形成统一指挥、功能齐全、反应灵敏、运转高效的应急机制，提高保障公共安全和处置突发事件的能力，并把这项任务作为提高党的执政能力的一个重要方面。2006 年，党的十六届六中全会又提出了构建社会主义和谐社会的战略任务，同时将应急管理工作纳入了社会主义和谐社会建设的总体布局。② 按照党中央、国务院的决策部署，全国的突发公共事件应急管理工作有条不紊地展开。

---

① 根据国务院的要求，中国行政管理学会组织清华大学、中国社会科学院、国家行政学院、中国安全生产科学研究院等科研院所开展研究，组织人员出国考察，综合参照了美国、德国、英国、日本、俄罗斯等国家的经验，提出了我国应急管理体系的基本设想。——作者注

② 薛凯：《应急机制建设彰显政府执政能力提升》，《半月谈》2007 年第 18 期。

（一）现实意义

1. 突发事件的管理是政府能力建设的主要方面

政府自身的能力建设是国家和社会发展的重要内容。政府能力建设与一个国家的人力、科学技术、组织、体制和资源等息息相关。在行政生态环境的制约下，能力建设的核心就是要培育政府解决关键问题的能力。政府能力是指政府获取、运用和整合相关资源转化为新的产品和服务的能力。这里的资源指提供公共产品和服务必需的要素，是新产品和服务的来源与基础。

政府能力由两部分构成，一是获取资源的能力，包括获取物质资源的能力（社会汲取能力）和获取精神资源的能力（合法化能力）。二是行动能力，政府行动能力就是政府在宪法授权和法律规定的范围内，如何使用相关的物质资源和精神资源提供实实在在的公共产品和服务，以实现政府职能、达成社会公益目标的能力，即运用已有资源提供公共产品和服务并实现价值增值的能力，其实质是创造新资源的能力，包括强制能力、协调能力、组织动员能力和危机干预能力等。[①] 危机处理能力是政府处理来自自然或社会的突发事件的应对能力，重点是如何建立危机预警机制和反应机制，提升危机处理能力。

改革开放以来，国家与市场、社会的关系经历了较大的调整，政府能力结构发生了巨大的变化。政府通过"简政放权"，重新界定政府职能，规范国家与社会、市场的互动边界，政府与个人、企业、非政府组织等主体之间的权利和职责日趋分明，中央政府与地方政府之间的关系也得到了较大的调整。总的来讲，国家权力无限地向社会领域扩张和侵蚀得到了遏制，地方、部门、企业乃至个人占有与处置社会资源的自主权在不断扩大，各种社会组织的独立性与自主性得到了加强。国家权力控制范围、领域的调整，国家资源总量所发生的根本性变化，通过改革重新

---

① 罗振兴：《中国政府能力建设》，中国社会科学出版社，2004。

增强了的合法性以及合法性来源的多样化，引起了政府能力结构的根本性变化：获取资源的能力与行动能力不协调，各种能力之间发展不平衡等。

来自国际、国内不同领域的各种突发事件对政府应对能力提出了新要求。当前，随着我国经济和社会发展速度加快，各类突发事件频发。当各种危机事件突如其来之时，政府的危机管理能力将是降低危机损害的关键所在，而构建体制性的政府危机管理系统就是为了提升与保证政府的危机管理能力。这直接关系到我国和谐社会建设目标是否能够最终实现，也成为我国政府管理能力建设的主要方面。

2. 建立有效的突发公共卫生事件管理体制和机制是当前社会管理的重要工作

突发公共卫生事件对人类健康和生命安全构成威胁，对经济、社会、心理的严重冲击亦不可低估。由于人口高度聚集、人员交往频繁、易感人群增多、社会矛盾集中，发生突发事件的或然性增大、危害性增强，中国的城市成为公共卫生突发事件的高危地区。而广大农村地区经济发展仍然落后，缺乏基本的疾病防治知识和手段，一旦暴发疫情，极可能酿成严重的灾难。

突发公共卫生事件应急管理具有综合性和系统性的特点，其安全性、技术性和政策性都很强。整个应急管理，如现场抢救、控制和转运救治、原因调查、善后处理等环节，涉及多个部门多个系统，必须综合协调处理才能妥善解决。因此，必须建立与之相适应的应急管理体制和运行机制。

目前，我国突发公共卫生事件管理还存在不少问题。例如，在管理体制上仍存在较大缺陷，虽然我国大多数地区已经建立相应的突发公共卫生事件的专门管理机构，但由于整个体系内涵尚不清晰，多部门、多系统和多专业协作的联动机制并没有真正建立起来，对于"平战结合"的界定也缺乏明确说明，这也进一步影响了《突发公共卫生事件应急条例》中"分级响应"原则的有效实施，既容易造成对事件管理"小题大做"的资源浪费，也容易造成对事件管理"大题小做"的管理不足。其中，主要问题是管理体制与运行机制方面的不协调现象，严重影响了我国突发公共卫生事件的控制和解决，甚至促发了一些次生的危机。由于历史和现实多方面因素的制约，当前，社会管理和公共服务仍是各级政府工作的薄弱环节，特别是应急管理体制、机制、法制不够完善，综合协调机构缺乏，危机应对网络松散，社会应对能力薄弱等问题十分突出，在一定程度上制约着整个社会危机管理能力的提高。建立有效的突发公共卫生事件应急管理体制和机制，既是政府有效履行社会管理职能、提供公共服务的基础性工作，又是政府自身建设的重要而紧迫的任务；既是事关国家长治久安的大事，又是检验政府行政能力的重要标志。

（二）理论意义

1. 基于体制和机制的应急管理集成

创新应急管理的关键主要有两个方面：一是针对管理体制和机制在管理系统内的缺失进行"补缺"，使管理系统运行有效和持续。二是针对外部条件和环境变化带来的体制和机制的"脱节"现象，进行体制和机制的系统集成，使管理体制和机制相互"打通"，从总体上提高管理系统的运行能力，在更高的层次上实现有效和持续。

目前，国内外主要的研究成果大都集中在体制或机制"补缺"上，没有把体制和机制的分割现象作为应急管理模式创新的突破点。本书研究的重点主要是从应急管理体制模式转换的角度，侧重于管理体制和机制的集成，试图在这一过程中，探讨体制和机制的对应性和整合性。

2. 基于中国的实践和经验，建立突发公共卫生事件管理的新模式

"9·11"事件的发生，促成了美国危机管理向全过程的危机管理、全风险的危机管理、整合的危机管理的转变，在实践上美国对其应急管理机制进行了重大改革。通过重组联邦应急管理署

及其他机构成立了国土安全部,美国的应急管理模式在世界各国也产生了或多或少的影响。

SARS 和 A(H1N1)先后两次挑战我国的应急管理工作,特别是公共卫生系统的应急管理,在给我们带来巨大财产和人员损失的同时,也给我们留下了宝贵的经验和教训,促成了我国政府管理理念的重大转变。胡锦涛曾全面总结了抗击 SARS 斗争的经验和从中获得的深层次理论认识。他在讲话中首次使用了"全面发展、协调发展、可持续发展的发展观"的表述,并着重从理论上分析了发展与增长概念的异同:"我们讲发展是党执政兴国的第一要务,这里的发展绝不只是指经济增长,而是要坚持以经济建设为中心,在经济发展的基础上实现社会全面发展。"① 这被认为是"科学发展观"的破题之论。

SARS 和 A(H1N1)事件更是先后两次挑战了我国突发公共卫生事件的管理,不仅带来突发公共卫生事件应急管理模式的转变,而且促进了我国在公共卫生应急管理体制和机制方面的重建,更重要的是促进了体制和机制尝试性的集成,对进一步推动形成适合中国国情的突发公共卫生事件管理模式和理论都有着重大的意义。

第二节 研究综述

一 突发公共卫生事件的研究

国外对于"突发公共卫生事件"的研究高潮源自 2001 年美国"9·11"恐怖事件之后发生的一系列突发公共卫生事件:美国炭疽恐慌、全球 SARS 流行、东南亚禽流感传播以及 A(H1N1)大流行等。国内对于突发公共卫生事件的研究,伴随着

---

① 中共中央文献研究室:《十六大以来重要文献选编》(上),中央文献出版社,2005。

SARS、禽流感、食品安全、A（H1N1）等公共卫生问题的发展也迅速掀起了高潮。

目前，突发公共卫生事件的研究视角主要有四种：一是从社会学视角对突发公共卫生事件进行研究。如对 SARS 危机时流言传播的研究，① 以及从社会工作介入的视角研究多部门合作模式应对突发公共卫生事件等。② 二是从法律视角对突发公共卫生事件的研究。如对非常态下法制政府建设的研究，③ 对突发公共卫生事件应对方面的法制研究。④ 三是从公共卫生学的视角对突发公共卫生事件的研究。如中国科学院学部"我国突发性公共卫生事件应对策略"咨询组提出国家急需开展公共卫生突发事件发生规律、监测预警、预防控制、应对评估、法律法规、科技基础平台等方面的研究，⑤ 以及对突发公共卫生事件的检测、预警等体系建构的研究，⑥ 对我国突发公共卫生事件检测及基础建设方面的研究，⑦ 对突发公共卫生事件管理预警系统方面的研究等。⑧ 四是从公共管理的视角进行突发公共卫生事件的研究。这又包括理论研究和实践研究两个方面。薛澜等借鉴现有的危机理论和突发

---

① 周晓虹：《传播的畸变：对"SARS"传言的一种社会心理学分析》，《社会学研究》2003 年第 6 期。

② 花菊香：《突发公共卫生事件的应对策略探讨——多部门合作模式的社会工作介入研究》，《学术论坛》2004 年第 4 期。

③ 叶国文：《非常态政府能力：法治政府的逻辑》，《理论与改革》2004 年第 3 期。

④ 李惠：《试论应对突发公共卫生事件的法制建设》，《法律与医学杂志》2004 年第 2 期。

⑤ 中国科学院学部"我国突发性公共卫生事件应对策略"咨询组：《关于加强公共卫生体系建设及应对突发事件的建议》，《中国科学院院刊》2004 年第 1 期。

⑥ 徐鹏、罗力、郝模等：《突发公共卫生事件的监测、预测及预警工作的质量控制指标研究》，《公共卫生与预防医学》2006 年第 3 期。

⑦ 曹广文：《大力加强我国公共卫生突发事件主动检测系统的研究》，《第二军医大学学报》2004 年第 3 期；曹广文：《突发公共卫生事件应急反应基础建设及其应急管理》，《公共管理学报》2004 年第 5 期。

⑧ 黄健始：《突发公共卫生事件预警系统建设框架思路》，《中华医学杂志》2005 年第 9 期。

事件理论，认为 SARS 是从一个公共卫生事件演变成为蔓延到经济、政治及社会各个方面的一场复合性危机。① 在这一理论认知的基础上，将中国的危机管理体系与其他国家的危机管理体系进行比较，找出中国转型期危机管理体系的缺陷并提出制度建议。②

我国突发公共事件分为自然灾害、事故灾难、公共卫生事件、社会安全事件四种。其中公共卫生事件的具体内容又包括传染病疫情、群体性不明原因疾病、食品安全和职业危害、动物疫情以及其他严重影响公众健康和生命安全的事件。然而，从公共管理视角对突发公共卫生事件应急管理的研究主要集中在食品安全事件和传染病疫情事件的研究。

（一）食品安全事件的研究

近年来，由于国内食品安全事件频发，引发了很多研究。例如，有学者以阜阳毒奶粉事件为例，进行竞争失效与治理均衡的研究，认为在我国当前政府主导的治理结构中，政府面临着如何平衡政府诸多目标关系的矛盾。由于经济增长是优先目标，地方政府的治理重点偏向于强势的资本，导致整个治理结构的资本—公众力量失衡与政府治理残缺的恶性循环，地方政府"管理强化"与"管制弱化"现象并存。不恰当的政府"管理强化"造成了相关部门机构的腐败，腐败问题又导致"管制弱化"，出现监管漏洞，部门间缺乏协调、沟通等，最后造成"有组织的不负责任"，滋生一种缺乏公共责任的行政文化。又由于缺乏有效的授权关系和责任机制，弱势的居民无法通过发言和退出维护自身利益。因此，需要加强政府责任机制建设，使政府承担起保护市

---

① 薛澜、张强：《SARS 事件与中国危机管理体系建设》，《清华大学学报》（哲学社会科学版）2003 年第 4 期。

② 薛澜、张强、钟开斌：《危机管理：转型期中国面临的挑战》，《中国软科学》2003 年第 4 期；薛澜、张强、钟开斌：《美国危机管理体系的结构》，《世界经济与政治论坛》2003 年第 5 期。

场竞争和社会弱势群体的基本职能。① 还有学者从政府规制的视角，认为我国的食品安全问题是由市场机制缺陷和制度不完善导致，加上地方保护主义、政府规制失灵，使食品安全问题进一步恶化。因此，需要借鉴发达国家的规制管理模式解决当前我国政府规制的问题，针对地方保护主义重构地方政府食品安全规制的行政问责制，建立健全食品安全制度和标准体系，完善地方政府食品安全规制的信息披露机制，扶持行业协会发展行业自律。② 这些研究为本书针对突发公共卫生事件应急管理中的政府责任的探讨提供了思路。

还有学者在一定地域范围内研究食品安全问题。例如，有学者认为，引发江苏食品安全问题的主要原因是法规体系多元化、监管格局多头化、检测资源分散化、质量标准不完善、监督管理不到位等。因此，需要加强食品安全立法和管理体制建设，完善食品安全标准体系，严格食品安全认证，实施"可追溯化"管理，建立食品安全社会信用体系。③ 这也为笔者针对应急管理中政府方面的管理内容的分析提供了依据。

总体而言，针对食品安全的研究表明，政府在突发公共卫生事件的管理中占有主导地位。而我国相应的管理标准不清、体制缺陷、监管缺位等问题的最终解决，既需要完善政府管理体制，又需要健全管理机制。

（二）重大传染病事件的研究

由于国内突发公共卫生事件的研究与关注始自 2003 年的"SARS"事件，因此，相对其他重大突发公共卫生事件的研究，对重大传染病事件的研究主要从两种研究视角进行：一种是医学

---

① 杨雪冬等：《风险社会与秩序重建》，社会科学文献出版社，2006。
② 林闽钢、许金梁：《中国转型期食品安全问题的政府规制研究》，《中国行政管理》2008 年第 10 期。
③ 童星、张海波：《中国转型期的社会风险及识别——理论探讨与经验研究》，南京大学出版社，2007。

视角的研究；一种是管理学视角的研究。

从医学视角对重大传染病事件的研究，主要包括针对具体传染病进行的症状、诊治等方面的临床研究，以及针对预防和控制传染病发生发展的公共卫生专业方面的研究。例如，有学者从 SARS 疫病干预及其传播动力学、分子学机制等方面研究"非典"传播规律及其防治。① 还有学者从疾病预防控制系统来探讨对传染病事件的具体控防，如遵循疾病的三级预防机制，② 对突发公共卫生事件处置工作的基本目的、工作方针、工作任务的界定与相互关系的研究，以及部门管理与政府财政支持等方面的具体问题进行研究。③

而从管理学出发，学界对于突发传染病事件的研究主要集中在近年来出现的一些具体案例，如 SARS、A（H1N1）等。

首先，针对 SARS 事件的研究。例如，有学者认为 SARS 事件是一次典型的社会性危机，SARS 危机开始是一场单一区域性的突然爆发的公共卫生危机，随着事态的发展，危机逐渐波及经济、政治、外交等多个领域，形成以政府信誉为核心的复合型、全球性危机。在这一转变过程中，政府对此次 SARS 危机的管理也经历了一个从被动适应到积极主动、从内外有别的信息发布到信息透明公开及时的过程，政府所采取的危机应对策略从危机开始阶段的"内紧外松"演变为"沉着应对，措施果断；依靠科学，有效防治；加强合作，完善机制"的24字方针。④ 有学者认为 SARS 疫情的发生和发展过程暴露了中国公共管理存在的一些

① 蔡全才：《传染性非典型肺炎传播规律及其防治研究》，复旦大学2004年博士学位论文。
② 一级预防主要指病因预防，包括健康促进和健康保护；二级预防指防止疾病发生发展的措施，包括早发现、早诊断、早治疗；三级预防主要是对症治疗和康复治疗措施，即防止伤残和促进功能恢复，提高生存质量，延长寿命，降低病死率。——作者注
③ 徐鹏、罗力、郝模等：《突发公共卫生事件的监测、预测及预警工作的质量控制指标研究》，《公共卫生与预防医学》2006年第3期。
④ 薛澜、张强、钟开斌：《防范与重构：从 SARS 事件看转型期中国的危机管理》，《改革》2003年第3期。

普遍性缺陷：没有正确处理好医院和患者、医院和医生、医院之间、患者和民众、患者和社区、社区之间、政府和社区、政府之间的关系问题，同时还暴露了中国公共管理中不同主体的责任冲突，包括专业队伍或职业队伍之间、公民和危机管理主体即政府之间的责任冲突以及公共管理中政府自身的责任过失。①

有学者以 SARS 期间的政府信息是否公开为基准，将 SARS 应对过程按时间序列分为封闭信息期、缓报瞒报期、被迫公开期、有效公开期等四个阶段。② 还有学者从政府、公众、媒体关系出发，认为 SARS 事件最初是一个突发公共卫生事件，之后转化成危机，因此，将 SARS 危机分成四期：危机潜伏期，危机突发期，危机延续期，危机解决期。③ 还有研究者寻找政治制度对中国应对 SARS 的影响，认为其表现为政治优先、政治正确和非透明性。认为在当前中国社会，一个事件是否具有政治性，是否具有政治性的意义，是否被领导，特别是高层领导认知并采取相应行动，会影响到事件的发展和转归。④ 还有学者从信息和政府责任两方面进行研究，认为我国成功消除 SARS 危机的路径选择包括：信息从隐瞒到公开，政府从被动应对到主动承担，应对从封闭到合作，主体从组织到个人。⑤ 为本研究以政府应急管理为中心，针对事件的管理过程进行事件序列的研究提供了参考。

还有学者从政府、传媒、公众三方博弈的关系来研究"SARS"危机，认为在 2003 年 4 月 20 日之前，政府、媒体、公众的博弈处于恶性循环阶段。4 月 20 日之后，三方关系进入改善

① 张国清：《公共危机管理和政府责任——以 SARS 疫情治理为例》，《管理世界》2003 年第 12 期。

② 朱颖、刘祎：《从"非典"到"甲型 H1N1 流感"——中国政府信息公开的变迁》，《东南传播》2009 年第 9 期。

③ 林龙：《政府、公众、媒体关系与新时期政府危机管理——由非典型肺炎事件引发的思考》，《政治学研究》2003 年第 3 期。

④ 郑永年、黎良福：《SARS 与中国政治制度的危机管理》，《远景基金会季刊》2004 年第 4 期。

⑤ 杨雪冬等：《风险社会与秩序重建》，社会科学文献出版社，2006。

阶段：中央政府和地方政府加强监督，沟通信息；政府对媒体放松管制，全面报道；媒体对公众信息传递，理性配合。① 这也为本文选择 SARS 事件为研究案例提供了依据。

其次，针对 A（H1N1）事件的研究。有学者以 A（H1N1）报道为例，将整个 A（H1N1）的危机报道分为潜伏期和发展期，认为我国的危机报道已经具有以下框架：稳压框架—发布权威信息；主体框架—坚定信心，避免恐慌；边缘框架—树立国家形象。② 还有学者从公众的导向需求、关联性和不确定性三个概念形成的三种关系出发，研究如何提高舆论引导的有效性，并以 A（H1N1）事件为例进行具体分析。③ 而 A（H1N1）是自 SARS 之后我国所面临的另一严重传染病疫情危机。因此本书选择以 A（H1N1）案例和 SARS 案例进行比较性研究。

在突发公共卫生事件比较性研究方面主要包括两种：一种是针对同一事件不同地域的比较性研究，另一种是针对不同事件的比较性研究。

首先，针对不同地域的比较性研究。例如，有学者从政治体制差异与管理文化方面分析中国两岸的 SARS 危机管理。④ 还有学者认为，应对 SARS 危机的应对机制可以分成强制、法制和弱制三种，大陆地区的应对机制属于强制；台湾地区的应对机制属于弱制；新加坡则由于能够在法制和动员的配合下，快速有效地对整个社会资源进行整合并进行管理决策和执行，因而能够按照法制进行强势化管理。⑤

---

① 赵路平：《公共危机传播中的政府、媒体、公众关系研究》，复旦大学 2007 年博士学位论文。

② 黎莉：《危机报道的框架分析——以分析 H1N1 流感报道为例分析》，《东南传播》2009 年第 7 期。

③ 李晖：《从导向需求看舆论引导的对策创新——以"甲型 H1N1 流感"事件为例》，《新闻记者》2009 年第 7 期。

④ 周兆呈：《两岸三地，点到为止》，台北帝国文化出版社，2006。

⑤ 丁学良：《应对 SARS 危机的三种机制：强制、法制、弱制》，《远景基金会季刊》2004 年第 4 期。

在 A（H1N1）事件方面，有研究针对我国在 A（H1N1）事件中的媒体报道和美国媒体报道进行比较，认为美国对 A（H1N1）疫情报道的特点为：总体报道规模不大；关注角度更加理性明朗；报道呈现出"前松后紧渐平稳"的状态；稳定世道人心成为报道宗旨。并据此对我国关于 A（H1N1）事件中的媒体报道提出建议。①

其次，针对不同事件的比较性研究。有学者借用 SARS 案例和 A（H1N1）案例，研究我国政府、新闻传媒和公众在根本利益上存在的差异，认为在我国，处理三者关系的关键在于政府。在实际情境中，政府处于相对强势的地位，应以公民权利和利益作为首要考虑对象，及时向新闻传媒发布重要信息；新闻传媒应发挥沟通作用，及时传达相关信息；公众通过新闻传媒对政府的相关信息发布和政府工作进行监督。三者应该相互制衡，社会和谐有赖于三方的配合与协作。② 还有研究者比较了"非典"和 A（H1N1）的防治过程，认为信息公开的数量、质量和类型都有所改善，实现了公共卫生处理机制的全过程信息公开和实时信息公开。③ 在 SARS 事件中，政府、传媒、公众之间信息缺乏沟通，三者关系相对紧张。而在 A（H1N1）事件中，信息相当透明，政府、传媒、公众三者关系和谐：政府掌握信息公布的主动权；新闻传媒兼具信息渠道与舆论监督的功能；公众既是政府工作的监督者，也是相关信息的发布者。④ 此外，还有学者关注从"非典"到 A（H1N1），公众的心理蜕变：被动应对到主动防御；信息饥渴到信息满足；隐瞒信息到公开信息；心理恐慌到从容淡

---

① 张传香：《美国媒体对甲型 H1N1 流感疫情报道分析》，《新闻与素养》2009 年第 7 期。
② 丁柏铨：《论灾难事件中政府、新闻传媒、公众的关系》，《新闻界》2006 年第 1 期。
③ 李文钊：《从非典到甲型流感中国走了多远》，2009 年 5 月 18 日《新京报》。
④ 丁柏铨、郭元：《在政府、新闻传媒、公众关系视野中观照甲型 H1N1 流感事件》，《今传媒》2009 年第 8 期。

定；社会歧视到人文关怀；互不信任到和谐友好。①

综上所述，当前我国突发公共卫生事件的研究已开始进行 SARS 和 A（H1N1）的比较研究，但研究多局限于事件发生发展的某一方面，仍缺乏对 SARS 危机后我国公共卫生事件应急管理转变的系统性模式研究。

二　突发公共卫生事件管理的研究

（一）管理体制方面的研究

政府公共危机管理体制是指政府为完成法定的应对公共危机的任务而建立起来的具有确定功能的危机管理组织结构和行政职能。我国政府在实践中逐步形成了统一领导、分级负责、条块结合、属地管理的体制。例如，对于突发公共卫生事件的管理体制而言，传染病疫情和中毒事件的对口主管部门是卫生部，而动物疫情的对口主管部门是农业部，野生动物疫情的主管部门又归口林业局。这套管理体制不同程度地存在着部门分割、条块分治、综合不够、信息不畅、责任不明、主体单一的问题。因此，需要推行应急管理体制改革。我国的政府公共危机管理体制建设的框架包括：公共危机管理组织结构、危机管理工作体系、领导机构和总体协调机构、分类管理专门机构、联动协调体制等。因此，需要加强管理组织结构和工作体系的改革、领导机构和总体协调机构的建设，建立分类管理公共危机的专业机构，建立分级响应和属地管理体制，建立健全危机管理联动协同体制等。②

南开大学"SARS 对政治影响研究"课题组认为，我国需要建立和健全统一、高效、专业的管理体制，具体包括：建立常设

---

① 张鹏飞：《一样的公共卫生事件不一样的公众心理——从非典到甲流看我国公众心理的嬗变》，《理论探讨》2009 年第 22 期。

② 高小平：《建立综合化的政府公共危机管理体制》，《公共管理高层论坛（第 4 辑）》，南京大学出版社，2006。

型的最高危机管理领导机构，建立专门的危机管理、联络、协调机构，建立专家组织支持危机管理，重视社团的作用，加强国际合作和信息交流，建立和完善信息管理和信息沟通体制。[①] 有学者认为危机管理体制应该包括这样的内容：预警机制收集和处理各种潜在的危机信息，协调机制将政府各个部门的力量整合起来，政府间合作机制和国家合作机制减少负的外部效应，发展专业化组织能力，完善社会支持系统，吸收公民和社区参与，建立"共同生产"机制。[②] 还有研究者认为，应该从功能上对体制与机制进行划分，应急管理体制应包括四个系统：行政责任与社会责任系统、事件响应与评估恢复系统、资源支持与技术保障系统、防御避难与救护援助系统。[③]

有学者以我国的 SARS 危机和美国的卡特里娜飓风危机为研究对象，比较研究了中美两国的政府危机管理，认为中美两国除了在危机应对体制、机制和法制方面有差距，还在危机意识、效率、信息沟通、公众利益等四个方面也有差异。提出中国应建构以"前、中、后"为主线的政府危机管理体制。前危机管理体制是指在危机爆发之前的预警机制、常态的危机预防演练、公民的危机意识；中危机管理体制是指在危机爆发后启动的应急计划、专门的危机处理机构、协调人力物力财力的工作；后危机管理体制是指危机事件完结后进行的总结、反思和改进。[④] 还有学者研究发达国家中央政府应急管理的基本经验，认为发达国家的应急管理体制包括以本国的政体为基础，由行政首长担任最高领导；应急管理委员会或联席会议作为议事协调机构，并辅助决策；常

---

① 葛荃：《SARS 对中国政治的影响与对策》，《南开学报》（哲学社会科学版）2003 年第 4 期。

② 王乐夫、马骏、郭正林：《公共部门危机管理体制：以非典型肺炎事件为例》，《中国行政管理》2003 年第 7 期。

③ 陈安、上官艳秋、倪惠荟：《现代应急管理体制设计研究》，《中国行政管理》2008 年第 8 期。

④ 吴家华：《从非典病毒与卡特里娜飓风看中美两国的政府危机管理》，《甘肃社会科学》2006 年第 1 期。

设专门的应急管理机构。①

发达国家大城市危机管理体制的核心特点有六方面：成立由市长直接领导的、综合性的危机管理机构，构成强有力的指挥协调中枢；形成由各方代表共同组成的委员会，就危机事项应对进行决策和沟通协调；以现有的政府组织机构为依托，通过重新界定现有政府组织职能，重塑现有政府组织职能结构，增加危机管理职能，构建全政府型危机管理系统；通过实现政府和社会、公共部门和私人部门之间的良好合作，实现普通公民、社会组织、工商企业组织在危机管理中的高度参与，构建全社会型危机管理系统；完善的危机准备系统；快速、正确的危机反应机制。②

（二）管理机制方面的研究

有学者认为，危机管理机制就是以担负危机管理职能的国家政治机构为核心，在社会系统其他重要因素影响下，按照相应组织结构运作从而对危机事态进行预警、应对和恢复的组织体系。这个组织体系应包括危机管理的中枢指挥系统、危机管理的支援和保障系统（处置机构）和危机管理的信息管理系统。③

清华大学危机管理研究中心 SARS 应急课题组研究认为，在应对和管理重大突发性公共卫生事件的运作机制方面，我国缺乏训练有素的应急反应队伍和相应保障机制，这严重影响了我国及时处置突发公共卫生事件应变能力和疾病预防控制综合服务能力的提高。在 SARS 案例中主要表现在以下方面：缺乏法律保障；各级医疗卫生机构、政府及职能部门在应急管理过程中出现推诿、扯皮现象；缺乏应对重大突发公共卫生事件的专业队伍和快速诊断试剂及先进的仪器设备，应急物资储备不足；在重大疫情

---

① 张成福、唐钧：《发达国家中央政府应急管理的机构和经验》，《中央和大城市政府应急机制建设》，中国人民大学出版社，2005。

② 赵成根：《发达国家大城市政府应急管理的特征和经验》，《中央和大城市政府应急机制建设》，中国人民大学出版社，2005。

③ 《学习时报》编辑部：《国家与政府的危机管理》，江西人民出版社，2003。

的预警、公布制度、国际援助等方面存在严重缺陷；应急预案和体系建设、反生物恐怖培训、全国各级救灾防病专家库、相关技术与物资储备、参与国际反恐网络等方面亟须加强。①

研究认为，政府公信力在 SARS 危机中经受考验，其结果是干部人事管理体制有了创新，采取严格的干部负责制惩处责任官员，还包括法制建设、政府组织运作、国际沟通和协调机制、公共政策运作机制等方面的创新。具体机制包括：突发事件预警机制、公共卫生应急机制、信息披露机制、财政资源动员机制、社会力量动员与参与机制、物资储备机制等。②

健全我国公共卫生应急反应机制包括：准确快速的预警机制、全面完善的应急反应体系、加快经济体制和政府机构改革。③建立健全社会危机应急反应决策机制是我国政府工作的一项重要内容，具体包括：信息披露机制、应急决策机制、处理协调机制、善后处理机制。④ 广东省行政管理学会课题组认为，政府应急管理的运行机制包括：社会预警与应急启动机制，技术设施的配备和物资资源保障机制，政府应急管理系统信息化运作机制，紧急状态下社会参与机制，紧急事务管理的绩效评估机制。⑤ 有学者认为，我国中央政府的应急机制包括：预测预警机制、信息管理机制、决策指挥机制、组织协调机制、行动响应机制、处置救援机制、社会动员机制等。⑥ 管理机制包括信息沟通、反馈和解读机制，社会动员机制，紧急救治机制，资源调配机制，公民

---

① 清华大学危机管理研究中心 SARS 应急课题组：《突发公共卫生事件的应急管理——美国与中国的案例》，《世界知识》2003 年第 10 期。

② 周运清：《SARS 危机对中国政府及其公信力的影响》，《武汉大学学报》（社会科学版）2003 年第 4 期。

③ 曾宪植：《从抗击非典看健全我国经济应急反应机制的迫切性》，《新视野》2003 年第 5 期。

④ 郭济：《政府应急管理实务》，中共中央党校出版社，2004。

⑤ 李志红、林活力、周晓梅、蔡立辉、李伟权：《广州市、深圳市政府危机管理体制》，《中央和大城市政府应急机制建设》，中国人民大学出版社，2005。

⑥ 高小平、沈荣华：《我国中央政府应急机制》，《中央和大城市政府应急机制建设》，中国人民大学出版社，2005。

权利有效保护和行政权力依法有效行使机制，社会心理作用机制等。①

　　还有一些研究采取国际比较的方法，例如对比美国、日本等国的危机管理机制，对我国的危机管理机制提出建议，具体包括：建立危机预警系统，树立危机意识；设置常设性危机管理机构，建立快速协调的危机反应机制；相信民众，重视传媒；不怕揭丑，善于借助外部力量；加强危机职业道德教育，弘扬民族责任感。② 还有研究总结发达国家中央政府应急管理的基本经验，认为发达国家的应急管理机制具体包括：应急管理的全过程机制、责任共担的参与机制、透明的信息疏导机制、完善的教育培训机制、先进的城市应急联动机制。③

　　有学者对我国大城市应急机制的建设提出建议，具体包括：将危机管理作为大城市政府管理的重要内容；全面建设大城市应急管理体系；加强应急决策和协调机构建设；建立以公安、消防、医疗救助为主体的城市应急中心和应急联动机制；构建相互支援、资源共享的协作机制；建立城市灾害风险预警体系；健全全社会参与的城市风险防范体系。④

　　综上所述，当前学界对于我国突发事件管理体制与机制的研究，大都集中于体制与机制的介绍，体制和机制的研究重点不够清晰，概念的边界还不清楚。

---

① 冯惠玲：《构建公共危机应急系统的非技术支撑体系》，《公共危机启示录：对 SARS 的多维审视》，中国人民大学出版社，2003。
② 任兆璋、贾肖明：《SARS 向我国政府危机管理机制提出挑战》，《改革与理论》2003 年第 7 期。
③ 张成福、唐钧：《发达国家中央政府应急管理的机构和经验》，《中央和大城市政府应急机制建设》，中国人民大学出版社，2005。
④ 沈荣华：《我国大城市政府应急机制概述》，《中央和大城市政府应急机制建设》，中国人民大学出版社，2005。

三 突发事件的管理模式的研究

模式是一种认识和解决某一类问题的方法论，管理模式就是认识和解决管理问题的方法论。也就是说，将原本具体的应用于某一领域的管理方法经过理论的提炼形成一种模式，指导其他管理行为的这样一种认识和解决问题的方法。因此，为了更好地增加突发事件管理的有效性，研究者们也开始了对突发事件应急管理模式的研究。

对于突发事件应急管理模式的研究，伊恩·米特罗夫（Lan I. Mitroff）在《危机防范与对策》中提出了危机管理最佳行为模型，从系统、风险承担者、机制、风险、危机管理方案五个因素来考虑全面管理危机。① 具体而言，对于突发事件应急管理模式的研究主要分理论层面和实践层面。在理论层面上，自 20 世纪 60 年代开始，受工商界的危机管理理论和实践的影响，在公共危机管理领域出现了应急管理研究和实践途径。一些理论家提出了如四阶段 PPRR 说、4R 模型、四因素 PPPL 说，以及时间系列分析法、组织体系分析法和决策过程分析法等理论模型。② 台湾学者认为危机管理的三大概念模型包括艾尔沙伯格（S. Elsubbaugh）、费尔德斯（R. Fildes）和罗斯（Mary B. Rose）所建构的"危机准备"模式，崇恩（Chong）的"危机管理六阶段"模式，瓦达克（Waddock）的"公私协力演进"模式。③

相对于理论层面的模式研究，笔者更关注针对实践层面的突发事件应急管理模式研究。国内有学者认为，各国的政治结

① 伊恩·I. 米特罗夫：《危机防范与对策》，燕清联合传媒管理咨询中心译，电子工业出版社，2004。
② 薛澜、张强、钟开斌：《危机管理：转型期中国面临的挑战》，清华大学出版社，2003。
③ 詹中原：《危机管理之理论、模式与研究途径》，《公共管理高层论坛》（第 4 辑），南京大学出版社，2006。

构、行政区划存在差异，因此，从应对部门和机构设置而言，应急系统存在不同的模式：第一种是"综合性应急管理系统＋各专业应急处理系统"，这种模式有一个综合性应急常设职能机构直接领导和协调各部门的应急工作，各专业应急系统负责现场应急处理事宜。第二种是"应急指挥系统（常设）＋各专业应急处理系统"，这种模式常设一个灾害处理领导小组，由主要领导或分管领导任组长，相关单位负责人为成员，统一领导应急救助和突发灾害处理工作，下设办公室负责日常工作，一旦灾害发生，迅速与相关部门的专业应急处理机构共同拿出可供领导小组讨论的参考意见。第三种是"应急指挥系统＋综合型应急管理系统＋各专业应急处理系统"。这种模式是前两种模式的结合。①

相对于综合性研究，更多的研究聚焦于管理模式的地域特征方面。下面分别对国外和国内应急管理模式的研究进行分析。

（一）国外突发事件的应急管理模式研究

由于我国应急管理系统的发展还处于起步阶段，因此，学习国外先进的应急管理系统为我国的应急管理系统发展提供借鉴也就促成了学者对国外应急管理模式研究的热情。

有学者对国外大城市危机管理模式进行研究，通过对纽约、华盛顿、多伦多、东京、横滨、伦敦、柏林等国际化大都市的应急管理系统及其运作状况研究，认为西方发达国家在长期的城市管理实践中，已经逐步建立了全政府型综合危机管理系统、全社会型危机管理网络系统、完善的危机应急系统和危机反应机制。②发达国家的突发事件应急管理体系普遍具有以下特征：第一，政府设立常设应急管理机构。第二，预防为主，强调对突发事件的

---

① 计雷、迟宏等：《突发事件应急管理》，高等教育出版社，2006。转引自李瑞昌《公共安全建设范式的成长》，《复旦公共行政评论：危机、安全与公共治理》（第三辑），上海人民出版社，2007。

② 赵成根：《国外大城市危机管理模式研究》，北京大学出版社，2006。

应对机制，进行详细的事前规划准备工作，制订应对各种突发事件的预案，在事件发生后从容处理，做到有备无患。第三，建立灵敏的、以最基层为触觉的突发事件响应体系。第四，依法处理突发公共卫生事件的法律政策约束机制。①

具体而言，各国应急管理模式又各有特点。

第一，美国模式。早在1979年，美国就放弃了分灾种、分部门的单一灾害管理模式，形成了以联邦应急管理局为核心的政府管理体系，到20世纪90年代初期已形成了以联邦反应计划为主体的突发事件反应机制，"9·11"事件后，美国突发事件反应系统进一步完善，其全风险和全过程的综合性应急管理成为一种有效的应急管理模式。② 联邦公共卫生突发事件管理的结构体系包括决策系统、信息系统、执行系统、保障系统，其中决策系统包括总统和国家安全委员会、国土安全部、联邦应急管理局、美国卫生和公共服务部（The Department of Health and Human Services, DHHS），其中美国卫生和公共服务部是美国应对公共卫生突发事件的主要决策、协调和执行机构之一。美国疾病预防控制中心（Centers for Disease Control and Prevention, CDC）隶属于DHHS，是主要公共卫生突发事件的具体决策和执行机构，下属13个部门，主要在预防和控制传染病的信息方面，提供具体管理与技术措施和信息。③

美国对公共卫生突发事件的管理是全方位、立体化、多层次和综合性的。④ 其结构体系和功能体系均非常完备，在美国和国际公共卫生突发事件的管理中发挥了重大作用。美国公共卫生突

---

① 蒋相辉：《突发公共卫生事件应急管理研究》，同济大学2007年硕士学位论文。
② 王宏伟：《美国应急管理的发展与演变》，《国外社会科学》2007年第2期。
③ 杨开忠、陆军等：《国外公共卫生突发事件管理要览》，中国城市出版社，2003。
④ 清华大学危机管理研究中心SARS应急课题组：《美国突发公共卫生事件的应急管理》，《国情报告》2003年第8期。

发事件的应对体系由上至下包括三级：CDC（联邦）疾病预防控制系统 – HRSA（地区/州）医院应急准备系统 – MMRS（地方）城市医疗应急系统。① 横向由政府各职能部门组成，包括公共卫生、突发事件管理、执法、医疗服务和第一现场应对人员（如消防队员、救护人员等）在内的多维度、多领域的综合、联动、协作系统。② 平时在运作过程中，横向政府各职能部门能够协同运作，纵向的三级公共卫生部门也能高效协调。除了纵向和横向的机构协调与合作，该体系还重视与世界卫生组织等国际机构的交流与合作。重视危机准备和预警能力、流行病监测能力、科学研究和实验能力、公共健康警报网络系统、公共卫生领域的危机沟通和信息传递、教育和培训等方面。③

美国公共卫生突发事件的应对体系以疾病预防控制为中心，州卫生局是州政府的公共卫生职能机构，也是州公共卫生管理的技术支持机构和卫生服务专业机构。④ 经费方面，美国各州卫生经费都保持在每年 50 亿美元左右，⑤ 其中 1/3 为联邦拨款，1/2 为州政府提供，少部分由下属市镇等地方政府财政支持。⑥ 美国对突发事件的管理遵循从速性原则，大多数公共卫生突发事件都

---

① HRSA—卫生资源和服务部（Health Resources and Services Administration），是与 CDC 平行的部门，同属于美国卫生部，旨在为所有人提供卫生保健服务。HRSA 医院应急准备系统主要通过提高医院、门诊中心和其他卫生保健合作部门的应急能力，来发展区域应对公共卫生突发事件的能力。MMRS——城市医疗应对系统（Metropolitan Medical Response System），该系统隶属于联邦紧急事务管理署，通过地方的执法部门、消防部门、自然灾害处理部门、医院、公共卫生机构和其他"第一现场应对人员"协作与互动，确保城市在公共卫生危机中最初 48 小时的有效应对。转引自《学习时报》编辑部《国家与政府的危机管理》，江西人民出版社，2003。

② 清华大学危机管理研究中心 SARS 应急课题组：《突发公共卫生事件的应急管理——美国与中国的案例》，《世界知识》2003 年第 10 期。

③ 《学习时报》编辑部：《国家与政府的危机管理》，江西人民出版社，2003。

④ 张晓新、张黎明、石梅：《美国急性传染病的预防控制体系》，《中国医院》2003 年第 7 期。

⑤ 数字可能有误，原出处数据如此。——作者注

⑥ 于竞进：《我国疾病预防控制体系建设研究：困境、策略、措施》，复旦大学2006 年博士学位论文。

可以由地方和州级公共卫生部门处理，而只有当该突发事件超出它们应对能力的时候，才请求联邦援助。[①]

第二，英国模式。英国在应对疯牛病、口蹄疫等一系列公共卫生事件中，形成了自己应对各种突发公共卫生事件的机制和网络。英国公共卫生网络主要分为中央和地方两级。中央级机构包括卫生部的健康保护局、卫生和安全委员会等全国性的专业职能和检测机构，主要负责疫情的分析判断、政策制定、组织协调和信息服务等；地方级包括健康保护局所属的传染病控制中心分支机构、国家卫生服务体系所属医院诊所、社区医生等，是整个疫情监测网的基本单元，主要负责疫情的发现、报告、跟踪和诊断治疗。此外，英内阁办公室还设立了民事突发事件秘书处，负责向首相报告可能引发危机的事件，并针对各种突发事件进行检测和协调指导，建立突发事件分析检测网络，在突发事件发生时，则负责政府和民间机构的组织协调。[②]

英国公共卫生管理和服务的提供由卫生部（Department of Health）及其指导下的国民医疗服务体系（National Health Service, NHS）共同承担。NHS对议会负责，由卫生部进行管理。英国的公共卫生突发事件战略性指导政策的制定主要集中在中央，事件的响应和执行机构集中在地方，主要由隶属于国民医疗服务体系的初级保健联合体和国民医疗服务联合体承担。英国实施或参与公共卫生突发事件管理的主要职能部门是卫生部突发事件规划协调小组和健康保护局（Health Protection Agency, HPA），健康保护局是2003年4月成立的非部门公共实体，由卫生部大臣许可成立的独立跨部门组织。

英国公共卫生突发事件管理体系的主要特点是，英国公共卫生突发事件实行垂直管理，危机应对的"掌舵者"与"划桨者"

---

① 杨开忠、陆军等：《国外公共卫生突发事件管理要览》，中国城市出版社，2003。

② 陈锦治、王旭辉、杨敬等：《突发公共卫生事件预防与应急处理》，东南大学出版社，2005。

权责分明，具有高度完善的传染病监控系统，建立了以社区为基础、自下而上的危机应急体系。[①] 总体而言，相对于美国，英国的公共卫生服务提供模式属于更强调国家主导的国家卫生服务应急管理模式。

第三，加拿大模式。加拿大突发事件管理的行政框架遵循三个基本思路：突发事件的管理基本上属于地方政府（市政府）的职责，除非需要动用到省或者国家的资源；进行必需的规划；重视协调。突发事件管理的行政框架和国家的行政体系基本一致，分为"联邦—省或地区—市"三级。联邦和省政府注重保障和准备机制的设计，而地方更注重反应的直接运营。上一级的突发事件管理机构对下一级突发事件管理机构并没有直接领导权，只有在下级机构或下级地方政府向其提出援助要求时才会参与到下一级政府的突发事件管理事务中，法律对此有明确规定。加拿大卫生部是联邦公共卫生突发事件管理的领导部门，也是下级政府在公共卫生突发事件中诉求援助的核心机构。卫生部专门成立了应急准备和反应中心（Center for Emergency Preparedness and Response, CEPR）作为加拿大在公共卫生突发事件管理中的协调中心。[②]

加拿大以"危机法"和"危机预防法"为法律基础，联邦和各省都有专门的危机应对机构，联邦各部门和各省都有危机应对行动中心，并都制定有本地区或本部门的危机应对方案。[③] 相对于美国和英国模式，加拿大模式更强调地方分权，并强调公共卫生突发事件处理的政府主导、全社会参与性。

第四，日本模式。日本是一个危机意识非常强烈的国家，其

---

① 杨开忠、陆军等：《国外公共卫生突发事件管理要览》，中国城市出版社，2003。

② 杨开忠、陆军等：《国外公共卫生突发事件管理要览》，中国城市出版社，2003 页。

③ 蒋相辉：《突发公共卫生事件应急管理研究》，同济大学 2007 年硕士学位论文。

公共卫生突发事件的管理服从于国家危机管理体系，以内阁首相为最高指挥官，由内阁官房来负责总体联络、协调，通过安全保障会议、阁僚会议、内阁会议、中央防灾会议等决策机构制定危机对策，由警察厅、防卫厅、海上保安厅、消防厅等各省厅、部门根据具体情况予以配合。

日本自1999年后逐渐改变了以往公共卫生突发事件发生时才采取措施的传统，实施以预防为中心的公共卫生突发事件管理系统。目标是采取有效和敏捷的措施来防止和应对突发事件。通过法律保证，以信息为基础的预防管理系统的建立和积极的国家传染病监测系统等来确保突发事件的预防管理。迅速的层层上报制、及时的公众信息发布是日本公共卫生突发事件管理的特色之一。[①]

日本突发公共卫生事件应急管理体系的特点是，在国家危机综合管理体系下，与相关机构密切配合的强有力的部门危机管理体系；根据国内外疾病形势的发展变化，及时修改法律，不断完善法规体系；管理既重视规范化，又重视平时经验积累和迅速、灵活的现场应对能力；严格执行法定报告制度，重视平时信息收集、汇总、分析和汇报，形成多渠道的网络系统，并迅速向国民公开信息；根据地方自治制度，明确在健康危机管理中国家和地方政府的事权和财权，以及根据感染症新法和健康保险法等，明确在应急和医疗过程中政府与国民负担的比例；重视在平时建立和完善危机管理体制等准备工作并经常检查。[②]

第五，新加坡模式。新加坡在处理SARS过程中，也向世界展示了它的全面高效的危机管理行动。主要包括以下几个方面：警惕的危机预警、快速的危机识别、严格的危机隔离、危机升级后的全面管理、稳健的危机缓和和调整。全面管理包括最高领导

---

① 杨开忠、陆军等：《国外公共卫生突发事件管理要览》，中国城市出版社，2003。

② 《学习时报》编辑部：《国家与政府的危机管理》，江西人民出版社，2003。

的重视，完善的公众信息披露与沟通机制，调集政府各部门资源来控制 SARS 所引发的经济、社会、政治后果，立法与严格执法相结合，危机应对策略的国际合作，民间部门的积极配合等。[①]

（二）国内突发事件的应急管理模式研究

有学者认为，当前我国政府管理面临严峻的公共危机挑战，因此，需要建立全面整合的公共危机管理模式，包括以下几方面内容：政治承诺、政治领导与政治支持；全危机管理；发展途径的危机管理；全过程的危机管理；全面风险的危机管理；整合的危机管理；建立在充分资源支持基础上的危机管理；以绩效为基础的危机管理。[②] 还有学者认为，具有中国特色的政府应急管理模式应该具备以下特点：行政机关由应急管理的主体力量逐渐淡化为主导力量；社会组织应该成为应急管理中的主力军；应该将应急管理和常态管理有机结合；高度重视社会安全阀系统的建设；坚持做好深入细致的思想政治工作；综合灵活运用各种手段。[③]

还有学者认为，从 SARS 危机的防控过程中，我国公共管理与公共政策发生了转型。SARS 危机中存在公共管理缺位的问题，包括：信息缺位；地方主义，条块分割；管理体制僵化，国际接轨困难；缺乏危机应对机制与能力；政府的职责错位，过分以经济增长为目标。危机后，我国的公共管理与公共政策开始了从危机到契机的转型，包括：加快信息化进程，提高政府行政与社会事务的透明度；建立国家危机管理委员会和相应管理机制；把 SARS 危机中所采取的临时性对策转变成公共政策；从管理到治

---

① 《学习时报》编辑部：《国家与政府的危机管理》，江西人民出版社，2003。

② 张成福：《公共危机管理：全面整合的模式与战略》，《中国行政管理》2003年第 7 期。

③ 郭济：《政府应急管理实务》，中共中央党校出版社，2004。

理，彻底转变政府工作目标和工作方式。[①] 有学者认为，完善我国的危机管理体系，提高危机应对能力已经成为我国政府治理、变革的一个重点，我国的危机处理模式已经形成了危机处理模式向危机管理模式的转变。传统的政府危机处理是一种被动的、回应性的行为，而现代政府危机管理是一种全面的危机管理，具体包括三个方面：过程的完整性；体制的完善与机制的健全；将政府危机管理提至整个国民经济与社会发展的战略高度。[②]

以上关于模式的研究均是针对全国危机管理而言，各地区的危机管理模式则存在一些不同。

第一，上海模式。上海市行政管理学会课题组对上海市政府应急管理模式进行研究，认为在 2003 年 3 月成立上海市减灾领导小组及其办公室后，上海市应急管理开始从各自为政的体制向综合管理的新体制和运行模式过渡。管理结构方面，上海市减灾领导小组由市政府分管副市长任组长，市政府分管副秘书长为副组长，市主要灾害管理部门和应急救援专业部门负责人为成员，在发生全市性特大、特殊灾害事故和必要时，担负市应急管理指挥中心组织指挥工作；领导小组下设上海市减灾办公室作为日常办事机构，设在市民防办，具体负责执行领导小组的决定，负责全市减灾综合协调及相关组织管理工作等；上海市减灾专家委员会受聘于上海市减灾领导小组，人员构成主要是综合性减灾专家和灾种管理专家等，负责为上海市减灾领导小组提供决策咨询和工作建议；灾种协调管理机构指各具体职能部门，负责根据原有抗灾救灾非常设领导机构业务范围，承办相关灾害事故的协调管理日常工作，负责与国家相应工作部门的业务联系和国际交流；各灾害管理部门负责减灾具体工作；区（县）以及街道、乡镇完善减灾基础设施建设，发挥社区和非政府组织的作用。在 SARS 应

---

① 张再生：《从 SARS 看公共管理与公共政策转型》，《中国人口、资源与环境》2003 年第 4 期。

② 孙铭心、王娟、刘善华、王广余：《从危机处理到危机管理》，《城市减灾》2008 年第 1 期。

对过程中，上海市"两级政府、三级管理、四级网络"的管理体制，依托社区进行灾害危机管理，取得了一定成绩。[①]

第二，广州模式。广州市的应急管理更强调以社会联动为基础，将应急制度和社会服务相结合作为指导方向推动应急管理模式建设，成立了社会服务联合行动领导小组——议事协调机构，下设办公室——政府应急管理机制的中心平台。2004年4月29日，广州市发布了《广州市社会服务联合行动工作的管理制度》，把城市服务与社会应急机制建设结合起来，确立政府紧急应急机制的联席会议制度、联络员制度、日常工作制度、值班制度、请示汇报制度、指挥调度制度、监督检查制度、预案与处置工作基本数据报备制度、信息发布制度、工作总结制度等，明确了应急抢险指挥制度。在突发性公共卫生事件应急方面，广州市已经基本形成了公共卫生事件预防控制体系、公共卫生执法监督体系、公共卫生事件医疗救治体系和公共卫生信息体系等四个体系。市区卫生行政部门、医疗机构联动处理突发公共卫生事件，已形成较有效的工作预案机制。[②]

第三，深圳模式。深圳市应急机制主要表现为，以政府应急指挥中心为核心的统一应急机制模式。深圳市成立政府紧急事务应急处理委员会的同时，还成立了市政府应急指挥中心，作为政府的紧急事务应急处理委员会的办事机构，以此为基础建立以指挥中心为主导的政府应急指挥体系。根据其主要职能，深圳市应急指挥中心内设信息综合处、应急指挥处、资源保障处，对全市的紧急事务进行协调与处理。在管理结构上，实行"属地管理、块块为主、专业配合、条条保障、基层工作先行、逐级提升"的原则，实行以区县为管理平台，以各应急职能部门为主要执行机

① 董瑞华、张海涛、董幼鸿：《上海市政府应急机制》，《中央和大城市政府应急机制建设》，中国人民大学出版社，2005。

② 李志红、林活力、周晓梅、蔡立辉、李伟权：《广州市、深圳市政府危机管理体制》，《中央和大城市政府应急机制建设》，中国人民大学出版社，2005。

构，各专业性部门和机构相互配合，其他部门从上到下给予保障，从基层的应急处理开始，根据紧急事务的状态逐级提升到各政府层面。并通过制度化的方式，将定期分析、实时监控、信息通畅、及时预警、指导协调、现场指挥应对等方面的内容用科技和法制化手段确定下来。[①]

第四，成都模式。四川省行政管理学会课题组认为，成都市的区域中心城市地位决定了必须要加强政府应急机制建设和管理结构的完善。在"非典"事件后，成都市在公共卫生、安全生产、社会稳定、自然灾害四大重点领域构建了突发事件应急机制和管理结构。在公共卫生体系建设方面，成都市主要抓三个重点：一是加强基础建设，建成覆盖全市城乡、功能齐全的疾病控制和医疗救治体系，提供应对重大传染病等突发公共卫生事件的能力。二是构建疫情网络，在各级各类医疗机构建立传染病和各类突发公共卫生事件电子信息网络。三是完善应急机制，市县两级均建立了统一应急指挥系统，制定了11个专项应急预案，加强全市预防控制体系、应急医疗救治体系、卫生执法监督队伍、部门协调配合机制等方面的建设。[②]

第五，南宁模式。因为西部大开发，南宁市成为全国第一批信息化试点城市，这也为南宁市应急联动系统的建设提供了良好的外部环境。南宁市委、市政府结合国外先进经验，决定以应急联动系统的建设作为进一步加强城市公共应急救助服务和社会治安综合治理的切入点。南宁市城市应急联动系统利用集成的数字化、网络化技术，将110报警服务台、119火警、120急救、122交通事故报警台及12345市长公开电话，纳入统一指挥调度系统，实现了跨部门、跨警区以及不同警种之间的统一指挥协调，使统

一应急联合行动成为现实。系统由计算机骨干网络系统、无线调度通信系统、自动车辆定位系统（AVLS）、图像监控及大屏幕显示系统、语音记录子系统、卫星现场图像实时传送子系统、联动中心安全系统、无人值守机房集中监控系统及其他相关配套子系统组成。①

从以上突发事件的应急管理模式研究来看，目前对于国家或者地区的管理模式研究较多，相对于国外的应急管理模式的研究，国内的应急管理模式的地区差异性较小，当前尚缺乏深入的关于我国应急管理模式纵向性转变的系统研究。

第三节　研究框架与方法

突发事件使社会风险演变为公共危机，使公共危机的不确定性得以部分确定化。吉登斯（Anthony Giddens）从风险来源的角度，区分了现代风险的不确定性为"外部风险"和"被制造出来的风险"两大类，认为虽然风险社会的风险有来自外部的自然风险，但风险社会主要是指来自被制造出来的风险。也就是来自人类自己制造的各种风险。② 例如，以 SARS 为例，SARS 危机本身是一个由"外部风险"导致的事件，然而其最终的发展却是形成一个影响领域涵括中国政治、经济和社会等全方位的复合性社会危机事件，促成危机转变的重要因素是当前中国的"体制型风险"。③ 这表明当代社会风险存在的形式和原因，同时也暴露了社会风险治理的弱点。

风险是一个社会建构的过程，社会中人们对风险的认知，常常是社会、政治、文化等多方面作用的结果，因此风险是变动

---

① 覃卓凡、侯汉民、崔忠仁、施居府：《南宁市应急联动中心》，《中央和大城市政府应急机制建设》，中国人民大学出版社，2005。

② 〔英〕安东尼·吉登斯：《失控的世界》，周红云译，江西人民出版社，2001。

③ 童文莹、林闽钢：《转型期我国体制型风险的成因及其治理》，《社会科学研究》2009 年第 5 期。

的。对于伴随环境的变化而不断变动的风险治理，只能通过两个途径来进行：一是通过信息沟通来增加人们对风险的认知和预防；另一个则是通过对突发事件这一风险表现的主要形式进行"预防—主动"性的应急管理，来治理那些制造不确定性的源头。在现实中，公共危机往往是由"信息扭曲"与"责任缺失"导致的。① 这恰恰是源于风险治理两个方面的缺失。信息扭曲主要是和风险预防与治理相关的信息缺乏，因此可以通过增加风险的信息沟通来实现。而责任缺位更需要通过加强管理主体的责任制建设，增加管理主体的管理责任来实现。

相对而言，由于当前社会状态下风险信息的可及性往往受限于人类认识世界的能力，而对这些信息认识过程的困难性和复杂性本身就造就了不确定性的产生，这也使得通过依赖足够的信息进行风险治理成为一种理论上可行，但现实中却难以实现的风险治理行为。因此，现实中更为可行的是增加管理主体的责任来确保对突发公共事件的应急管理快速高效的进行，减少危机发生的负面影响。

从微观层次出发，对突发事件应急管理体系的具体研究有助于推动公共危机管理的进步，有助于推进社会风险治理建设目的的实现。因此，本书拟从我国突发公共卫生事件的具体应急管理案例分析着手，探讨我国应急管理的制度建设，从制度建设来完善我国应急管理主体的责任，推动我国风险治理的发展。

一 研究的主要问题

本书研究的主要问题有三个：第一，当代社会风险产生的原因及其管理；第二，我国突发公共卫生事件应急管理模式及其转变；第三，如何构建我国突发公共卫生事件"预防—主动"型管理模式。

---

① 杨雪冬等：《风险社会与秩序重建》，社会科学文献出版社，2006。

（一）当代社会风险产生的原因及其管理

随着世界经济一体化的发展，全球交流合作互动频度增加，使得风险也极易全球化扩散。相对于传统风险的原因可控性和可预测性，现代风险更具不可控性，也更难预防。在全球化发展这一背景下，现代风险的发生环境变得更为复杂，更具不确定性。加之，随着现代科学的快速发展，人类对世界的认知能力却越发显得不足，这些都导致了全球性风险的生成。

全球性风险在全球范围内的扩散，又因各国的政治、经济、文化、社会等制度上的差异进一步衍化生成本地化风险。我国当前正处于社会转型期，社会的制度建设尚不完善，由此带来的体制性风险广受关注。例如，SARS 事件的发生导致我国在政治领域、经济领域、社会领域、文化领域出现全方位的危机。具体而言，我国当前体制型风险具有以下特征。

首先，社会对制度的供给不能满足社会对制度的需求导致风险产生。目前，我国正处于社会转型期，社会快速变迁，伴随这一变化，在对旧制度快速抛弃的同时，新制度供给跟不上。许多领域处于一种无制度支撑的"真空"状态，这种状态带来极大的社会风险。从发生机理角度，风险成因主要是：旧的体制无法解决新的社会风险；确立新的体制无法解决旧的风险。

其次，体制和机制的不一致及其矛盾造成社会风险的发生。体制的形成和确立具有即时性特点，而机制的形成和确立则有过程性的特点。从发生机理角度，体制变迁风险的成因主要是：新体制和旧机制不配套。如在中国经济体制从计划经济体制向市场经济体制全面转变的过程中，中国政治体制正从权力集中的政治体制向更加公平、正义、民主的政治体制转变。变迁过程中，传统的利益分配与协调机制被打破，但成熟的、公平合理的利益分配与协调机制并没有迅速形成，这导致了当代社会风险的产生。

（二）我国突发公共卫生事件应急管理模式的转变

把风险、体制和机制放到我国突发公共卫生事件应急管理运行模式中来考察，可以看到，在风险的冲击下，我国社会应急管理的运行模型主要表现为四种状态：第一，旧的体制和机制无法解决新的社会风险。第二，在风险冲击下，体制发生了变化，但机制变化滞后，形成新的体制无法解决新的社会风险。第三，在风险冲击下，体制和机制都发生了变化，但新的体制和机制可能无法解决新的社会风险。第四，两个或两个以上因素的相互作用导致社会风险进一步加剧，其中一种体制型风险在另一种体制型风险的作用下发生演化，后者反过来影响前者的变化，从而改变整个态势的发展。①

笔者认为，风险对当时社会管理体制和机制的作用引发的管理体制和机制的变迁，称为"冲击—回应"型模式；相反，社会管理体制和机制对风险主动做出反应以应对风险的发生，则称为"预防—主动"型模式。因此，本书将根据对我国 SARS 案例和 A（H1N1）流感案例的分析，探讨我国突发公共卫生事件应急管理模式在 SARS 事件发生后是否发生了转变。

（三）我国突发公共卫生事件"预防—主动"型管理模式的建构

基于国外应急管理理论和实践的最新发展，在总结我国应对 SARS 事件和 A（H1N1）事件的教训和经验的基础上，提出构建"预防—主动"型应急管理模式。讨论的重点：一是应急管理体制和机制的重建，二是体制和机制基于应急管理目标的集成。最后，围绕着新型应急管理模式的建设，提出一整套政策配套措施。

---

① 童文莹、林闽钢：《转型期我国体制型风险的成因及其治理》，《社会科学研究》2009 年第 5 期。

二 个案研究方法

本书采用的主要是个案研究方法。个案研究法（case study）是指系统地研究个人、团体、组织或事件，以获得尽可能多的相关资料。它是研究者了解或解释某个现象时经常运用的方法，个案研究包括单一案例和复合案例。

梅里安（Merriam）列出了个案研究的四个特性：第一，特殊性（particularistic）。指个案研究着重于一种特定的情况、事件、节目或现象，从而有助于研究现实中富有社会意义的问题。第二，描述性（descriptive）。个案研究的最终成果是一份关于研究课题的详细描述报告。第三，启发式（heuristic）。个案研究启发人们认识研究对象，寻求新的解释、新的观点、新的意义和新的见识。第四，渐进式（inductive）。多数个案研究运用归纳推理的方法检查和审视资料。许多个案研究的目标在于发现新的关联，而不是证明现存的假设。[①]

个案研究的优点包括：最适用于获取有关课题的丰富资料。当研究者的研究对象不确定时，便需要这些详细的资料。个案研究特别有利于研究者发现进一步研究的线索和概念，擅长说明事件发生的原因。

个案研究的实施与传统的调查和实验方法不同，个案研究并没有自身标准的施行方式。实施个案研究有五个明显的步骤：设计、实验性研究、资料搜集、分析资料和撰写报告。其中在资料分析（data analysis）中，主要有：第一，时间序列。研究者把资料中一系列的观点与假设的理论发展趋势或其他类似的趋势相比较。第二，模式比对（pattern matching）。即将一个具有实证基础的模式与一种或几种假设的模式相比较。第三，建构解释。研究者透过对研究现象原因的

---

① 龙耘：《注重宏观把握 审视整体过程——定性研究方法简介》，《当代传播》2000 年第 6 期。

陈述，建构出一种解释，以考察这种解释是否需要进一步修正，如此反复检验，直到建构出完整而令人满意的答案为止。

本书将对 SARS 和 A（H1N1）疫情发展和管理的整个过程进行整理，需要收集大量相关信息，进而较全面地了解事件的发生发展及其相应过程。相关信息来源主要为世界卫生组织官方网站、各国家卫生管理部门相关官方网站，另辅以论文、书目、报纸等相关文献资料。研究资料的采用，主要是在大量阅读有关 SARS 事件、A（H1N1）事件等危机案例的论著、期刊、杂志、报纸、网络等历史文献，搜集国内外探讨 SARS、A（H1N1）等危机事件的相关书籍、问题研究专题、文献、研究报告、网络等最新信息。

资料搜集和资料分析的重点是：第一，事件发展的时间序列。例如，以我国 SARS 为例，何时何地首发 SARS 疫病，何时暴发 SARS 疫情，世界各相关组织对我国的态度，如世界卫生组织对我国的批评与帮助等问题，必须通过上述的文献资料信息确定发生的时间。第二，管理模式对比。针对 SARS 和 A（H1N1）应对处理疫情所做出的策略变动，特别是各管理主体在应对 SARS 和 A（H1N1）的过程中的组织结构设置和管理策略，进行管理模式的对比。第三，建构解释。针对应急管理体制与运行机制进行分析研究，进一步探讨我国应急管理体制与机制建设过程中的不足和问题，并试图提出具有针对性、可操作性的改进措施。

三　主要概念的界定

（一）突发公共卫生事件

2006 年 1 月发布的《国家突发公共事件总体应急预案》规定，突发公共卫生事件具体内容包括传染病疫情、群体性不明原因疾病、食品安全和职业危害、动物疫情以及其他严重影响公众健康和生命安全的事件。[①] 国外学者认为突发公共卫生事件是指

[①] 国务院：《国家突发公共事件总体应急预案》，《中国防汛抗旱》2006 年第 1 期。

突然发生的，由病原体、自然现象或人为原因造成的紧急事件，会对环境、社会或人群生命健康造成破坏性的后果，需要政府和全社会立即采取应急行动。[1] 国内也有学者将突发公共卫生事件定义为"突然发生，造成或者可能造成社会公众健康严重损害的重大传染病疫情、群体性不明原因疾病、重大食物和职业中毒以及其他可能造成公众健康受到严重威胁的紧急事件"[2]。

　　总体而言，突发公共卫生事件的概念界定都强调以下两方面内容：一是强调事件的突发性、不可预知性；二是强调了事件本身的公共卫生属性。突发公共卫生事件常常会威胁人们的生命健康安全，其特性主要有：发生突然性、不可预测性、受灾群体性、危害严重性、处理复杂性。因此，突发公共卫生事件的发生由于其危害后果严重，容易引起社会广泛的关注和惊恐不安，事件结束后，仍然会对公众的心理和社会生活产生长期的负面影响，并影响深远。而对于突发公共卫生事件的处理，则强调政府和社会对这一类威胁或损害负有管理责任，强调国家和社会的法律制度、社会安全和公共秩序对其所进行的保障。相对于国外而言，国内政府对突发公共卫生事件的应对承担更重要的责任。

（二）体制和机制

　　"体制"在《高级汉语字典》中被解释为组织方式、组织结构。狭义的体制通常指体制制度，是制度形之于外的具体表现和实施形式，是管理经济、政治、文化等社会生活各个方面事务的规范体系。例如，国家领导体制、经济体制、军事体制、教育体制、科技体制等。制度决定体制内容并由体制表现出来，体制的形成和发展要受制度的制约。一种制度可以通过不同的体制表现出来。例如，社会主义经济制度既可以采取计划经济体制的做法，

---

[1] Paul Caulford, 2003, SARS: Aftermath of an Outbreak, The Lancet Extreme Medicine, Issue 362, pp. 82 – 83.

[2] 郭济：《政府应急管理实务》，中共中央党校出版社，2004。

也可以采取市场经济体制的做法。任何一种管理体制都受到其所在社会环境的社会生产力发展水平、政治文化传统、社会意识形态、所管理对象的资源分布状况及所有制结构等多种因素的影响，并随着这些因素的变化而发生变化。管理体制是整个管理制度的基石，体现了参与管理的各部门、各单位的结构和相互关系，直接影响整个管理活动过程中决策、计划、组织、调控、监督、反馈等综合体系的建构。根据这样的定义，对应于应急管理体制方面的研究就可以具体定位为包含应急管理主体各部门之间的关系，管理主体中央和地方之间的关系、管理主体部门与非管理主体部门之间的关系、管理主体与被管理者之间的关系等。

"机制"一词是外来语，原意是指机器的构造和工作原理，最初主要是用来描述产生自然现象等方面的物理过程或物理学中的机械运动，后来被应用到生理学、心理学、哲学和经济学等多门学科之中，比如生物学和医学通过类比借用此词表达某一种生物或器官的功能，用以表示有机体内发生生理或病理变化时，各器官之间相互联系、作用和调节的方式。一般认为机制有两层意思：一是机制是使系统运转的途径和方法的体系；二是机制是系统内外各相关组成结构、相互作用的各部分（或各因素）处于动态平衡状态存在的作用方式。有研究认为社会机制包含四种不同层次的分类：第一，自发机制和人为机制；第二，经济机制、政治机制、文化机制、心理机制等具体领域的作用机制；第三，按照社会学的显功能、潜功能的定义，又可将机制分为显机制和隐机制，显机制多为人为机制，自然机制则有可能是潜机制，也有可能是显机制；第四，社会机制又可分为不同级别的具体机制，如将社会运行机制视为一级机制，其包含动力机制、整合机制、激励机制、控制机制、保障机制五个二级机制，每个二级机制下又可细分为具体的三级机制，等等。①

笔者认为，机制通常指制度机制，机制通过制度系统内部组

---

① 郑杭生：《社会学概论新修》，中国人民大学出版社，2003。

成要素按照一定方式的相互作用实现其特定的功能。制度机制运行规则都是人为设定的，具有强烈的社会性，是各管理部门在管理过程中如何进行运作的方式。本书采用的体制概念主要是指"组织结构、组织形式及相互关系"；而机制概念主要是指"组织各部分之间的关系与运作、组织结构功能"，如整合机制、激励机制、控制机制、保障机制等。在这个意义上，机制与体制的关系可以表述为体制是机制的原因，机制的建立离不开体制，体制决定机制，然而机制的发展又反过来促进体制的变革，体制的变革又进一步促进机制的转变，即机制和体制是一种互为因果的关系。

（三）应急管理模式

不同的学科对于模式有不同的界定，一般认为，模式就是一种认识和解决某一类问题的方法论，把认识和解决某类问题的方法经过理论的提炼就形成了模式。克里斯托弗·亚历山大（C. Alexander）认为，每个模式都描述了一个在我们环境中不断出现的问题，然后描述了该问题的解决方案的核心，通过这种方式，你可以无数次地使用那些已有的解决方案，无需再重复相同的工作。[1]

管理模式就是认识和解决管理问题的方法论，也就是说，将原本具体的应用于某一领域的管理方法经过理论的提炼形成一种模式，指导其他管理者认识和解决问题的方法。即在管理环境中不断地出现某一种问题，对于解决这一类问题，管理者进行了一系列的管理探寻，其中被认为有效的管理行为经过理论的提炼，成为一种模式，对后来的同类型管理行为具有一定的指导意义，后来的管理者可以使用这些已经行之有效的管理行为对同类型的事件进行管理，以增加管理的有效性。

对于社会管理而言，其管理模式可分为两类：第一类是分散

---

[1] 童星主编《社会保障理论和制度》，江苏教育出版社，2008。

管理模式。它的特点是没有单个集中的控制器，整个大系统目标的实现是由一些分散的控制器来完成的。在它们之间可以有相互的信息联系，但没有统一的协调机构。第二类是集中管理模式，也就是管理层通过分层、分级、分阶段对社会进行集中管理，完成社会管理任务。社会管理过程的模式化会带来不同的后果，因此就产生了对于管理模式的价值选择问题：一是"维模"，对于积极后果占主导地位的控制模式，应当维护、巩固；二是"补模"，对于后果好坏参半的应当趋利避害，及时修补；三是"换模"，对于消极后果占主导的应该坚决加以改变和转换。换模即是社会控制体制的改革。①

相对于社会管理模式，本书侧重于研究应急管理模式。本书主要列举了两种模式：一种是"冲击—回应"型应急管理模式，一种是"预防—主动"型应急管理模式。"冲击—回应"型模式最早是由汉学家费正清（John King Fairbank）先生用来诠释近现代中国转型史的，费先生认为相对于西方社会的动态社会来说，传统中国社会是一个静态社会，在西方入侵的冲击下，迫使中国进行被动回应，推动了中国发展的历史进程。② 笔者认为，我国SARS时期的应急管理模式也可以借用这一理论分析模型。由于受到SARS危机的冲击，我国当时的应急管理系统被迫做出逐渐正确的回应，并随后促进了我国"冲击—回应"型应急管理模式的转型。

预防本是一个医学词汇，是指运用相关知识和方法，采取一定措施，防止疾病的产生和发展，实现促进健康、预防伤残和夭折等目的。本书引用"预防—主动"型应急管理模式描述的是一种与"冲击—回应"型应急管理模式相对应的状态，主要是指在事件初露端倪，在危机尚没有产生危害之时及时采取预防措施，预防危机的产生与发展、避免危机产生严重后果的应急管理模

---

① 童星：《社会管理学概论》，南京大学出版社，1991。
② 〔美〕费正清：《美国与中国》（第四版），张理京译，商务印书馆，1987。

式。本书对于这两种模式的分析主要从管理体制和机制两个方面进行。

四 本书的创新之处

第一，目前国内外主要的研究成果集中在体制或机制"补缺"方面，而缺乏对于不同应急管理模式建构的探讨，亦没有把体制和机制的分割现象作为应急管理模式创新的突破点。针对这一问题，笔者试图从应急管理体制模式转换的角度，侧重于体制和机制为完成管理目标的集成，力图在这一过程中，探讨体制和机制的对应性与整合性。

第二，本文通过对 SARS 事件和 A（H1N1）应急管理的中国经验的总结和分析，从基于应急管理目标的体制和机制集成入手，提出建构新型突发公共卫生事件"预防—主动"型管理模式的基本框架和基本内涵。

第二章 现代风险的社会管理

"风险"（risk）最早出现于航海贸易与保险业。16世纪，意大利热那亚的商人在海上贸易中经常遭遇海难或海损，他们称之为"风险"，为了共同分担这种可能的损失，预防风险的发生，他们发明了海上保险，后来演变为现代保险。[①]

从学术研究来看，最初"风险"是被当作一个专用术语在经济学和统计学中得到了发展。例如，较早对风险展开系统性研究的哥伦比亚大学学者阿伦·威雷特（Allan H. Willet）认为，风险包含两层意思，一是风险是客观存在的现象，二是风险的本质与核心具有不确定性。[②] 美国经济学家弗兰克·赖特（Frank Knight）则通过对利润的研究，进一步区分了风险与不确定性，认为"可以用概率表述的随机状态为风险，无法用概率表述的随机状态为不确定性"。[③]

20世纪90年代以后，随着国际金融市场的变化，风险的可计算性得到发展，风险也就超越了经济学和统计学领域，迅速成为一个多学科涉及的研究领域。例如，美国心理学家保罗·斯洛维克（Paul Slovic）、莎拉·李奇特斯坦（Sarah Lichtenstein）和巴鲁克·费什霍夫（Brauch Fischhoff）在进行了大量的实证研究

[①] 杨雪冬等：《风险社会与秩序重建》，社会科学文献出版社，2006。

[②] 阿伦·威雷特：《风险及保险经济原理》，哥伦比亚大学1901年博士学位论文。转引自卓志主编《风险管理理论研究》，中国金融出版社。

[③] 弗兰克·H. 赖特：《风险、不确定性与利润》，安佳译，商务印书馆，2006。

后，认为风险"生来是主观的"，[①] 是受到心理、社会、制度和文化等多种因素制约的个人主观定义。人类学家与文化学者玛丽·道格拉斯（Mary Douglas）和阿隆·维达斯基（Arron Wildavsky）认为，风险是社会的产物，是一个群体对危险的认知，风险"涉及对不确定事物和社会价值的整合过程"，可分为社会政治风险、经济风险和自然风险三类。[②] 社会学家卢曼（Niklas Lumann）认为，风险取决于认知决断，它引致的损失由人的决断决定，危险则是先于人的行为决断而给定的，引致的损害由外在的因素决定。[③] 这个定义表明风险不同于危险，风险是人的行为的产物，又必须被人所认知。

不管对风险的定义从何种学科角度出发，事实上人们对风险的认知建构，常常是根据其社会、政治、文化脉络中所形塑的价值内涵或想象来进行，这种价值内涵或想象随着社会、政治、文化的变化而变化，进而影响人们对风险的建构。因此，人们对风险所持的态度逐渐构成了公共政策问题的重要组成部分。而在人类社会进入现代风险社会后，其所面对的风险更是不同于传统风险。

第一节 现代风险社会所带来的挑战

现代风险社会的快速发展，对于当前社会发展而言，带来了巨大挑战。具体而言，它包括两个方面：其一是高科技风险社会面临风险全球化的发展趋势，使得风险本身的冲击范围更广、影响更大，其相应的危机应对需要更具普遍性的风险危机应对；其

---

① Paul Slovic, 1992, Perceptions of Risk: Reflections on the Psychometric Paradigm Paul Slovic, in Sheldon Krimsky and Dominic Golding (eds.), *Social Theories of Risk*, Greenwood Press.

② Mary Douglas, Arron Wildavsky, 1982, *Risk and Culture: The Selection of Technological and Environmental Dangers*, Berkeley: University of California Press, p. 5.

③ Niklas Luhmann, 1991, *Risk: A Sociological Theory*, Aldine Transaction. p. 9.

二是在风险全球化的基础上，各地由于政治、经济、社会、文化各方面发展路径存在差异，导致全球性危机中又伴生本地化特征，风险又具有多样性，其应对方式更需多元化的面向，照搬别国经验也有可能导致更大的风险危机的发生。

一　风险全球化特征

伴随着高科技风险社会的来临，贝克、吉登斯等人的风险社会理论逐渐将风险扩展为一般性范畴，从根本上改变了工业社会的运作逻辑、社会动力和基本结构。如贝克认为，"系统而言，从社会演化的历史角度来看，或早或晚，在现代化的连续进程中，'财富分配'社会的社会问题和冲突会开始和'风险分配'社会的相应因素结合起来。"[①] 风险社会中的风险作为一种社会发展逻辑具有全球普适性，全球性风险还具有"飞去来器效应"[②]，其含义在于"运用我们的文明决策，导致全球性后果，而这种全球性后果可以触发一系列问题和一连串风险，这些问题和风险又与权威机构针对全球范围内的巨大灾难事例而构筑的那一成不变的语言及其做出的各种各样的承诺形成了强烈的反差"[③]。

吉登斯在运用"现代性"这一核心概念解释风险社会时指出，虽然在某些领域和生活方式中，现代性降低了总的风险性，但同时也导入了一些以前所知甚少或全然不知的新的风险参量，这些参量包括后果严重的风险，它们来源于现代性社会体系的全球化特征。[④] 现代风险已经彻底改变了现在、过去和未来的关系，不再是过去决定现在，而是未来的风险决定我们今天的选择。因

---

① 乌尔里希·贝克：《风险社会》，何博闻译，译林出版社，2004。
② 乌尔里希·贝克：《风险社会》，何博闻译，译林出版社，2004。
③ 乌尔里希·贝克：《"9·11"事件后的全球风险社会》，王武龙编译，《马克思主义与现实》2004年第2期。
④ 安东尼·吉登斯：《现代性与自我认同》，赵旭东、方文译，三联书店，1998。

此，不确定性成为现代社会风险的本质属性。

现代科技风险有多种形态和表现形式，从已有的研究来看，按出现的领域，可以分为政治风险、经济风险、社会风险。从来源上分，可以把社会风险划分为自然具有的风险、技术引发的风险、制度引发的风险、政策决策造成的风险以及个人造成的风险等。开启社会风险类型学分析（typological a-nalysis）的吉登斯，从风险来源的角度，区分现代风险的不确定性为"外部风险"（external risk）和"被制造出来的风险"（manufactured risk）两大类。[1] 在此基础上，迪恩（Mitchell Dean）和斯特莱登（Piet Strydom）将社会风险类型学分析进一步推进，其中斯特莱登以人类的认知程度为标准，把风险分为已知的、疑似的以及假定的。再与风险可能出现的领域——生态、个人、社会、政治、道德——相交叉，形成二维划分体系，分出 15 种风险类型。[2]

事实上，风险既是实体的，也是建构的，任何风险的形成都由两方面因素构成：一是风险本身，二是风险的承受者。在早期的海上贸易中，风险的承受者是商人；之后，随着市场经济的发展，风险的承受者是企业家；在政策研究者那里，风险的承受者是弱势群体；到了政治学者、社会学者的眼中，风险的承受者变成了全球范围内所有的人。因此，随着人们对社会风险理论研究的深入，风险的承受者范围逐步扩大。[3] 现代风险社会的最重要的挑战是危机发生的全球性，即全世界所有的人都面临现代风险社会中存在的不确定性，这既是当代社会风险本质属性的必然演进，又强调了风险承受者的扩张。而且，尽管风险的承受者已经扩大到全世界所有的人，但是，由于弱势群体的抗风险能力往往

---

[1]　〔英〕安东尼·吉登斯：《失控的世界》，周红云译，江西人民出版社，2001。

[2]　Piet Strydom, 2002, *Risk: Environment and Society*, Buckingham: Open University Press, p. 81.

[3]　张海波：《中国转型期公共危机治理研究：理论模型与本土经验》，南京大学 2008 年博士学位论文。

更弱，因此，在全球性市场竞争中处于弱势的国家和地区，在风险危机来临时更容易受到冲击，其抵御风险的能力也相对较弱，面临的风险压力却相对较大。在这样的前提下，处于弱势的国家和地区在面临风险危机时往往会向强势的国家和地区的相关危机应对学习。因为全球性危机的存在，一方面这种学习往往是有效的，但另一方面这种学习又常常并不全是有效的。这主要和全球性风险的本地化特征有关。

二 风险本地化特征

在现代社会风险的全球性发展特征的基础上，现代风险社会的挑战还体现在本地化特征上，具体表现在两个方面：一是风险的"人化"方面，即随着人类科技活动能力的增强，各区域人群的不同的文化发展脉络和风险认知，导致各地社会风险主要来源于人为的不确定性和未来的可能性。二是风险的"制度化"和"制度化"的风险方面，由于社会、经济、文化、社会发展的差异性，各地均发展了一系列符合自身发展历史和需求逻辑、实现自身活动目标的环境和规范性框架。这些环境和规范性框架在面对现代社会的全球性风险时，使得风险的发生发展呈现本地化特征。甚至社会原有的管理体制本身也影响全球性风险的转变而产生了新的本地化风险，如制度适应、应用、整合、失调、控制失灵等方面的风险，从而使风险的"制度化"转变成"制度化"的风险。[①]

总体而言，风险是一个社会建构的过程。从文化分析的角度出发，风险涉及了对不确定事物和社会价值的整合过程，[②] 简单地说，人们对风险的认知是人们在一定文化嵌入意义下所共同发

---

① 童文莹、林闻钢：《转型期我国体制型风险的成因及其治理》，《社会科学研究》2009 年第 5 期。

② Douglas, Mary and Wildavsky, Aaron, 1982, *Risk and Culture – The Seclection of Technological and Environmental Dangers*, University of California Press, p. 4.

展和决定的过程。因此，风险是一个开放的、多元的、具备公共性的政治社会建构过程，[①] 是由隐藏、选择到共识建构的发展，[②] 即社会中人们对于风险的认知建构，常常是根据当地社会、政治、文化脉络中所形成的价值内涵或想象而产生。例如在我国，A（H1N1）流感之所以成为一种社会风险因素，很大程度上出于民众对 SARS 危机的一种经验及对其严重性的想象。而伴随这种危机得到了很好的应对和解决，社会对其危害性的认知程度提升，逐渐使 A（H1N1）流感的风险因素降低，社会也逐渐恢复至常态。

虽然风险的建构与当地的社会、政治、文化脉络相关，但在现实中我们看到的是全球性风险的存在。这是由于现代风险往往发生逻辑相似，但是在不同国家或地区又依各自不同的技术落差、政治、文化关系和制度脉络，衍生出与本地相适宜的变异，因此，"全球化风险"和"本土化风险"同时存在。[③]

第二节　未知风险的社会管理应对

社会风险的发生具有全球化和本地化两种不同的风险特征，其根本原因在于未知风险的存在。现代社会的特征就是大量信息的运用，这些信息甚至对建构社会架构、制度、发展等方面均产生了重要的功能。然而社会信息在爆炸的同时还具有高度复杂性和分化细致性的特点，大量信息常常会因不同立场、不同利益或者不同的内涵，导致社会系统冲突和紧张状态出现，其根源主要是由于信息的高度分化。一些信息的存在和发展必然影响另一些

---

① Beck, Ulrich, 1993, Die Erfindung des Politischen. Zu Einer Theorie Reflexsiver Modernisierung, Frankfurt a. M: Suhrkamp, p. 154, 162.

② Douglas, Mary and Wildavsky, Aaron, 1982, *Risk and Culture – The Seclection of Technological and Environmental Dangers*, University of California Press, pp. 17 – 48.

③ 乌尔里希·贝克：《风险社会》，何博闻译，译林出版社，2004。

信息的认知和建构，从而产生风险，如果这种风险仍然不能被社会所准确认知并防范，社会危机也就由此而生。

一 信息认知缺位：现代社会的风险成因

现代社会信息的高度复杂性和分工细致性，同现代科技社会本身的高度复杂性和社会分工是相适应的，而这导致的最大的危险因素是任何人都无法掌握所有的信息，纵然是科学专家，其所掌握的知识也往往仅局限于某一领域之内。然而，和人们所掌握知识的有限性相对应的却是风险影响范围的无限性。现代社会危机的发生往往扩及社会、生态、健康、伦理等社会的各个方面，因此对于风险的社会管理应对必然受到信息掌握局限性的制约。如果社会缺乏整合和科学处理各种不同类别信息的能力，必然在风险的社会管理方面面临高度的不确定性。这种由信息溢出的危机，已经成为现代社会风险的核心要素，导致危机成为"信息缺位"的后果。因此，工业风险社会发展至今的关键已经不再是信息，而是"对信息认知缺位"。①

由于工具理性式的有限知识运用，经常引起大量风险信息的"认知缺位"，这种认知缺位已经成为现代社会风险的最大来源，遍布社会各个领域，造成争议、不确定性的发生，并实质性地冲击整个社会的各个领域，具体如行政管理体系的风险信息认知缺位状态、媒体报道的风险信息认知缺位状态，这些都构成现代社会风险的根源，并和特定社会的社会网络系统发生作用，导致公共危机的产生，这种由风险信息的认知缺位状态导致的未知风险的产生，其具体风险信息的认知缺位状态可由这样几种情况产生：对风险信息选择性的接受和传递；风险信息本身的不确定性；对风险的认知错误或者判断失误；缺乏了解风险信息的能

---

① 乌尔里希·贝克：《风险社会》，何博闻译，译林出版社，2004。

力；缺乏了解风险信息的意愿。[①]

二　信息碰撞沟通：现代社会的风险管理

面对社会中存在这样一种风险信息认知缺位的常态，最好的解决方法其实就是增加社会信息沟通，促进不同种类、不同领域、不同关注点的信息交流，使其相互之间发生碰撞，增进相互的了解，尽力克服这种风险信息认知缺位的状态。

以大众传媒的风险沟通为例。在一个缺乏社会风险信息沟通的社会体系中，一个迅速从无到有的风险爆发，除了引起民众高度的恐慌和不信任的危机之外，根本无法增进公众的风险认知，也无法促进本地区风险沟通的透明化发展，很容易形成一个"无风险沟通—风险爆发—被动应对危机"的风险危机爆发和应对模式。因此，如果本地社会系统中表现为欠缺风险资讯和风险沟通，媒体常常存在更多的受控因素，导致传媒在风险信息的传递过程中，往往乐于从乐观正面的角度对相关风险因素进行报道。然而缺乏多角度的报道，导致社会各种可能的风险因素缺乏一个充分博弈、辩论以及相互沟通了解的平台，导致一些甚至是非常必要的风险应对信息的遗漏和缺位，最终构成公众和整个社会对于风险信息完整性的认知缺位，诱发或者加重危机的发生发展。这种由于媒体报道的片面选择性所导致的风险信息的认知缺位，使得社会和公众缺乏认知风险信息的能力和要求，容易导致这样的结果：当危机突然爆发时，社会本身对风险信息的认知不足甚或缺失，易陷入恐慌无措无序的负面风险认知阶段；而受控的媒体报道由于其在危机报道中所处的位置缺乏自主性，对于危机的报道也就容易出现偏差，而致缺乏公正性，影响了其在最终导致危机发生发展中的作用，很容易形成社会对传媒的信任危机，进一步闭塞了本就不通畅的危机信息沟通渠道，更提供了风险累积

---

① 乌尔里希·贝克：《风险社会》，何博闻译，译林出版社，2004。

爆发、加重风险信息认知缺位的状态，进而加重危机的危险影响。

贝克认为，在现代风险社会，"只要风险没有获得科学的认识，它们就不存在。"[①] 也就是说，科学判断对真理的垄断迫使人们自己运用所有科学分析的方法和手段达到对风险的认知，伴随科学不可靠性的增长，未被认知的可疑风险的灰色区域也在增加。所以，当信息在社会中不能进行开放的沟通，就会造成社会对风险信息的认知和学习的障碍，当危机发生后，其所产生的社会恐慌和产生危机的相关风险信息认知缺位，风险也随之放大、递增，并最终导致更大的公共社会危机发生。

因此，从上述意义说，需要加强社会对风险信息的沟通，沟通的目的就是用信息碰撞产生的认知去抵御信息缺位产生的风险。知识和信息具有建构现代社会架构、制度、发展基石的重要功能。然而，现代社会的复杂多元化、分工细致化、高度依赖性等特征常常因为不同的立场、利益或内涵，导致沟通的冲突和紧张、低效甚至无效。因为工具理性式地运用有限的知识，却经常引起大量由信息缺位状态导致的风险产生。"无知"转而变成风险的最大来源。[②] 认知缺位遍布于各个领域：风险制造者的"信息认知缺位"，如科学技术发明者对可能引发风险的信息认知缺位；风险传递者的信息认知缺位，如管理部门和媒体等对可能引发风险的信息认知缺位；风险接受者的认知缺位，如公众等对可能引发风险的信息认知缺位。这些因素共同促使风险因素转化为事实上的风险爆发，引发公共危机。

此外，对于现代社会而言，由于各个领域的信息认知缺位而导致的风险产生及相关社会管理应对，往往还存在这样的情况，由于一些发达国家在拥有知识、技术等方面处于更具优势的位

---

① 乌尔里希·贝克：《风险社会》，何博闻译，译林出版社，2004。
② 周桂田：《在地化风险之实践与理论缺口——迟滞型高科技风险社会》，《台湾社会研究季刊》2002 年 3 月号。

置，因此，这些应对全球性风险的管理行为逐渐演化成其他国家的管理行动的模板，发展中国家跟风发达国家，并逐渐使发达国家的应对管理行为成为一种国际通行的制度化管理标准。这种现象是源于社会自主、批判传统的缺乏，以及长期以来社会公众素质培养中缺乏对思辨能力的培养，加上社会管理形式长期以来的权力集中统一模式，导致社会在心态方面的依赖性，在风险信息接收和发布方面缺乏开放性，无法形成风险批判的政治压力，形成自主社会风险管理实践的内涵。然而风险又是本地化的，各地风险的发生与当地的整个社会系统的运作密切相关，全球性风险向更广泛区域的扩张，必然和各地自主的社会系统相互作用并产生相互促生的关系，形成本地化风险。在这一基础上，也形成各地具有各自不同特色的相应风险文化，因此，风险文化的产生同危机发生地区的社会网络、社会系统与社会行动密切相关。所以，从这一意义上来说，对于风险的社会管理还应当具体结合各危机发生地的社会制度和社会文化来进行。

从这一理解出发，台湾学者周桂田从国家技术官僚分析的角度，分析了政府风险管理的怠惰，认为这是后发国家和地区的现代社会形成了迟滞形态，并产生更为严重的风险与危机的原因之一。他认为国家和社会的关系往往是建构风险社会的重要元素，尤其社会在经验观察上往往是驱使国家制定风险政策的关键力量，任何风险的界定和认知，一定是依循各地不同的社会关系脉络发展而产生的。因此，在地社会形成的是"迟滞型高科技风险社会"。①

在全球化的大背景下，任何卷入全球化体系的民族国家和地区都会面临全球性的"社会风险"。然而，每一个具体的民族国家又会因历史传统、制度结构和发展阶段的不同，使其面对不一样的具体"社会风险"。在这一点上，我国的情况也不例外。

---

① 周桂田：《在地化风险之实践与理论缺口——迟滞型高科技风险社会》，《台湾社会研究季刊》2002 年 3 月号。

第三节　中国转型期风险社会的特点及其管理

中国是一个较典型的后发赶超型国家，从正在经历的社会转型过程来看，这其中不仅要完成从传统农业社会向现代工业社会的结构转型，还要进行计划经济向市场经济的制度转轨。在我国社会转型的特定阶段出现的社会风险具有"风险共生"① 现象；在全球化风险影响的背景下，中国风险社会存在"复合风险"② 的可能；在全球本地化背景下，伴随着经济目标成为社会运行的支配目标，政治行政系统日益偏离原有的社会管制轨道。因此，中国的社会转型从体制意义上说，是在新旧体制转换的过程中逐步推进的，在这一过程中，不可避免地存在体制整合失调、控制失灵的现象，社会风险呈现"体制型风险"③ 的特征，并成为引发中国诸多社会危机的一个重要原因。具体而言，中国转型期风险社会的特点及其管理主要包括以下几个方面。

一　风险信息复杂性和"信息认知缺位"并存

转型期的中国社会存在风险信息的复杂性和"认知缺位"并存的状态。随着改革开放的进一步深入，社会的开放度、复杂性和多元化发展趋势进一步加强。面对这样的情况，在经济全球化发展的推动下，社会文化各方面的信息发展均体现了充分复杂性。这也导致对于可能造成风险的相关信息常常难以掌握，导致风险的不确定性增加。而另一方面，社会复杂程度的发展又和滞

① 郑杭生、洪大用：《中国转型期的社会安全隐患与对策》，《中国人民大学学报》2004 年第 5 期。
② 杨雪冬等：《风险社会与秩序重建》，社会科学文献出版社，2006。
③ 童文莹、林闽钢：《转型期我国体制型风险的成因及其治理》，《社会科学研究》2009 年第 5 期。

后的管理体制改革并存，影响了社会管理体系内部风险意识的共识建构，加长了整个社会管理体系和社会其他领域认识风险、感知风险的时间，减弱了其应对风险、管理风险的能力。这主要由以下部分组成。

首先，社会不同领域间的"风险共识"难以很快形成。在我国的社会系统中，对于风险能够采取行动的行动者主体主要是我国的行政管理系统，而社会信息的复杂性往往容易使得最先感知风险的是具体的专业领域。在风险发生的潜伏期，由于整个社会系统对于风险信息的感知处于"认知缺位"状态，可以对风险采取预防管理行动的行动者主体即政府相关管理部门，并没有意识到问题的严重性而影响其相应的行动决策，而一些已经认知到风险存在的专业领域由于对于严重性结果尚处于初级感知阶段，并不能准确预知严重性和可能的后果，也就不能使决策者做出正确的决定，导致管理系统内部对风险无法做出有效反应，使风险进一步发展。这就是专业领域和管理领域的风险信息共识难以形成，即使已开始部分认知到风险存在的专业团体，但是，由于对于风险的严重性和后果评估仍有认知和行动的障碍，管理团体内部对于风险行动的共识很难较早形成。加上风险应对过程中由于会因牵涉个人或一部分人即群体的立场和利益，导致他们进行选择性的风险认知，这就使较早对风险达成共识变得更加困难。

其次，社会管理系统应对风险的统一行动难以较早形成。现代社会风险的复杂性和社会系统的复杂性相对应，如此复杂的社会系统面对复杂的社会风险时，社会团体对风险的认知本身就是一个需要不断学习的过程，各子系统对于风险的理解与应对操作也需要伴随这个学习过程不断完善。只有经过不断适应、学习、应对、反馈的步骤，社会团体才有能力逐渐研究出正确的判断。而由于复杂系统中的各个子系统在面对风险的复杂性时，其各个部分均处于一个学习并不断自我完善的过程，从一开始就缺乏对风险的整体应对观念，这种整体的统一协同应对复杂风险的行动观念必须经过一定程度的学习调整后方可形成。这也是风险管理很难进行、风险危机很难预防的原因之一。

二 风险信息沟通不畅和"认知缺位"并存

各种风险信息沟通途径的不畅通，导致正处于转型期的中国社会面对风险时，风险信息复杂性导致风险信息"认知缺位"的状态，以及行动管理主体难以较早形成应对风险的统一行动的情况更易出现。这具体包括以下几个方面。

首先，社会风险文化沟通的建构存在结构性落差。由于整个社会缺乏对风险信息的开放、沟通、讨论与判断，以及社会系统对科技发展的理性思考、反省与其他的批评声音缺失，使得风险信息往往难以在早期即被察觉，导致整个社会的风险文化建构仍存在结构性落差。这致使在风险发生后，整个社会系统不仅对风险信息的感知落后，有效应对时间延迟，而且还包括国家、媒体、社会群体等各个系统的反应落差，例如，国家管理系统对风险因素的视而不见、听而不闻；媒体报道在公开透明时容易导致风险信息传递炒作的状态，在新闻管制时表现为风险信息传递的鸦雀无声或者报道不足的状态，不论是哪一种状态均不同程度地阻碍有效的风险信息传递；特定利益群体因自身的利益诉求而表现为对风险的宣传和报道仅从有利于自身利益考虑，进行正面或负面的宣传和报道，抑或是竭力阻碍或掩盖不利于自身的风险信息传递，其结果导致社会公众对相关风险信息全面客观的"认知缺位"等。而风险信息沟通的阻滞对应于社会的复杂程度提升、社会分工日益细化、资源整合难度加大、社会组织初步发展的状态，导致我国转型阶段应对社会风险的难度加大，风险容易扩大化发展。

其次，社会团体在风险应对过程中的结构性落差。在面对社会风险时，社会团体往往由于其灵活性、专业性等特征在风险预警、风险信息传递、危机应对和救援过程中发挥积极作用，但是社会团体仍然面临两个结构性难题：一是尽管一些社会团体具有专业性特征，在对于专业性较强的风险预知方面占有优势，但是由于社会本身的复杂性和风险涉及的多领域性，具有专业知识结构的社会团体往往难以掌握风险对整个社会系统的危害性和应对难度，导致在专业风险领域缺乏应对综合复杂风险的能力，从而难以提供风险意识以及风险应对前瞻性的风险信息。二是由于在当前中国社会的发展状态中，社会团体的发展尽管已经初具规模，但是其在整个社会管理系统的政治文化中仍处于弱势，因此在面对风险时难以提供更为积极的支援，尤其是在其行动和整个社会行政管理系统管理目标相违背的情况下，风险应对的行动更加难以展开。

社会团体行动的策略是通过议题的讨论来引发人们的关注。[1] 斯诺（David A. Snow）等认为，当一个运动团体要成功地推出行动时，通常要经历议题的衔接、结盟、扩大、转型等阶段。[2] 从社会缺乏批判文化的脉络来看，当社会团体不能提供自主的风险意识时，社会就无法形成全面性的风险共识。[3] 因此，由于社会团体和行政管理系统的结构性落差使得在当前转型期中国社会中的社会团体难以在应对风险过程中发挥更加积极的作用，这种社会团体与中国社会行政管理的结构性落差构成社会团体应对风险的行动困境。

最后，社会封闭性导致风险信息的认知缺位。中国社会的封闭性虽然在改革开放后已发生了根本性变化，但是相比较而言，各地区发展不平衡，在各方面仍存在相当大的封闭性，这也导致信息传递的滞后，在面对全球风险时，更容易因风险信息流动的

---

① William A. Gamson, 1998, "Political Discourse and Collective Action", in Klandermans, B. (ed.), *International Social Movement Research*. Vol. 1, p. 222.

② Snow, D. A. and Rochford. E. B. and Worden, S. K. and Benford, R. D, 1986, "Frame Alignment Processes, Micromobilization, and Movement Participation", *ASR*, Vol. 51, p. 47.

③ 周桂田：《在地化风险之实践与理论缺口——迟滞型高科技风险社会》，《台湾社会研究季刊》2002 年 3 月号。

不畅导致风险信息的"知识缺位"状态。哈贝马斯（Jürgen Habermas）称现代社会协商沟通的机制为"审议民主",[①] 其用意在于指出当前的多元社会中，政党、企业、研究团体、各类社团组织等不同社会系统之间，通过相互尊重、妥协进而实现各自的利益，必须使人们在争议的过程中注意形成自下而上的民主协商精神，这一点在当代社会政治、经济高度渗透和操纵知识和科技的情形之下尤为重要。一般来说，社会风险的学习与认知须经社会公共讨论与协商，在开放的、多元立场或利益背景上的政治沟通过程中，来形成风险共识，共同定义风险的事实，并寻求社会认同风险的内涵间的最大交集。然而，由于我国社会目前尚缺乏风险沟通的社会协商机制，使现代社会风险在我国尚处于一种高度紧张的状态。由于当前仍缺乏风险对话以及批判性的社会机制与民主程序，导致嵌在政治文化上的公共理性辩论传统相对匮乏。任何批判、质疑的风险思维，在庞大的产、官、学结构中，往往被视为危及国家利益的行为；而媒体报道也更善于炒作和吹捧，缺乏批判性和信息报道的多元性，助长了导致危机产生的风险信息的认知缺位状态的形成。

总体而言，在中国，全球化风险转化成本地化风险的最主要原因在于社会制度、风险沟通、社会互动以及反馈系统方面出现落差，形成特殊的风险文化，并影响社会公众对风险的看法，进而影响应对风险危机的行动本身，其根本原因是人们对于风险信息和风险知识的"认知缺位"。针对风险信息"认知缺位"状态的最佳解决方法就是将风险信息通过公开、透明的辩论，在风险因素形成早期即让公共领域介入，加强社会对风险信息的全方位沟通和认知，从而弥补风险信息"认知缺位"的状态，使社会尽早感知可能存在的风险，并采取积极有效的应对方法。

---

① 哈贝马斯：《民主的三种规范模式：关于协商政治的概念》，靳希平译，参见 http：//www. sociologyol. org/yanjiubankuai/fenleisuoyin/fenzhishehuixue/zheng zhishehuixue/2008－02－26/4684. html。

风险理论的分析更多的是基于现实的理论分析。在我国现实生活中，社会风险往往多以突发事件的形式发生。相对应的风险管理也因此多以突发事件的应对得以展开。因此，本书选择以突发公共卫生事件的应急管理为研究切入点，对我国突发公共卫生事件的应急管理系统进行深入探讨，观察我国应急管理系统在应对全球性的公共卫生危机和我国国内的公共卫生危机时的管理模式和管理效果。例如，SARS 危机，从根源上讲，SARS 作为一场人类历史上从未出现过的传染病疫情，管理系统的决策者对于该疫情基本上是处于一种信息认知缺位状态，导致危机向全社会的进一步扩散。A（H1N1）流感危机的发生，由于有了 2003 年 SARS 危机的应对经验，同时与世界卫生组织和美国卫生系统保持了密切的接触和沟通，国内的信息沟通比 SARS 时期更为公开和透明，克服了"知识缺位"的状态，从而抑制了 A（H1N1）流感演变成本土化危机的可能。

综上所述，笔者认为作为理论探讨的风险应对可以有两条路径选择。一是增加风险认知，克服风险信息的认知缺位。然而由于受制于人类认识世界的局限性和有限性，所以无法完全克服认知缺位的状态。因此在这一现实路径下，需要加强制度化的应急管理建设，强化制度管理的确定性和有序性，以此来部分对抗风险的不确定性和无序性。正是基于这样的考虑，本书选择 SARS 和 A（H1N1）流感这两个突发公共卫生事件进行案例分析，重点分析针对突发事件的制度化管理，研究突发事件应急管理模式的变化，并提出有针对性的改善措施。

第三章　中国 SARS 事件的应急管理

严重急性呼吸道综合征（Severe Acute Respiratory Syndrome，简称 SARS），在 2003 年 1 月 22 日曾被命名为"非典型肺炎"（简称"非典"）。[①] 2 月 26 日，世界卫生组织（World Health Organization，WHO）专家、意大利籍传染病学家卡洛·厄巴尼（Carlo Urbani）博士[②]抵达河内越法医院研究，发现了这一种新出现的、具有高度传染性和致死率的疫病，并于 2 月 28 日通知了世界卫生组织西太平洋区办公室，世界卫生组织总部随即进入紧急状态。3 月 15 日，世界卫生组织公布发生在中国广东等地区的新型传染性呼吸道疾病——"非典"是"对全世界的威胁"。

第一节　SARS 事件的时间序列分析

SARS 疫情产生于 2002 年年底，首发于我国广东省。2003 年 3 月 27 日，世界卫生组织宣布北京是疫区，之后，天津、山西、陕西、河北等地区相继被列入疫区名单，至疫情结束，中国共有

---

① 对于 SARS 的名称，人们的认识逐步深入：广东作为疫情的初发地，临床医生在直面疾病的过程中，根据疾病的病原体不明确，具有肺炎症状但不够典型、传染性极强、使用抗菌药物治疗无效等特征，称其为"非典型肺炎"，简称"非典"。在中国，"非典"和"SARS"成了互通词汇。——作者注

② 卡罗·厄巴尼是 WHO 的医学专家，因为调查"SARS"疫情受到感染，2003 年 3 月 29 日在泰国去世，他是第一个向全世界警告 SARS 严重性的传染病学诊断专家，也是 WHO 专家中第一个因为研究"SARS"而因公殉职的专家，有建议把 SARS 改名为 Urbani Syndrome（厄巴尼症候群），以此作为对逝者的纪念。

二十多个省（自治区、直辖市）出现疫情，SARS 病例占了全球病例总数的一半以上。SARS 疫情的发展经历了"暴发期—扩散期—处理期—后处理期"的全过程。

一　SARS 暴发期及其特点

SARS 疫情起始于我国广东省，2002 年 11 月中旬出现，2003 年 2 月中旬达到高峰，3 月开始向广东以外的区域广泛扩散。暴发期是指疫情发展主要局限于广东省境内的这一阶段，其主要特点为广东省区域内的疫情暴发和社会恐慌，而广东地方政府对于疫情采取隐瞒为主的应对措施，使相应的管理陷于被动。

首先，广东省区域内的 SARS 疫情暴发。2002 年 11 月 16 日，有记录可循的首例非典型肺炎患者因突然出现发烧、头痛、干咳、乏力等症状，被紧急送进佛山市禅城区石湾医院。2002 年年底，广东省清源市、广州市先后发现了"非典型肺炎"的病例。2003 年 1 月 17 日，广州军区总医院收治了来自中山、清远、深圳的大约 10 例"非典"病人。随后，中山大学附属第二医院也收治了分别来自顺德、东莞和广州市芳村区的 8 名非典病人。[①]此后，广州市几乎所有大型综合性医院都先后收治了"非典"病人，并先后发生了医务人员感染"非典"的情况，疫情开始在广东省境内蔓延。

其次，小道消息盛行、社会恐慌情绪蔓延。伴随着"非典"疫情的蔓延，民间紧张气氛骤升。由于缺乏官方信息，民间关于疫情的传言通过口口相传、手机短信、网络等方式传播得沸沸扬扬，各种小道消息的传播加剧了社会恐慌情绪的蔓延，与此相适应的市场抢购风在广东省境内持续升级：2003 年 1 月初，河源市首先出现了抢购抗病毒药品的风潮。半个月后，中山市也出现了

---

① 何静文：《非典型肺炎事件来龙去脉　广州首例病人是名小贩》，参见 http://www.southcn.com/news/gdnews/hotspot/gdfk/qt/200302130491.htm。

抢购药品的情况，随后，这股抢购风逐渐在广东省境内蔓延开来。2月份，广州街头已随处可见戴口罩的人。恐慌情绪也从广州市向深圳、珠海等珠江三角洲其他地区蔓延，随后又蔓延至海南、福建、江西、广西、香港等邻近地区。

再次，政府应急管理的被动回应。与省内疫情的迅速发展、社会恐慌情绪的急剧升级相对应的是广东省内政府部门的缄默。直至2003年2月11日上午，广州市政府才召开新闻发布会对广州地区发生非典情况作了通报，下午，佛山、珠海等地也先后召开了类似的情况通报会。省市两级政府首次承认"非典"疫情，并发布了疫情信息：广东省部分地区发现的"非典"病例共305例，其中医护人员共105例，共有5例死亡，59人康复，其余均在治疗中。广州市"非典"病例为192例，其中84例为医护人员。[①] 2003年3月17日，广州市政府又出具了一份疫情报告，表示当地的疫情已趋缓，称截至2003年2月28日累积病例共有792人，其中31人死亡。[②] 2003年3月，广东省的疫情进一步发展，又增加了近400例患者。随后，SARS危机进一步发展，进入了扩散期。

二　SARS扩散期及其特点

扩散期指的是，在进入2003年3月后，疫情开始在广东省以外的区域扩散。主要特点为源自广东的SARS疫情随着人口流动，向广东省以外的区域扩散，疫情先后向香港、越南河内、加拿大多伦多、北京蔓延，世界卫生组织发布全球警讯，我国政府也开始面对国内的疫情，做出应有的反应，然而其应对的基本特征仍然具有被动性，对于国内疫情的真实情况仍未公开。

[①] 何静文、廖明：《广东六城市病情已得到控制 全省学校如期开学》，参见http://www.southcn.com/news/gdnews/hotspot/gdfk/zg/200302120714.htm。

[②] 朱晓超：《中国邀请的世界卫生组织专家4月初赴广东调查》，参见http://finance.sina.com.cn/roll/20030405/2009328247.shtml，2003年4月5日。

第一，疫情向广东省以外的区域广泛扩散。2003 年 2 月 21 日，曾参与过治疗"非典型肺炎"病人的、已出现发烧等疫情症状的广州中山二院医生刘剑伦从深圳罗湖口岸出境去香港参加亲戚婚礼，入住九龙京华国际酒店，病毒传播给了 6 名不同国籍的人，随后疫情被带到了越南河内、香港、加拿大多伦多等地，引发了全球疫情。刘剑伦因此成为引发全球 SARS 疫情的最主要的源头。

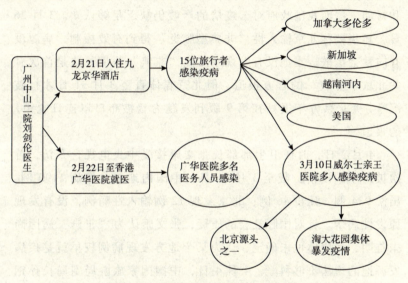

图 3-1　刘剑伦疫情传播示意简图

资料来源：《财经》杂志编辑部《SARS 调查：一场空前灾难的全景实录》，中国社会科学出版社，2003；世界卫生组织网站 SARS 专题，http：//www. who. int/top-ics/sars/zh/index. html。

第二，国际社会和组织的反应。厄巴尼博士发现越南出现了一种具有高度传染性的严重传染性疫病，于 2003 年 2 月 28 日通知了世界卫生组织西太平洋区办公室，世界卫生组织总部随即进入紧急状态。随后由于在河内和香港发生数起严重院内集体感染 SARS 疫病的事件，3 月 12 日，世界卫生组织发布全球警告，美国疾病控制与预防中心（CDC）也发布了健康警告。3 月 15 日，世界卫生组织公布 SARS 就是发生在中国广东等地区的"非典"，并根据 SARS 通过空中旅行传播的证据，宣布 SARS 是"对全世界的威胁"，发布旅行警告。随后世界卫生组织制定了全球应对计划，发表了病例定义和医院感染控制的指导原则，并动员了GOARN ①合作伙伴。3 月 27 日，世界卫生组织宣布：北京为疫区，并向全世界发出旅游警告。②

　　第三，中国政府的反应。进入 2003 年 3 月后，北京出现疫情的扩散，世界卫生组织等国际组织也行动起来，开始全球总动员和行动，然而我国政府对于疫情的严峻仍缺乏足够认知。3 月 26日，新华社称北京输入性"非典型肺炎"得到有效控制，病源没有向社会扩散，本地没有发现原发性"非典"病例。这是首次有关北京"非典"的官方报道，但北京媒体直至 3 月 31 日才打破沉默，《北京青年报》在第 9 版刊发题为《纱布口罩连日脱销》的报道。③

　　4 月 2 日，时任卫生部部长张文康接受中央电视台专访，首次披露中国疫情：截至 3 月 31 日，中国内地总共发病 1190 例，出院 934 例，死亡 46 例；北京发现 12 例输入性病例，没有发现原发性病例。针对国际社会的质疑，张文康认为"非典"病因尚未查明，病原体也未确定，认为某个地方发现病例较早就是疾病发源地的说法不够科学。4 月 4 日，中国国家旅游局副局长孙钢在外国驻京旅游及民航企业代表处人员参加的吹风会上表示，"到中国旅游是安全的"。4 月 6 日下午，卫生部和北京市卫生局联合举行新闻发布会，宣布芬兰籍国际劳工组织官员派克·阿罗因患 SARS 于 4 月 5 日在北京不治身亡，还披露北京的 SARS 患者

---

① GOARN，全名为全球疫情警报和反应网络（Global Outbreak Alert and Response Network），是由世界卫生组织（WHO）组建的全球疾病流行预警和反应网络，其目的是搜集相关信息，为疾病暴发做好准备。——作者注

② 世界卫生组织：《Severe Acute Respiratory Syndrome（SARS）- multi - country outbreak - Update 12》，参见 http：//www. who. int/csr/don/2003_ 03_ 27b/en/index. html。

③ 赵新培：《北京纱布口罩连日脱销 口罩能防非典型肺炎?》，2003 年 3 月 31 日《北京青年报》。

仍只有 19 例输入型病例。4 月 10 日，时任卫生部副部长的马晓伟在新闻发布会上声称北京的 SARS 患者为 22 人，死亡 4 例，并称这些数字包括了地方医院和部队医院所有确诊的病例数字。①

第四，我国社会的反应。3 月中旬，社会上开始出现"北京流行'非典'"的传言，但由于初期并没有相关官方信息的确认，起初社会上多数人都将其视为谣传。但是随着疫情开始扩散，由于官方信息仍然没有进行及时确认，人们开始逐渐相信传言的可靠性，曾经在广东省出现的恐慌情绪也开始在北京登陆。

迫于各方面的压力，4 月 2 日，张文康接受了中央电视台的采访，4 月 3 日，又举行了首次中外记者新闻发布会，对于疫情开始确认，之后媒体开始出现各种关于 SARS 的专题、专版，但是，真正的疫情信息发布并未彻底放开。

相关部门及媒体对 SARS 疫情的认识不足，引起了一些专家的不满。例如，72 岁的解放军 301 医院退休外科医生蒋彦永致函相关媒体，批评卫生部门隐瞒 SARS 疫情。4 月 12 日，蒋彦永再次写信给卫生部，希望尽快公布准确的数字。同日，中国工程院院士、广东省"非典"防治指导小组组长钟南山也质疑了"有效控制"说，认为"非典"并没有得到有效控制。这些信息的公开也引起了国际社会对于中国 SARS 疫情的高度关注。随后，我国的 SARS 危机在国内外各方关注下进入处理期。

三　SARS 处理期及其特点

2003 年 4 月 16 日，世界卫生组织来华专家组成员举行新闻发布会，直言不讳地对有关部门提出批评，认为：北京的军队医院没有向北京市卫生部门报告疫情，北京 SARS 病例的实际数字

---

① 《财经》杂志编辑部：《SARS 调查：一场空前灾难的全景实录》，中国社会科学出版社，2003。

超过官方公布的数字。①

国际上对我国的疫情也开始出现反应：世界经济论坛原定 4 月中旬在京举行的中国企业峰会推迟，英国滚石乐队在京演唱计划取消。②

4 月 15 日，卫生部公布新的疫情：中国内地共报告"非典"病例 1435 例，比 5 天前增加 145 例，死亡 64 例，增加了 9 例。其中北京市增加到 37 例，已出现继发病例。③ 这一信息发布显然比之前有了进步，疫情数字出现了比较大的增长。对于这一增长，卫生部解释是因为卫生部修改和颁布了《传染性非典型肺炎临床诊断标准》，以及派出的专家工作组对过去可疑的病人进行了确诊。

4 月 20 日，这一天被认为是我国政府应对 SARS 疫情的一个关键转折点。在当天国务院新闻办举行的新闻发布会上，卫生部部长张文康没有露面。卫生部常务副部长高强在发布会上介绍，北京共确诊 SARS 病例 339 例，疑似病例 402 人。高强承认，由于有关部门信息统计、检测报告、追踪调查等方面的工作机制不健全，疫情统计存在较大疏漏，没有做到准确地上报疫情数字。同日，新华社公布了中共中央决定：免去张文康的卫生部部长和孟学农的北京市市长职务。④

此后，中国对于 SARS 疫情的信息发布开始进入真正的透明期，采取与国际社会积极合作的态度，相关的防控措施开

---

① 专家组也认为这也可能与中国卫生部对确诊病例、疑似病例、观察对象进行了三种定义有关。James Magnire 博士认为，中国制定的确诊病例和疑似病例的定义差异非常小，而观察对象则属于有一些类似病症但还不太确定的对象。因此，Wolfang Preisier 博士建议中国政府向国际和国内社会公布所有的确诊、疑似病例和观察对象。——作者注

② 《财经》杂志编辑部：《SARS 调查：一场空前灾难的全景实录》，中国社会科学出版社，2003。

③ 刘雁军：《新闻综述：非典型肺炎袭击北京的日日夜夜》，参见 http://news. enorth. com. cn/system/2003/04/23/000549353. shtml。

④ 新华社：《中共中央对卫生部北京市海南省主要负责同志职务作出调整》，2003 年 4 月 21 日《人民日报》。

始紧锣密鼓地进行，媒体对于疫情发布的信息管制放开，这一系列措施反映了我国政府应对 SARS 危机的管理行为的转变，也使得我国的疫情很快得到控制，我国的 SARS 危机也随之进入后处理期。

四 SARS 后处理期及其特点

政府在应对 SARS 危机的管理和策略转变的基础上，采取积极主动的防控措施，并运用对疫情防控相关信息公开透明的发布措施，使得疫情发展很快受到控制，社会秩序逐渐恢复，恐慌情绪逐渐消散。

在政府应对 SARS 危机的管理行为逻辑转变的初期，人们目睹 SARS 患者人数急剧上升，之前的恐慌和传言似乎得到证实，但是随之而来的是政府遏制疫情的决心，国际合作、官员问责、媒体监督、专家指导等一系列管理措施相继出台，严格防控的管理措施不仅没有引发更大的社会恐慌，反而激发了社会开始更自觉、有序地大规模防治疫情，并很快取得了实效：5 月的第一周平均每天有 166 位疑似病例，第二周降低为平均 90 例，第三周平均为 27 例，第四周为 16 例。5 月 17 日，自疫情出现后，广东终于出现"零报告"。当时疫情最为严重的北京市发病人数也开始明显下降。[①]

5 月 23 日，世界卫生组织在日内瓦宣布，撤销对广东的旅游警告。[②] 5 月 29 日，北京也终于迎来了新病例报告为"零"。之后除了 5 月 30 日出现一位新收治的确诊病例之外，一直维持零纪

---

① 《财经》杂志编辑部：《SARS 调查：一场空前灾难的全景实录》，中国社会科学出版社，2003。

② 世界卫生组织：《Update 63 – World Health Organization changes Hong Kong, Guangdong travel recommendations》，参见 http：//www. who. int/csr/don/2003_05_23/en/index. html，2003 年 5 月 23 日。

录。6 月 20 日，中国最后一批 18 位非典治愈患者出院。[1] 至此，中国的 SARS 疫情结束，社会恢复正常秩序。

第二节　SARS 事件的决策过程和管理行为分析

一　SARS 事件的决策过程分析

从 SARS 事件的时间序列来看，我国防控 SARS 疫情的管理决策分为三个阶段。

第一个阶段：地方政府在管理上的消极被动阶段。该阶段由于疫情主要在广东省，所以，针对 SARS 事件的决策主要以地方政府为主导进行的消极被动决策。其管理目标主要是"维持地方社会稳定、保证地方经济发展"。

2003 年年初，广东省内民间社会因为疫情产生了恐慌情绪蔓延、抢购风潮盛行等情况，个别媒体零星报道了河源、中山等地抢购药品的情况，但随即政府就通过当地媒体进行了口气严厉的"辟谣"。广东省卫生厅疾病控制处有关负责人表示，"没有收到任何关于肺炎流行的疫情报告。感冒增多是因为天气原因。"

但政府表面否认的同时并不表示面对疫情什么都不做，广东省政府当时采取的行动是传统应对危机事件的处理原则：内紧外松。尽管真实疫情信息对外保密，但是卫生管理部门内部已经有所行动。2003 年 1 月 2 号，广东省卫生厅在首次接到河源报告的当天，便派出了一个以广州医学院呼吸疾病研究所副所长肖正伦为组长的专家小组前去调查。第二天调查小组写出报告，认为是一个局部暴发的不明原因的肺炎，且具有一定传染性。半个月后，中山市开始报告该市三家医院收治不明病因的发热病人，且

---

① 王建新：《小汤山医院送走最后一批非典治愈患者》，2003 年 6 月 21 日《人民日报》。

有医务人员被感染。广东省再次组织专家小组前往调查。作为两次调查组的组长，肖正伦在 1 月 21 日写出了《关于中山市不明原因肺炎调查报告》，命名该病为"非典型肺炎"，病因不明，传染性极大，并提出在医院中应采取一些预防、隔离的措施。当地媒体报道，广东省卫生厅 1 月 23 日以"粤卫办 2 号文"将这份报告印发至省内各地级以上市卫生局和省直、部属驻穗及厅直属医疗卫生单位，① 但直到 1 月底这份报告才到达广州各大医院。

此时已经临近春节，很多工作因为春节假而延误，因此，一些医院的临床医生直到节后重返工作岗位才接到这一报告，这些措施并没有使医疗系统对疫情及时做好应对准备，更多的医务人员不知有此传染病正在流行，导致大量医务人员感染，并成为新的传染源，进一步导致了防疫力量弱化和防疫资源紧张。

疫情迅猛发展，信息发布却缄默，各种小道消息由此沸沸扬扬，对地方政府的压力越来越大。迫于压力，2 月 11 日，广州市政府、佛山、珠海等地先后召开新闻发布会，对各地疫情作了简单通报，但会议主题是疫情已经得到控制，大家不必恐慌。尽管通报会所公布的信息仍有相当大的保留，但对于广州的疫情管理来说仍然是一个转折点，因为这也是地方政府首次正式确认"非典"疫情存在，政府的确认等于媒体拿到了"通行证"，地方媒体开始对"非典"疫情的发展进行报道，但其主要论调仍是以报道疫情已得到控制为主。其时，香港"SARS"疫情大暴发，广东省新闻出版管理部门曾于 3 月 14 日下达通知要求本地媒体不要报道。②

3 月 17 日，广州市政府又出具了一份疫情报告，但报告所传递的信息仍然是以"当地的疫情已趋缓"为主导。世界卫生组织在 3 月 26 日才首次正式获得并公布了这份报告的内容。此时，

① 广东省卫生厅：《一月份卫生工作大事记》，《广东卫生》2003 年第 3 期。
② 《财经》杂志编辑部：《SARS 调查：一场空前灾难的全景实录》，中国社会科学出版社，2003。

"非典"疫情在广东省内已经肆虐了 4 个月,世界卫生组织才接到中国卫生部关于"非典"的疫情报告,并且直到 2003 年 4 月上旬,世界卫生组织才被准许进入广东调查。

4 月 8 号,一列名为"活力广东"号的旅游专列驶出广州,专列上 500 名宣传人员,历时 10 天,前往京广和京九沿线的九个省区,进行了一次声势浩大的国内旅游促销活动。而此时,世界卫生组织已经将广东列为疫区并已发出旅游警告。同一天,时任广东省卫生厅厅长黄庆道仍在广东省召开的一次面对境外媒体的记者招待会上表示:"五一"将至,旅游照常,原定于 4 月 15 日召开的春季广交会也将照样进行,不受影响。而如期进行的广交会,尽管用一些强硬手段要求参展商继续参展,但是交易会场仍然十分冷清:总成交额 44.2 亿美元,① 不及上一届广交会成交量的 1/4。

总体而言,当时广东地方政府对于疫情主要是以"瞒"为主,希望能够通过内紧外松的政策"静悄悄"地将疫情控制,维护地方社会稳定、保障地方经济的平稳发展。但显然,内紧外松的政策并没有达成广东省地方政府在这一阶段的管理目标,相反却促使 SARS 危机的进一步发展。

第二个阶段:SARS 疫情已经在全国范围内扩散,有关政府部门却被动消极,甚至发生隐匿疫情的现象。其管理目标忽略了 SARS 疫情,片面强调了"维持国内社会稳定、保证国内经济发展"。

这一阶段疫情已经开始在全国范围内扩散,其中疫情最为严重的区域是北京市。新华社 3 月 26 日首发北京市卫生局新闻发言人关于"非典"疫情的官方报道:北京输入性非典得到有效控制,病源没有向社会扩散,本地没有发现原发性"非典"病例。虽然官方报道如是说,但是在 4 月初,北京医疗卫生界内部就传

① 刘霄:《第九十三届广交会成交逾四十四亿美元》,2003 年 5 月 1 日《人民日报》。

出：SARS 疫情并不是像官方所报道的那样，而是传播范围已经很广，且传播途径、致病原因和有效治疗方法都还不甚了了。4月2号，张文康接受中央电视台专访，仍表示北京发现的 12 例输入性病例已采取措施，病源没有向社会扩散，也没有发现原发性病例。

4月4日，鉴于世界卫生组织和一些国家政府因"非典"疫情对中国发出旅游劝诫，时任中国国家旅游局副局长孙钢在外国驻京旅游及民航企业代表处人员参加的吹风会上仍表示：没有接到一例旅游者感染上"非典"的报告。① 可是两天后，卫生部和北京市卫生局联合举行新闻发布会透露的芬兰籍国际劳工组织官员派克·阿罗因 SARS 不幸逝世的消息恰恰证明了其早在 3 月底，就因搭乘航班感染了 SARS 疫情。但是，就在 4 月 6 日的发布会上，官方正式披露的北京 SARS 患者仍然只有 19 人，且仍是"输入型病例"。4月10日，卫生部副部长马晓伟在新闻发布会上仍然基本坚持之前的观点，称北京包括地方医院和部队医院所有确认的病例数字只有 22 名，其中 4 例死亡。对于这一数字，当时外界的态度是普遍不相信。因为从媒体关于各种医护人员工作的报道中已经透露出疫情防疫工作相当艰巨繁重的信息。为了回答这一疑问，卫生部解释说这是根据世界卫生组织的要求，把"非典"诊断分为"诊断病例、疑似病例、医学观察对象"的结果。这一日，时任北京市市长孟学农会见日本东芝株式会社社长冈村正时表示，SARS 已经得到有效控制。②

4月12日，国家旅游局向中国 528 家具有经营出境旅游资格的旅行社发出公告：根据世界卫生组织公布的疫情报告，鉴于泰国、新加坡、马来西亚为"非典"疫区，即日起，停止向三国组团。但在当时世界卫生组织官方网站上，疫区并不包括泰国和马

---

① 《财经》杂志编辑部：《SARS 调查：一场空前灾难的全景实录》，中国社会科学出版社，2003。

② 信报：《问责一年："下课"官员今安在》，《先锋队》2004 年第 20 期。

来西亚。后来了解到，这一政策的发布是受"外交对等"原则的影响，主要原因是源于 4 月 8 日，马来西亚加强了对来自中国内地、香港、越南、台湾及加拿大游客的旅游限制，泰国也宣布了对自中国归来的人隔离两周的决定。①

总体而言，这一阶段某些相关政府部门的决策特点仍是以"瞒"为主，希望由此维护我国的国际形象和维持社会稳定，但是这一管理手段并没有达到期望的目标，反而激发了社会恐慌的升级，引发国内外的广泛质疑、批评和不信任。

第三个阶段：本阶段主要指进入 2003 年 4 月后，中国政府采取果断措施，积极应对 SARS 疫情，至 4 月 20 日卫生部新闻发布会的召开和责任官员的去职，形成第二阶段至第三阶段的"质的飞跃"。本阶段主要特征是，在国际国内对于中国政府 SARS 危机的管理决策导致防疫不力的批评和国内 SARS 危机继续发展的客观情况下，中央政府采取了以中央政府为主导，针对危机状态进行的以"信息公开化，处置透明化"为原则的果断决策，其管理目标主要是"快速控制疫情、修复政府形象、重拾社会信任"。

面对来自国际和国内社会的压力，政府对采取有效管理措施应对疫情的需求不断上升。在 4 月 2 日上午，新上任的国务院总理温家宝主持召开国务院常务会议研究"非典"防治工作。会议决定，把控制疫情作为当时卫生工作的重中之重，以卫生部部长为组长的"非典"防治工作领导小组负责指导"非典"防治工作，由国务院副秘书长牵头的部际联席会议，协调解决有关问题。② 这标志着中央政府最高管理层的新一代领导集体已经开始有所行动。

4 月 6 日，温家宝总理到中国疾病控制中心考察工作，传递出新一任中央领导班子对疫情高度关注的信息。4 月 12 日，我国

---

① 《财经》杂志编辑部：《SARS 调查：一场空前灾难的全景实录》，中国社会科学出版社，2003。

② 谷玥：《中国共产党大事记（2003 年）》，参见 http：//news. xinhuanet. com/ziliao/2004 - 10/15/content_ 2093880_ 3. htm。

卫生部、财政部、铁道部、交通部、民航总局发出通知，要求有关部门严格预防通过交通工具传播传染性"非典型肺炎"。随即，教育、旅游、交通等各部门都下发文件，要求抓好"非典"防控工作。各省市也纷纷召开会议，组织防治"非典"工作。卫生部对"非典"的防治工作制定了更细致、更严格的规范。4 月 13 日，国务院召开全国"非典"防治工作会议，14 日，卫生部公布了新的"非典"诊断标准，包括流行病学史、症状、体征、实验室检查、胸部 X 片和抗菌药治疗无明显疗效等方面。[①] 至此，"非典"在全国范围内的诊断治疗等才真正实行了统一化。4 月 15 日卫生部公布了新的疫情信息，与之前相比，病例数量大大增加，并且正式承认北京已出现继发病例。

4 月 14 日，胡锦涛总书记考察广东省疾病预防控制中心，提出"要把防治'非典'工作，作为关系改革发展稳定大局，关系人民群众身体健康和生命安全的一件大事，切实抓紧抓好"。[②] 4 月 17 日，胡锦涛在政治局常委会议上强调任何人不得瞒报疫情。[③]

党和国家主要领导人的一系列管理行为都为 4 月 20 日的危机管理的转变作了铺垫，使得 20 日召开的国务院新闻办新闻发布会最终成为我国政府对 SARS 事件决策管理行为变化的一个"拐点"。会上，卫生部部长张文康没有露面，卫生部常务副部长高强在发布会上介绍，北京共确诊 SARS 病例 339 例，疑似病例 402 人。新数字比五天前公布的 37 例增加近 10 倍。高强承认，由于有关部门信息统计、检测报告、追踪调查等方面的工作机制不健全，疫情统计存在较大疏漏，没有做到准确地上报疫情数字。[④]

① 蓝燕：《卫生部公布"非典型肺炎"诊断标准》，参见 http：//news. sina. com. cn/c/2003 - 04 - 15/0516995883. shtml。
② 杨健、刘思扬：《胡锦涛同广东省医务工作者座谈》，2003 年 4 月 15 日《人民日报》。
③ 《中共中央政治局常务委员会召开会议研究进一步加强非典型肺炎防治工作》，2003 年 4 月 18 日《人民日报》。
④ 《国务院新闻办公室举行新闻发布会：卫生部常务副部长高强等就非典型肺炎防治情况答记者问》，2003 年 4 月 21 日《人民日报》。

会后，新华社公布了中共中央的决定：免去张文康卫生部部长和孟学农北京市市长的职务。

至此，中国针对 SARS 危机进行的管理决策正式进入一个全新的时期，政府防控信息公开透明，危机应对积极全面。在中央政策转变的推动下，针对 SARS 危机的相关管理决策的转变也开始从中央向地方快速推进。

4 月 21 日，中国卫生部决定，每日公布各省市 SARS 疫情，包括确诊病例和疑似病例。4 月 23 日，温家宝又主持召开国务院常务会议，会议决定：中央财政设立"非典"防治基金，总额 20 亿元，从预算总预备费中安排，主要用于农民和城镇困难群众的"非典"救治工作，中西部困难地区县级医院的应急改造和购置治疗"非典"的医疗设备，支持"非典"防治的科技攻关等。财政部从这笔基金中，对中西部地区按每省 1000 万元进行预拨，用于有关患者的救治工作。① 此外，还有很多措施出台，如为了防止可能出现的人员流动导致防疫工作困难，"五一"长假取消等。这样，全国共同应对 SARS 危机，很快产生了积极效果。

二　SARS 事件的管理行为分析

"SARS"事件对我国社会影响极大，对社会公共安全形成了强烈的冲击，因此，针对 SARS 危机的决策是在具有高度时间空间压力、信息不确定性和处理紧迫性等特征的环境中进行的非程序性决策，其决策的效果如何取决于相应管理行为的效果，因此，需要对相应应急管理的管理行为进行分析。

管理行为一般具有控制性、过程性和动态性等特征。管理具有控制性，从系统的角度看，管理的过程实际上就是一个控制过程，一种对人和物有目的的控制行为。法约尔（Henry Fayol）明

---

① 《国务院决定成立防治非典指挥部 国务院副总理吴仪任总指挥》，参见 http://news.xinhuanet.com/zhengfu/2003 - 04/24/content_ 847067. htm。

确地划分了管理职能，并把管理活动当做一个过程加以考察。管理是一个由计划、组织、指挥、协调和控制组成的完整的过程。[①]按决策学派的观点，管理的过程包括决策分析和决策执行的过程。从控制论的角度看管理，管理的过程是一个控制的过程。一般来说，管理过程可分为如下四个阶段：调查研究阶段、方案制定阶段、执行阶段、监督反馈阶段。

管理决策过程可以分为五个阶段：识别目标、定义问题、制订方案、评估和抉择方案、实施与控制。其中实施控制阶段又分成三个阶段：计划、实施与控制、反馈与检查。[②] 管理学家西蒙（Herbert A. Simon）则将管理决策过程分成四个阶段：情报活动阶段、设计活动阶段、选择活动阶段、审查活动阶段。决策过程中阶段的循环使每个阶段又包含很多更为细小的环节，使整个决策过程形成一个大圈套小圈，小圈中还有小小圈的复杂过程。[③]虽然决策过程具有复杂性，但为了研究的可行性，笔者将管理行为分为信息收集、方案决策、计划执行、监督反馈等四个阶段，结合在 SARS 期间的管理环境、管理主客体以及整个管理过程，对我国 SARS 危机的应急管理行为进行分析。

（一）管理行为的外环境对管理行为的影响

管理行为的外环境主要是指管理所处的背景，具体包括管理制度、管理文化等方面的因素。对于 SARS 事件而言，其管理环境包括有经济环境、政治环境、社会环境、文化环境。

首先，改革开放，我国确定了"以经济建设为中心"的发展方向，在经济发展上属于赶超型的经济发展模式，在运行上依赖于外来投资的"出口导向型"。在地方经济的管理上，为吸引更多的国外资本投资，各地都特别注重对投资环境的营造，官员提

[①]　亨利·法约尔：《工业管理与一般管理》，迟力耕、张璇译，机械工业出版社，2007。

[②]　王佃利、曹现强：《公共决策导论》，中国人民大学出版社，2003。

[③]　西蒙：《管理决策新科学》，中国社会科学出版社，1960。

拔和绩效考核的主要指标也是经济导向为主。由此出发，当疫情发生后，相关决策部门更多的考虑是继续以"经济建设"为中心，保证"社会稳定"，对疫情选择了以"隐瞒"或"不透明"为主的管理原则，希望通过内紧外松的政策实施来谋求事态平稳，不影响经济发展。所以，当 SARS 疫情发生后，一些部门和各级地方政府的第一反应仍然是维持社会稳定，保障经济增长，应对疫情的消极被动的决策和管理行为的选择便成为必然。

其次，中国传统的政治管理制度是中央集权制，新中国建立后，我国选择实行中央高度集权的行政管理体制。① 其体制特征就是国家拥有并支配全社会的所有资源，包括信息资源和管理资源，同时，这样的体制特征必然造成相关领导者在面临管理选择时采取对上负责、对下不负责的行为，因此，信息不透明、权力缺乏监督等现象也就成为社会常态。

经济制度的发展提升了社会的自治性发展程度，但是相对于行政管理系统对社会的掌控而言，仍然式微。因此，在面临危机时，社会很难有相应的力量对政府行为进行必要的监督和及时纠正错误的决策，而这往往会使政府的错误决策产生连锁反应，只在产生较大负面影响后才会引起高层的足够重视，才能从系统内部进行纠错。而这在危机管理中往往容易丧失先机，促使危机恶化。这样的制度特征也是我国政府在 SARS 危机中开始的错误决策为何在早期没有得到及时纠正，直至酿成严重后果后才开始发生转变的原因。

除了传统政治体制对具体决策管理的影响之外，由于错误决策所形成的国际国内社会对我国政府的信任危机及疫情本身的严重程度也对行政管理系统形成极大的政治压力。特别是在 2003年 4 月后，国内社会的不满和国际社会的质疑接踵而来，对于我国中央行政管理系统针对 SARS 的有效防控压力陡然增加，这些

---

① 邓小平：《党和国家领导制度的改革》，《邓小平文选》（第二卷），人民出版社，1994。

都促使了 SARS 后期我国政府整合全国的资源和力量开始积极地应战疫情。

再次，随着 SARS 疫情的发展，SARS 很快扩散到 30 多个国家和地区，无论是传播速度还是病例死亡率都逐渐攀高，在这样的情况下，"隐瞒"增加了社会恐慌程度的上升，不仅不能实现政府"维持社会稳定"的管理目标，反而造成社会更大的不安和恐慌。且由于疫情信息没有公开，相应的、必需的、严格的防疫措施无法大规模进行，进一步促进了疫情发展、社会恐慌程度的升级。社会秩序的不稳定严重影响了政府的权威。走向信息公开，尽快控制疫情，防止疫情蔓延，恢复社会秩序就成为必然的选择。

（二）管理行为的内环境对管理行为的影响

管理行为的内环境大致包括管理主体与管理客体等和管理行为直接关联的内容。从中国社会对于 SARS 危机的应对过程来看，管理主体和管理客体也随着事件的发展而变化（见图 3 - 2）。

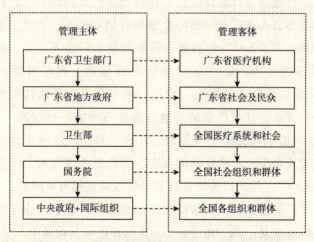

图 3 - 2　疫情应对中管理主体和管理客体的变化

SARS 疫情源自于广东省境内，在最初的两三个月中，疫情发生基本局限于广东省境内，而最初疫情也主要是局限于医疗卫生事件，因此，首先对疫情进行管理的主体是广东省的卫生部门，所面对的对象主要是广东省境内的医疗机构。例如，在2003年年初河源等地先后报告疫情后，广东省卫生厅组织专家调查组两次进行调查，但是，因为当时疫情仅仅是作为一个医疗卫生事件对待，所以广东省卫生厅组织医学专家小组进行调查，调查组最后所撰写的调查报告尽管意识到该病的强烈传染性和严重性，并提出防治疫情蔓延必要的预防隔离措施，但是仅适用于医疗系统内部，也仅以报告的形式在广东省境内的医疗系统内部传阅。社会上并没有采取相应的措施，春运期间通过交通进行的人员流动也未因此受到任何限制，这些都造成了2月后疫情开始在广东省以外的其他地区出现。显然面对 SARS 疫情，仅仅依靠广东省的卫生部门难以进行有效控制，因此造成了疫情的进一步扩散，社会恐慌气氛也伴随疫情发展和防控不力而迅速蔓延。

随着疫情的扩散，事件的管理主体开始转变成地方政府主导，管理客体也随之变成了广东省社会组织及民众。但是，在疫情发生时期，正值广东省地方领导人更替，省内新上任的主要领导均把工作重点放在发展经济、保持经济持续高增长上。广东省是中国的出口大省，其经济高度依赖外资和旅游。因此，地方政府官员担心有关 SARS 的消息会影响经济和社会不稳定，影响外资和游客的流入，使广东的经济受到影响。因此需要对关于 SARS 疫情的信息进行控制。于是，地方政府选择对传染病流行事件矢口否认，并且严令禁止地方媒体对疫情进行报道。直到2月11日，迫于社会的种种压力，广州、佛山、珠海等地的政府召开新闻发布会，承认疫情的存在，主题仍然体现的是"疫情已经得到控制"，所通报的疫情情况事后也被质疑有所隐瞒。

尽管广东地区关于疫情的报道已经部分开禁，但由于当时的疫情只被看成是"地方性事件"，其他省市均对此基本茫然不知，鲜有相关报道。直到3月后，疫情开始在其他省市"登陆"，中央政府才不得不面对这一由地方性事件转变而来的全国性公共卫生事件。最初疫情管理主体仍然被看成是卫生系统的事情，卫生部仍然延续了之前的管理论调：内紧外松。对外否认疫情存在，内部采取措施控制疫情，但显然这一层级的管理仍难以有效地控制疫情的蔓延。

迫于国际国内社会压力的陡增，4 月 2 日，张文康接受中央电视台专访，首次披露中国疫情，4 月 3 日，卫生部主持新闻发布会，主流话语仍然是疫情在可控范围之内，社会不必过分紧张。但是，这些疫情通告很快受到了医学专家如钟南山、蒋彦永的质疑，并进而受到了来自国际社会的广泛质疑和批评，使得我国的 SARS 危机情形进一步升级。管理主体继续升级为国家层面。

4 月 2 日上午，温家宝主持召开国务院常务会议研究"非典"防治工作。会议决定，把控制疫情作为当前卫生工作的重中之重，以卫生部部长为组长的"非典"防治工作领导小组，负责指导"非典"防治工作，由国务院副秘书长牵头的部际联席会议，协调解决有关问题。高层决策者在防疫问题上达成一致，疫情防控系统内的军队组织终于被纳入到防疫体系中来，开始采取行动遏制 SARS：纠正党政部门之间、政府部门之间、军队和地方政府之间合作与协调的缺失。同时对之前做出错误决策的相关管理人追究管理责任。

这一系列措施实施后，高层决策者表现出在应对 SARS 危机上高度团结一致：4 月 26 日，吴邦国在第十届全国人大常委会会议上，要求所有人大常委和中央紧密合作抗击 SARS；4 月 30 日，贾庆林在北京召开的一次有关 SARS 的会议上，要求多党合作来抗击 SARS；5 月 2 日，黄菊视察北京市的企业时，强调向负责治疗和隔离 SARS 病人的医务人员提供足够的抗 SARS 药品的重要性。在军队中动员医生和护士抗 SARS，数千名军医被调到北京帮助北京抗 SARS 工作。[①] 至此，整个国家机器开始协作一致，共同对抗 SARS 疫情。

---

① 郑永年、黎良福：《SARS 与中国政治制度的危机管理》，《远景基金会季刊》2004 年第 4 期。

此外，有关政府部门还改变了态度，积极推进与国际组织的合作。例如，广东省2月11日发布新闻发布会，正式承认疫情的存在，但是直到3月26日，世界卫生组织才首次收到中国关于广东省正式的疫情报告，然而，世界卫生组织仍不被官方允许进入我国直接对疫情进行调研。随着相关政府部门管理态度的转变，4月初，世界卫生组织的一个专家组终于被允许进入我国广东省进行考察。4月9日下午，世界卫生组织专家离粤返京，召开新闻发布会，介绍广东考察结果。第二天，世界卫生组织在其网站上公布了考察报告，并指出北京等地区对于疫情防控环节的不足与问题：其他卫生体系不够完善的省份，无法像广东那样迅速和有效地面对SARS的挑战，如北京，只有少数医院每日汇报病例，疫情接触跟踪体系存在问题，无法系统执行，这将导致疾病的扩散。中国政府和世界卫生组织等国际组织的合作态度，也使世界卫生组织的专家组决定在4月11日到北京重点考察SARS病例的申报系统问题。4月12日，世界卫生组织再次将北京列为疫区，并宣布还将派一个专家组来中国，和广东、北京、上海分别合作，解决申报系统的问题。①

经过一系列调查后，4月16日，世界卫生组织专家组成员举行新闻发布会，直言不讳地提出了批评，认为北京的军队医院没有向北京市卫生部门报告疫情，北京的SARS病例的实际数字会超过官方公布的数字。WHO网站称还将派出更多小组前往中国的其他地区，以防止疫情扩散到贫困地区。中国政府接受了世界卫生组织的批评，并在此后的疫情申报和发布、疫情防控等问题上，与世界卫生组织进行更为紧密的合作，防控疫情。这一系列的管理措施很快收到了积极的效果，并在短期内控制了SARS疫情和危机的蔓延。

总之，伴随着SARS疫情的逐渐扩散，影响范围逐渐加大，

① 《财经》杂志编辑部：《SARS调查：一场空前灾难的全景实录》，中国社会科学出版社，2003。

危机也逐渐升级，相应的管理主体也逐步升级、管理客体范围不断扩大，最终是在中央政府和国际组织的广泛合作管理下，面对包括社会、军队系统等所有组织和个体进行统一防控的基础上，才最终完成了战胜疫情、控制危机的管理目标。

（三）管理过程

管理行为具有过程性，因此管理行为具体可分为信息收集、方案决策、计划执行、监督反馈等四个阶段。

首先，在信息收集方面。危机决策过程中信息收集非常重要，例如，美国应对 SARS 疫情的过程中，其疾控中心（CDC）非常重视相关信息的传递。在疫情刚刚被外界知晓之时，美国疾控中心已经启动，监测亚洲地区的疫情发展，在 WHO 对世界发出疫情警告时，疾控中心也立即向全美医院和医生发出 SARS 警告和防治指导方案，并向美国各地区卫生部门发出了加强对 SARS 监控的工作指导守则。美国疾控中心除了关注对疫情发生的信息收集，还关注相关科研成果的信息收集。例如，随着针对 SARS 的研究的深入，疾控中心及时修改 SARS 诊断标准，排除一些疑似病例，使发病人数大量下降，避免了社会的不必要恐慌。疾控中心还直接和科研机构合作，直接参与到针对 SARS 的科学研究中，3 月 23 日，疾控中心就和其他科研机构一起合作确定了 SARS 的病原体等。可以说通畅有效的信息沟通技术为美国疾控中心实现应对 SARS 疫情的决策管理目标打下了良好的基础。

我国针对危机管理的信息收集，主要包括系统内的信息收集和系统外的信息收集。在 SARS 疫情防控过程中，系统内的信息主要包括疫情申报，系统外的信息则包括来自大众传播媒体或其他系统中的关于疫情防控的信息。

SARS 疫情出现于 2002 年的 11 月中旬，之后几个地方的医疗机构先后发生集体感染事件，直到 2003 年 1 月初，广东省卫生厅才收到医疗机构的疫情报告，随后，在 1 月份派过两次专家组对疫情进行调查，专家组也在 1 月底就给出了医疗系统内的防疫措施和方案建议，但是，如此重要的报告很多临床医生直到 2 月春节后才收到，错失了广东省 SARS 危机管控的良机。疫情在 3 月后开始扩散，4 月初卫生部也先后数次发布疫情信息，但是，随后的调查发现，其疫情信息并不准确，北京市一些部队医疗机构并没有向地方卫生管理部门汇报疫情，导致卫生部根本无法掌握确切的全面的疫情信息，致使所发布的疫情信息与事实真相严重背离，造成之后社会广泛存在的对政府的信任危机，扩大了危机的影响面。

除了系统内部的信息收集途径拥堵，系统外部的信息收集途径也不通畅。例如，由于早期关于疫情的信息不允许媒体报道，阻止了社会大众通过媒体了解疫情。同时，导致管理者与被管理者失去了危机沟通平台，加剧了危机的危害。而其他部门，如交通部门。由于对于疫情信息并不了解，也不属于卫生部门管理，因此，部门间的协调问题也妨碍了防疫工作的有效进行。例如，在广东省春节前疫情已经开始扩散的情况下，交通部门未采取任何措施应对春运，导致疫情通过春运向广东省以外的区域蔓延。广州中山二院刘剑伦医生在广州已经出现流感症状的情况下，仍然顺利到达香港，并最终使疫情跨出国门，走向了世界。

这一状态直到 4 月 20 日后才开始得到彻底改变，在国务院的统一部署下，建立了疫情申报系统，中央抗 SARS 应急领导小组能够及时掌握各地疫情信息，并根据疫情信息进行相应处理，疏通了系统内的信息收集渠道。同时关于疫情的防控信息通过大众媒体公开发布，媒体也开始广泛报道疫情防控的相关信息，政府与社会之间的沟通途径得以建立，也使系统外的信息收集途径通畅。

其次，在方案决策方面。从决策的内容划分，公共决策可以分为平时（或日常）决策和危机决策两种。平时决策一般表现为常规的程序性和确定性决策；而危机决策一般要求组织在高度逆境中完成应对危机的具体措施，即危机一旦出现，通常需要打破常规程序和方法，省去决策中的某些"繁文缛节"，以尽快做出非常规程序的应急性决策。危机决策的构成一般需要具备三个要素：第一，决策问题的发生、发展具有突然性、急剧性，需要决策者当机立断。第二，可供决策者利用的时间和信息等资源非常有限。第三，事态的发展危及决策所涉主体、决策者的根本利益，并且决策的后果很难预料。① 总体而言，危机决策相对平常决策而言，具有更加紧张的时间压力和信息需求，否则很容易增加后果的不可预料性。

具体到 SARS 案例中，由于 SARS 危机初期系统内和系统外的信息收集途径均不通畅，因此，在具体决策中缺乏足够的信息作为决策的基础，相关决策者很容易做出错误的决策。而在时间的掌握上，相关决策也没有进行及时应对。例如，广东省的疫情在 2002 年的 11 月就开始出现，但是直到 2003 年 1 月，广东省卫生厅才得知疫情并派专家组进行调查。1 月底调查组的调查报告出台，却直至 2 月春节后才陆续到达临床医生的手中。北京地区早在 3 月疫情就已经开始扩散，但直到 4 月 20 日才形成有序的管理秩序，进行一系列有效的决策。

因此，在 SARS 危机中，有效的危机决策所需要的时间和信息均不充足完备，导致相关决策错误和失效，直到 4 月 20 日后，在国家高层的统一指挥下，转变了管理理念，信息收集系统恢复，才使管理者具有了足够的信息进行有效决策。

再次，在计划执行方面。在危机管理过程中，有了良好的决策，还需要有效执行方能保障决策的效果。例如，美国疾控中心的相关决策措施得到了各方面的有力执行，地方卫生部门对疾控中心的政策方案都及时作出反应，执行相关措施和规定。同时，疾控中心的防疫决定还得到了政府其他管理部门的积极配合，例如，对于公共交通的检疫，总统的行政命令、应急法律等的支持，应急管理体制和机制之间的疏通协调，都保证了疾控中心决

---

① 彭宗超、钟开斌、喻彤钰：《我国危机决策机制的转型特点与未来的选择分析》，《中国行政管理》2005 年第 6 期。

策的执行力度。此外，新加坡政府直接全面地介入防疫，运用严厉的法律保障相关防疫决策的执行。新加坡政府较早意识到部门间协作与交流的重要性，建立了以新加坡卫生部为中心的管理系统，加强部门间的联合协调，成立部长级防疫委员会，后升级为部长级"抗炎作战部队"，各部门间积极配合保障防控防疫措施的执行。

在我国的 SARS 危机应对过程中，早期缺乏有效决策，计划执行方面也存在问题。例如，尽管广东省卫生部门已经较早意识到疫情严重，但受其管理职能的影响，他们无法也不可能进行超出地方卫生系统的管理。所以，尽管已经形成相关防治应对经验，却无法推行到其他省市。而且，即便是针对本地，对于春运防控也已经超出了卫生管理部门的职能范围，在缺乏部门协调和统合的前提下，不可能制定更进一步的措施。之后即使地方政府介入，也不能突破总体管理格局，所以也就注定了广东省地方政府在疫情防控上的基本不作为政策。加上地方政府的发展重心仍在保经济增长上，因此即使是在疫情发展已经相当严重的 4 月，广州仍在 4 月 8 日驶出"活力广东"号旅游推广专列，4 月 15 日的"广交会"仍如期召开等。

在北京疫情出现的早期，由于北京存在地方与军队系统的分治，导致在防疫措施推行过程中，产生了很大的阻力，两个系统的信息无法共享，也无法进行统一管理，所以尽管一些防疫政策出台，但是终于还是遭遇体制带来的执行困难而使防疫工作失败。[1] 即使是行政管理系统内部，由于缺乏部门协作的机制，疫情防控成了卫生部门的独家职责，例如，国家旅游管理部门在疫情相当严重的 4 月初仍在宣布"到中国旅游是安全的"。而事实却证明，通过交通和旅游等人员流动是导致 SARS 扩散的最主要途径之一。直到 4 月 20 日以后，在国家最高层的关注和协调下，

---

① 朱虹：《SARS 危机：公共卫生体系的断裂与重构》，《南京大学学报》（哲学人文社会科学版）2003 年第 5 期。

我国行政管理系统和军队两大系统间、行政管理系统内部的不同部门间才建立了协作防疫的工作机制，理顺了彼此之间的关系。在国务院统一部署下，克服了之前的执行困境，多部门协同确保防疫决策执行的力度，全国针对 SARS 疫情的危机管理和防控工作才出现了突破性的飞跃。

最后，在监督反馈方面。美国 SARS 危机的应急管理系统主要是由技术部门进行具体应急管理，包括全国各州和地方政府共同制定了具有针对性的监测系统，对 SARS 疫情进行观察。美国的科研机构也及时跟进，对 SARS 疫病进行研究，并能将研究结果及时反馈，使疾控中心能够及时根据科研结果修正诊断 SARS 的标准，避免社会恐慌。而且在美国的防恐经验中，美国建立了各部门、各医疗机构的信息网络，便于彼此传递信息，相互监督。

在 SARS 防控早期，由于地方政府部门严禁媒体报道，社会和政府管理系统间就 SARS 危机进行沟通的途径就此断裂，同时丧失的还有媒体的监督功能，导致社会和政府部门同样无法对相关防疫部门决策的执行状态进行了解和监督。在内部信息汇报出现问题或者有所偏差的时候，不利于上级部门及时了解情况和上个阶段的决策效果等信息反馈，限制了整个系统及时对管理过程进行调整和纠偏的能力。

直到 4 月 20 日，国务院新闻办召开新闻发布会，张文康、孟学农等责任官员去职，以及媒体对疫情报道上的开禁，一系列的转变在疏通了系统内部沟通的同时，还建立了系统外的监督沟通平台，大众媒体等组织充分发挥其信息反馈平台和媒体监督的作用，使社会关于疫情的信息真正得以"上下贯通"，从而有效地促进了管理目标的高效实现。

第三节 SARS 事件的管理体制和机制分析

一 SARS 事件的管理体制分析

管理体制受其所在社会环境，如社会生产力发展水平、政治文化传统、社会意识形态、管理对象的资源分布状况以及所有制结构等多种因素的影响，并随着这些因素的变化而发生变化。管理体制是整个管理制度的基石，体现了参与管理的各部门、各单位的结构和相互关系。直接影响整个管理活动过程中决策、计划、组织、调控、监督、反馈等综合体系的建构。基于这一认识，本书将我国在 SARS 事件中的管理体制分成以下几个方面：中央政府与地方政府在应急管理过程中的关系、中央政府各部门在应急管理过程中的关系、不同地方政府在应急管理过程中的关系、政府部门与非政府部门之间的关系、政府与民众的关系等。

在 SARS 危机过程中，我国各方面体制的转变均表现为一种外在压力下的被动反应，而不是缘自系统内部的主动应对。

（一）中央政府与地方政府在"SARS"应急管理过程中的关系

在危机状态下，一个能够进行统一指挥协调的管理系统非常重要。从这一意义上说，在我国行政管理系统中，中央政府和地方政府之间的上下级关系有助于统一指挥协调系统的建立。然而在 SARS 具体案例中，这种有利因素在早期并没有发挥作用，反而因为中央政府与地方政府之间缺乏有序性，最终导致运作关系复杂，影响了 SARS 危机应急管理的行动及其效果。直到 4 月 20 日以后，中央政府和地方政府的关系才得以疏通，有序性得以重建，统一的指挥协调系统开始发挥积极作用。

在疫情刚刚发生阶段，由于 SARS 疫情仅仅被认为是地方的卫生事件而由当地的卫生管理部门进行管理，地方政府并没有及时向中央进行汇报，或者说地方政府没有使中央政府意识到疫情的严重性和后果，致使中央政府没有及时对地方政府进行监督和支持，导致相应的必要的应急管理反应滞后。造成这一情况，主要有以下几方面原因：

第一，由于缺乏专业指导和经验，地方政府和中央政府对于疫情的严重性认识不足导致反应不足。不同于我国在面对 SARS 危机过程中的应急管理体系，美国的社会制度化管理水平较高，对 SARS 疫情的防疫主要依赖技术部门的管理，这很好地将专业技术认知和行政管理技术相结合，使得美国在面对 SARS 危机的过程中，一开始就具有了专业知识的指导，有效地防止了行政管理系统对于专业领域的危机事件认识不足的情况发生。这也使美国政府能够及时认识危机的严重性并及时作出积极的反应，最终使得美国对抗 SARS 的过程相当成功，有效地控制了疫情的发生发展，并保持"零"死亡率。

在我国，由于管理体制中缺乏这样的安排，导致不论是中央政府，还是地方政府，在疫情发展初期，均对 SARS 疫情缺乏相应的专业知识，而相关卫生部门所提供的信息由于和政府的主要管理目标相背离，没有引起地方和中央最高层决策者的高度重视。导致失去危机应对的先机。

第二，由于 SARS 危机所需要的应急管理目标与中央和政府管理部门常规管理目标之间的差异较大，在既往的常规管理经验的影响下，导致应急反应错误。针对 SARS 疫情的应急管理需要"限制人员流动"、采取积极的措施对社会进行管制以防控疫情扩散，这很可能会引起一定程度的社会恐慌，并在一定期限内影响经济活动的正常进行，阻碍经济的快速发展。而这恰恰和自改革开放以后我国政府部门"稳定压倒一切"、"以经济建设为中心"等常规管理经验相悖或相左。因此，相关部门和地方政府在 4 月前纷纷采取了隐瞒疫情真实情况的决策，导致 SARS 疫情转化成为影响经济、社会、政治、文化全方位的社会危机事件。

第三，官员绩效考核和评定的具体内容决定了相关官员的管理行为，影响从中央到地方的整个行政管理体系应对危机的能力。我国在官员任用上行政责任制缺位，使得各级官员几乎没有免职的担忧，而只有升职的驱动。为符合我国"以经济建设为中心"的发展定位，我国各级政府官员的升职绩效评定主要是重视经济上的成绩。当时正值中央和地方政府换届选举与权力交接当口，一方面加大了管理的复杂性，导致相关管理部门对于危机的反应迟钝；另一方面，新一届地方政府刚刚上任，各省地方政府肯定不希望这个时候出漏子，出于对中央政策的理解，对经验的依赖，对政绩的考虑，对疫情控制专业技术的不了解，在疫情发生初期都选择了隐瞒疫情，控制相关信息公开的决策。

以广东省为例，新任主要政府官员都具有比较良好的经济业绩，出任新职后，仍然重视经济的发展。在疫情发展初期，广东地方政府倾向于把 SARS 视为一个医疗事件问题，就地解决。这既是因为当地政府不想因为 SARS 影响其经济的发展，也是因为当时疫情尚处于早期阶段，无论是患病人数还是疫情蔓延情况，均未达到高峰，范围相对较窄，就此地方政府认为可以凭自己之力有效地控制疫情，所以也不必要为这件事情引发社会秩序改变，破坏社会的安定团结，影响招商引资。例如，2003 年 2 月，广州市的一位副市长告知大家，SARS 不是人们所想象的那么可怕，情况在控制之中，并且完全有可能控制病毒，并治愈受感染的病人。[①] 因此，这导致上级政府不能充分准确地意识到疫情的严重性，也就没有采取恰当的措施进行防控疫情的努力，相应的应急管理系统也没有真正启动。

例如，早在 2003 年 2 月上旬，接到疫情报告的卫生部就派副部长马晓伟带领一个北京专家小组到广东考察 SARS 情况，但在

---

① 郑永年、黎良福：《SARS 与中国政治制度的危机管理》，《远景基金会季刊》2004 年第 4 期。

2 月中旬，中国疾病控制和预防中心副主任说，SARS 是普通的病毒，在春冬季节经常暴发，由多种因素造成，并认为这种疾病是可以医治的。另外，中国疾病控制和预防中心与广东疾病控制和预防中心也合作进行过一个调查，结论之一是：导致 SARS 爆发的一个主要因素是一种可通过性活动而传播的病毒，这个发现后来被证明是不正确的。① 造成这样的错误，一方面是相关官员和专家责任心不强，但是另一方面也说明了相关信息沟通、资源共享上出现了问题。其主要原因也许是地方政府的相关官员出于自身利益的需求，并没有把 SARS 疫情的严重情况如实向中央部门做出全面的报告。在中央相关部门来进行调查时，对相关信息进行了屏蔽和隐瞒处理。由于除了地方政府和相关部门的汇报外，中央政府没有其他可接触事实的信息通道，这也导致中央政府对于疫情的真实情况缺乏全面了解，对疫情信息的认知出现偏差和缺位，直接导致之后的相关管理决策失误。

随着中央政府对于疫情的严重程度开始有了较为准确的认知之后，中央政府开始发挥我国的行政管理系统的优势，整合全国的资源进行积极的危机应对工作。例如，4 月 13 日，国家旅游局副局长孙钢还表示中国仍是最安全的旅游胜地，② 4 月 20 号这一天，广东湛江市有 851 人赴北京旅游，其中导游 25 人，15 岁以下儿童 9 人。③ 旅游团中一人在北京被诊断为 SARS 疑似病人，紧密接触的 45 人在北京进行了隔离检疫。针对这一情况，中央管理部门进行了快速回应，为了疫情防控，4 月底，国家旅游局副局长张希钦要求广东的旅行社停止组团，④ 国家旅游局还建议人

---

① 郑永年、黎良福：《SARS 与中国政治制度的危机管理》，《远景基金会季刊》2004 年第 4 期。

② 王馨娜：《中国仍是最安全旅游胜地》，2003 年 4 月 13 日《国际商报》。

③ 蔡日锦：《非典时期的非常之旅》，参见 http：//news. sina. com. cn/c/2003 - 06 - 17/1106227511s. shtml。

④ 羊华：《国家旅游局赴穗督导组要求：广州停止出省游》，参见 http：//www. southcn. com/news/gdnews/hotspot/gdfk/fk/200304250673. htm。

们在 5 月底之前不要出游，同时"五一"长假取消。①

4 月 20 日，张文康和孟学农的去职也让各级政府官员明确了今后的管理目标，并积极调整之前的管理策略，配合中央政府的应急管理措施对疫情进行积极防控。例如，4 月 27 日，北京市代市长王岐山表示，将公布隔离区域和观察人数。广东省这一天也成立了防治"非典"指挥部，提出四早：早发现、早诊断、早隔离、早治疗，控制疫情。②

（二）中央政府各部门在"SARS"应急管理过程中的关系

在中央政府各部门之间的关系中比较重要的主要有两种，一种是行政管理系统（本书的讨论包括党的系统）内的关系，另一种是行政管理系统和军队系统的关系。

首先，在行政管理系统内的部门协作。在 2003 年 4 月 20 日之前并没有建立统一协作的关系。例如，有学者研究了中共中央宣传部和国家卫生部之间的关系，认为这两个部门属于两个不同的系统，在对 SARS 疫情的处理上他们具有相互冲突的利益。③ 笔者并不完全赞成这种观点，用利益冲突难以涵盖二者的关系，分工不同规定了二者职责上的差异。例如，中宣部是中共中央主管意识形态方面工作的综合职能部门，这在中央宣传部和各地方宣传部都是一样的。而另一方面，卫生部等技术职能性部门从属于国务院领导，地方卫生厅则受卫生部和地方政府的双重领导，在处理有关 SARS 资讯时，属于技术职能的卫生部门需要听从负责党务的宣传部门的指导。因此，在疫情发生时，卫生部及其下属机关单位尽管从技术

---

① 龚雯：《安全出行防患于未然防控非典是头等大事》，2003 年 4 月 29 日《人民日报》。

② 《财经》杂志编辑部：《SARS 调查：一场空前灾难的全景实录》，中国社会科学出版社，2003。

③ 郑永年、黎良福：《SARS 与中国政治制度的危机管理》，《远景基金会季刊》2004 年第 4 期。

上来说会要求得到更多的有关 SARS 疫情的消息，因为从技术上来说，只有知道了病毒的传播方式以后，才能制定更好的对策遏制其传播。但是，即使卫生部门及其机构愿意这样做，没有中宣部及其管理机构的支持和允许，也无法得到足够的信息，进行相关的信息传播。对于 SARS 这样的危机事件的处理，也许更需要技术上的管理操作。否则容易导致在事件处理上错失最佳处理时机，导致SARS 危机的恶化。上述卫生行政部门与旅游管理部门的矛盾和不一致，也是这方面的生动例证。

其次，军队系统和政府行政管理系统之间的关系也是我国SARS 疫情初期应对不佳的重要制度因素。两大系统的分而治之，更是导致北京的 SARS 危机发展的重要原因之一。

军队在现在组织系统中，属于最有序性的组织，其"一切行动听指挥"的行动原则在危机动乱时期，能够快速纠正社会无序状态，恢复社会秩序。事实上，不论是地震等自然灾害性事故发生后，还是在 SARS 疫情控制期，军队系统在稳定社会秩序方面均起到了十分重要的积极作用。但是我们也应该看到，我国军队处于基本独立自治的状态，在 SARS 危机发生初期，"军地分治"不利于危机应急管理中统一指挥、统一行动。

在危机初期，由于 SARS 是被作为一个局部地区的医学问题来对待，不论是中央政府还是地方政府均没有意识到潜在的巨大影响力和破坏力，因此在早期应对的过程中，中央自然也不会想到需要调动军队的力量参与。当北京地区的疫情开始蔓延，军队医院中也出现诸多 SARS 病例，由于军队医院属于军队系统管理，不在国务院下属卫生部门的管辖之下，军队医院就没有义务向卫生部汇报有关疫情，没有接到军队管理层的命令，军队医院也不可以做任何回应。这样的体制原因，也是导致卫生部和北京市卫生局无法获得疫情准确资料的重要原因。①

---

①　韩小明：《"非典"挑战现行的突发事件应对机制》，《公共危机启示录——对SARS 的多维审视》，中国人民大学出版社，2003。

在此后的疫情防控中，军队系统和政府系统开始了合作，建立了良好的沟通和协调机制，充分调动双方所掌握的资源，实施更有效的措施防控疫情。国家最高层领导对于国务院具体危机应对措施采取积极支持的态度，于是军队系统和政府行政管理系统得以进行协调整合，发挥了军队在危机应对过程中的积极作用，提升了政府管理部门应对危机的效率，促进了社会秩序的恢复。

（三）不同地方政府在"SARS"应急管理过程中的关系

应急管理最理想状态是将危机消灭在潜伏期或萌芽期，这有赖于构建一体化的政府危机管理体系。但是，目前国情是：我国幅员辽阔，各地无论是经济方面，还是社会文化方面，地区差异极大，发展极不均衡。在这样的情况下，要建立一体化并行之有效的危机应急管理体系仍然任重道远。SARS 爆发后，各个地区间的相互感染和各自为政的防控措施均说明了我国在这方面仍存在缺陷。

由于中国的现实情况，各地所拥有的资源及其发展极不平衡，对于危机的应急管理最实际的做法是中央制定政策，各地根据自己的实际情况进行具体操作，中央再对一些重点地区给予补助和政策倾斜。但是，在 SARS 危机的初期，中央管理系统并没有及时对危机作出反应，各个地方都各自为政，对疫情进行"被动反应"的应对。

从 4 月 20 日之后，中央政府加大了应对 SARS 疫情的力度，更严厉追究了部分责任官员的管理责任。这给其他官员传递了一种信息，必须要严防死守自己的阵地，否则就会因防控"非典"不力而被免职。这一政策给地方官员带来了极大的压力，官员为了保住"自己地盘的干净"，不惜采取任何手段，阻止所有来自疫区的人员、车辆入境，既导致地区间的交通不畅，也导致人员流、商品流、资金流受影响，妨碍了地区间正常的资源流动，也给人民生活造成不便，同时也造成地区间关系紧张，人为地加重了当时的区域经济发展困境。例如，在河北省，医疗设备严重短缺，为了预防 SARS 从北京传播进来，地方官员采取了一些非常性的措施，如设置路障阻止 SARS 传播等。① 在另外一些地方，地方政府甚至暂时取消了从北京飞来的航班，甚至不欢迎持有北京车牌的汽车进入，要求他们离去。

另外，在具体体制安排上，各地区在应急管理信息上缺少沟通渠道和协调平台。例如，在广东省，由于其疫情发生最早，已经积累了一定的防治经验，但是由于地区间缺乏相应的信息共享和协调平台，等到疫情在其他省市登陆时，那些地区的医疗机构并无这方面的资料，所有防治均从"零"做起，既耽误了疫情防控的时间，也造成大量的资源浪费。直到后来，国家高层管理机构直接关注和干预后，才初步建立了相关的信息共享平台，统一防控标准。

因此，由于缺乏必要的制度设定，在缺乏中央直接干预应急管理的情况下，各地方组织在应急管理系统中容易产生各自为政的状态，缺乏具有会商决策功能的体系和常设性危机管理的综合协调部门，在危机应对时容易造成地区间的信息沟通障碍和决策执行障碍，缺乏应急联动及组织反应时效与能力。

（四）政府与社会、民众在 SARS 应急管理过程中的关系

香港地区在进入防疫高峰阶段后，民间团体纷纷对香港政府的防疫政策给予支援。例如，社会团体"民建联"在疫情刚向社区扩散时，他们就捐出几十万个口罩、上万个"抗炎包"，动员广大市民从自己做起，抗击"非典"。香港中华总商会拨款 300 万港元，分别捐赠给香港大学医学院、香港中文大学医学院和国

---

① 张灵、王海涛、邢学波：《出入京车辆被严格检查》，参见 http：//news. xinhuanet. com/legal/2003 - 05/08/content_ 861921. htm。

家卫生部辖下的病毒研究单位，全国政协常委张永珍也将 100 万港元捐给两所大学的医学院，支持对"非典"的研究工作。香港著名企业"新鸿基地产"动员旗下万名员工、逾 20 万居民、数以千计的商场和商厦租户，进行全面清洁消毒行动。香港"长江实业"集团主席李嘉诚通过李嘉诚基金会向全港医护人员捐出 100 万个特别从美国订购的"金山橙"。他的儿子、香港"电讯盈科"集团主席李泽楷则以个人名义赞助价值 3000 万港元以上的 55 万瓶维生素 C，派发给香港的医护人员、中学生和老人。香港赛马会拨出 1 亿港元，赞助全港 1000 多所中小学，添置卫生、消毒用品。① 鉴于良好的卫生习惯及适当的佩戴口罩是预防 SARS 重要的一课，因此香港政府建议医护人员、厨师、交通驾驶等工作人员佩戴口罩；前往戏院、商场、学校等拥挤的公共场所者也必须佩戴口罩。② 应该说香港疫情防疫过程中，有更多民间组织和社会力量的参与。

虽然我国大陆地区的社会已经开始有了独立的发展空间，但是在整个 SARS 防控过程中，并没有太多的社会团体参与应急管理过程。但是，由于制度改革具有路径依赖，原有行政管理制度本身具有权力高度集中性的特征，因此政府组织仍然掌握着社会的大部分资源。这样的政治体制本身就擅长于集中全社会资源解决政府优先发展目标。因此随着中国政府系统内的管理目标明确、行动统一，不需要社会力量的加入，就确保了应急管理系统的高效率：在没有多少社会力量参与的情况下，中国政府只用了不到 3 个月的时间，就控制了 SARS 疫情。

政府与民众的关系也随着 SARS 疫情的发展而发生改变。在 SARS 危机的早期，一些地方政府为了维持社会稳定、保障经济发展，采取了对民众隐瞒疫情真实情况的措施。但是，由于疫情

---

① 吴长生、陈少波、陈晓钟、林志文：《抗非典 香港昂首踏过荆棘路》，2003 年 5 月 7 日《人民日报》。

② 林士凯：《从 SARS 事件看府际关系与危机管理：以中央政府与台北市政府为例》，台湾"中国文化大学"2006 年硕士学位论文。

的发展，人们纷纷通过个人网络及各种途径了解疫情的真相。通过种种非正规途径获得的信息再经口口相传滋生了更多的小道消息。与此同时，官方话语的失声更让人们深信小道消息的正确性。因此，整个社会在各种关于疫情的小道消息和各种流言的渲染下，社会的恐慌情绪愈演愈烈，部分民众则开展了无序的"自救"，例如，各种哄抢行为和社会混乱，大量居民逃离疫区带来了疫情更广泛的扩散，民众中开始产生对地方政府的不信任和不合作情绪。如 2003 年 4 月中旬，浙江省杭州市卫生局长宣布杭州市没有 SARS 个案的信息，但适得其反，反而在市民中引起了恐慌。人们认为地方政府在继续说谎，认为地方政府越是说"没有"，就越是应该理解为"有"。①

此外，在我国广大农村社会，由于农村居民害怕 SARS 疫情传播到自己所在的社区，抗议地方政府将 SARS 隔离中心设置在自己的居住地区。农民采取的这种过度激烈的自我保护行为，除了对地方政府的不信任之外，在很大程度上是由于不断扩大的城乡差距以及在社会发展中农民利益缺乏保障所致。就整体而言，农民在经济发展过程中日益成为一个相对贫穷的社会阶层，受到社会歧视，同时，广大农村地区在 SARS 肆虐的情况下缺少甚至没有任何基本医疗保障，农民看不起病，受到病毒感染后治病成本较城市居民更高。结果，出于对自身利益的保护和对潜在威胁的恐惧，农民只好自己组织起来防止 SARS 在家乡的扩散，他们设置路障，不让外来人进入自己的村庄，也集体抗议地方政府将 SARS 隔离中心设置在自己所在的地方。

在中央政府统合各方力量采取严格防疫措施后，人们逐渐恢复了对地方政府的信任，也开始自愿自觉采取更为积极的措施配合政府进行防控行动。一些民间组织和团体也积极行动起来。例如，在上海、北京等地区，基层社区组织在帮助政府抗击 SARS

① 郑永年、黎良福：《SARS 与中国政治制度的危机管理》，《远景基金会季刊》2004 年第 4 期。

传播的过程中发挥了重要作用。在广大农村社区，村委会等社区组织也自发组织起来，自愿配合政府的决策进行 SARS 疫情防控。

进入疫情控制期，地方政府在疫情防控上采取了积极的努力并初见成效后，获得了民众的支持，民众积极配合参与防疫工作，促进了疫情防控工作的进展，也使得地方政府和民众之间增加了信任，恢复了更为良好的互动关系。

二 SARS 事件的管理机制分析

根据我国 SARS 应急管理过程中的具体特点，结合 SARS 的具体案例，笔者将我国的应急管理机制划分成动力机制、整合机制、激励机制、控制机制、保障机制等几个方面。从 SARS 事件应急管理来看，表现为相关应急机制缺位、反应迟钝，大都是在危机压力的促发下，被动地进行调整和完善。

（一）"SARS" 应急管理过程中的动力机制

所谓动力机制就是促发相应应急管理行为运作的动力因素。影响美国的 "SARS" 应急管理行为的主要是其制度化的管理设置。美国是全球依靠制度化管理相对成功的国家，其制度化管理程度很高，即使高度依赖非常规性管理、非程序化决策的应急管理也具有可以依赖的制度化管理平台。面对诸如 SARS 这样的防疫技术性突发公共卫生事件的管理问题，其整个管理系统由更多具有专业技术的组织和人员进行专业化的制度化决策管理，带来较高的管理效果。

不同于美国的制度化基础，我国在 SARS 疫情应急管理过程中的动力机制主要取决于相关政府管理部门对于事件的重要性的认知。例如，在 SARS 疫情早期，SARS 事件被普遍认为是一个 "地方性医学事件"，但是，随着 SARS 事件的严重性的显现及其对社会极大的破坏性的出现，政府逐渐将其定位为事关国计民生、生死存亡的大事，应该集合全国的力量和资源对其进行积极防控。因此在防疫过程中所遇到的相应的困难和问题很快得到解决，并最终促使危机得到有效控制。而促使政府管理部门对于 SARS 事件认知转变的原因，主要是因为 SARS 从一个区域性的公共卫生事件逐步演变成为蔓延到经济、政治及社会各个方面的一场复合性危机，[①] 危机逐渐波及了包括经济、政治、外交等各个领域：经济方面出现商品抢购风波，市场秩序紊乱，国家经济发展受到一定程度的影响；政治方面出现政府信任危机，政府信誉受到一定程度的损害；外交方面，多项原计划在中国举行的大型活动被推迟或取消，一些国家纷纷建议国民不要前往中国，一些国际活动表现出对中国的排斥，部分地区甚至还出现了排华现象……

早期地方政府隐瞒疫情是为了防止对中国的国际形象产生不利影响，进而影响各地的招商引资，但是隐瞒的结果却是在更大程度上影响了中国的国际形象。因此，中国政府意识到，这时只有实行透明、公开与负责之对策才能与国际接轨，也才会得到国际社会的认同与支持。因此，这个时候，"SARS" 已不再是一个简单的医学问题，国家最高决策层开始将其纳入"政治视野"，成为政府组织的攻关对象，需要动员全国所有的资源来进行应对。于是我国行政管理系统的优势得到了体现，政府对于"SARS"疫情防控的应急管理体系全面启动，党和政府的优先目标转变成"全力、快速控制疫情，攻克 SARS 疫情蔓延"的难关。

这一转变对疫情的管理控制行为发挥了决定性作用，使我国进入了快速有效防控 SARS 疫情的阶段：2003 年 4 月 17 日，胡锦涛主持政治局会议讨论 SARS 问题，会议表明了中央最高管理层极端重视 SARS 问题并积极发动全国人民正面应对。三天后，张文康和孟学农被撤职。4 月 23 日，温家宝宣布成立全国防治

---

① 薛澜、张强：《SARS 事件与中国危机管理体系建设》，《清华大学学报》（哲学社会科学版）2003 年第 4 期。

SARS 指挥部，政治局委员和副总理吴仪兼任卫生部长，协助温家宝领导抗击 SARS 工作。吴仪素有"铁娘子"之称，在海内外具有很高的威望，选择她来领导抗击 SARS 的工作，无论是对内还是对外，都极具正面意义。张文康被撤职后，高强被任命为卫生部的党组书记，海南省省长王岐山被任命为北京市代理市长，取代孟学农的位置。相对而言，国务院及其组织部门中的大多数官员属于技术管理部门的专业人才，善于抓经济工作和行政事务，因此，由国务院主导的技术部门对 SARS 疫情采取防控措施开始具有了更多优势。其后中国政府只用了不到 3 个月的时间，就全面控制了 SARS 疫情，受到国际社会的好评。

总体而言，对于 SARS 应急管理过程的动力机制，不论是以美国为代表的技术支持下的制度化管理基础，还是我国政府受到对于事件信息认知程度的影响，最根本的问题是重建危机状态下的管理有序性。因为在无序化程度较高的危机状态中，有序性显得尤为重要。因此在我国制度化建设相对不健全的情况下，需要政府及时整合全社会的力量和资源对危机进行及时干预，增加危机应对能力。然而在 SARS 案例中，由于种种原因，一定程度上暴露了我国危机应急管理的滞后。

（二）SARS 应急管理过程中的整合机制

应急管理过程中的整合机制是指在应急管理过程中，如何更好地将各方资源进行有效协调，使各方资源形成合力增加应急管理的效度。在我国 SARS 疫情防控过程中，具体包括动员机制、协调机制和信息管理机制。

有了政府对于危机的正确态度，还需要整合相关资源对事件进行具体的管理。总体而言，地方政府管理体系早期所采取的隐匿疫情等措施的确是导致疫情恶化与扩散的主导因素之一，但在政府部门转变对危机的管理态度后，在中央政府主导下进行的危机处理、全面动员与严厉的控制手段，仍是最终控制疫情的利器。

　　首先，动员机制促进了我国危机处理资源的整合，提升了我国政府应对危机的能力。在 SARS 疫情早期，由于关于 SARS 的信息基本处于被管制阶段，相应的动员措施无法正常实施。就全社会而言，基本上属于一种无序的、慌乱的、自发性的行为，如感冒药的抢购、小道消息的流传等，这些都无益于危机应对能力的提升，反而助长了社会的不安因素和恐慌气氛。但是随着政府正式确认疫情的存在并将防疫作为一项根本工作来抓时，政府的相关管理行为和对全社会的动员机制也开始全面启动并迅速运作起来：胡锦涛总书记 4 月中旬视察广东省，5 月赴天津市与四川省开展调研；温家宝总理于北京疫情最严重期间，多次赴北京地区医院、大学探望。①

　　这一系列措施对整个疫情防控工作起到了良好的促进作用：全社会意识到，大家现在面对同一个"敌人"，大家必须齐心协力，才能战胜 SARS。因此，人们尽管对地方政府之前的作为颇有微词，但是中央政府一旦决定行动，整个社会能够紧密地配合，使政府对整个社会进行的疫情控制行为高效运转，很快在疫情控制方面取得了显著成绩：从单位到社区，人们彼此监管，举报可疑人员，配合政府进行疫情的追踪工作；各地、各交通要道、人群聚集处广设疾病检查站，监控是否有可疑患病者进出；在一些偏远乡村，村民们也自愿组织起来进行来往人口的登记、检测，父母甚至电话劝说身在外地的子女不要回家乡；各地还发起反吐痰的运动。人们不再聚集，到处都是消毒药水的气味。一向重视美食娱乐文化的中国社会发生了颠覆性的变化，饭店空荡荡，娱乐场所冷冷清清，甚至公共交通工具都被排斥。尽管种种严厉的防控措施给人们的生活带来了极大的不便，但是大多数人都给予了高度配合，积极接受各种检查等。因此，动员工作的有效运作促进了人们对政府防疫措施开展的理解与配合，为防疫工作的顺利开展打下了良好的基础。

---

　　①　胡奎：《新班子直面"非典"考验》，《新闻周刊》2003 年第 14 期。

其次，部门之间的协调机制的建立也促进了不同组织管理系统间的资源整合，提升了应急管理的能力和效率。如前所述，在SARS疫情初现阶段，我国社会、中央政府和地方政府之间、政府不同部门之间，特别是行政管理系统和军队系统之间等，均缺乏有效的协调机制。导致中央与地方之间、地方之间、不同部门之间的壁垒，形成防疫工作的阻碍和防疫资源的浪费。

但在中央管理层开始意识到疫情防控的重要性后，中央高层开始全面启动全国抗击SARS的行动。4月23日，温家宝宣布成立全国防治SARS指挥部，在国务院的统一部署和协调下，部门协作，联合抗SARS的机制得以建立并运行，大大提高了我国的SARS应急管理效率。

此外，信息管理机制在中国社会整合上也起着至关重要的作用。新中国成立以来，相关的新闻管理单位。对大众新闻媒体的管控过严，尤其每当灾难发生时，习惯的做法是控制资讯传播，隐瞒具体情况，希图在最大程度上减少潜在的政治影响。这种管理经验，通常行之有效，灾难也很容易被控制在局部地区。信息宣传上的单一加上民众信息渠道来源单一，促成了中国社会的整合。然而，在全球进入信息化时代的今天，人们获得信息的方式变得越来越多元，政府部门如不及时向社会发布权威信息，社会各种传闻就会填补政府留下的"信息真空"，从而对危机管理造成消极影响。①因此，一旦危机发生，信息的导向作用有助于遏制小道消息的传播，有利于促进信息的有序化。反之，也容易造成信息不足和信息混乱，产生新的危机。特别是在危机发生初期，人们通常面临着知识和信息的不完全性、不对称性，如果无法从正式信息渠道得到消息，各种消息就会通过"非正式"渠道迅速传播。在这种情况下信息的传播就往往有失真性、放大性和快速性，容易加剧人们的恐慌，使社会心态发生意想不到的变化。

---

① 薛澜、张强：《SARS事件与中国危机管理体系建设》，《清华大学学报》（哲学社会科学版）2003年第4期。

例如，在 SARS 疫情发展初期，地方政府限制媒体报道疫情，导致信息传递出现了阻碍。一方面，直接导致了全社会没有为疫情防控做好充分的准备，助长了疫情在全国乃至全球范围内蔓延；另一方面，也导致各种小道信息传播泛滥。在社会流动性增加，手机、网络等信息手段的运用，使内紧外松政策不仅没有收到预想的结果，小道消息反而具有了更大的传播空间。

对于具体防疫而言，无论是灾情汇集、灾情判断，还是救援指挥，信息整合都是不可或缺的。SARS 事件初期，由于疫情信息不能够自由流出，导致整个社会防疫所需要的相关信息从下至上、从上至下的传播均受阻，不可避免地造成系统内部的信息不全，造成整个社会资源的整合困难，协作更是遥不可及。在 2003 年 4 月上旬，36 位来自同样疫情蔓延情况严重的香港地区的全国人大代表集体写信给吴邦国，要求他催促大陆卫生部门官员公开有关病情的实际情况。①

在总结前一个阶段对疫情控制措施的管理失效教训中，政府对于信息的管理开始转变为及时公布疫情信息情况，增加信息的透明性。相关信息发布的放开，增加了社会的信息通路，使得整个社会关于疫情发展与防控的信息流通渠道更为通畅，正确地引导社会信息流向正确的方向，缓解了早期存在于中央政府和地方政府之间的信息隔阂，建立了更为有效的信息流通渠道。同时，在媒体监督作用的影响下，各级地方政府也不敢掉以轻心，以积极的态度配合中央政府的政策和措施。最终证实这样的措施对于抑制社会谣言传播、稳定社会、安定情绪都起到了积极的正面作用。

（三）SARS 应急管理过程中的激励机制

应急管理中的激励机制是指在应急管理过程中，为了保证应急管理措施的有效执行，促进应急管理目标早日实现所采取的相

---

① 郑永年、黎良福：《SARS 与中国政治制度的危机管理》，《远景基金会季刊》2004 年第 4 期。

关措施。包括奖励机制与惩罚机制。

具体在奖励机制上，比如追封战斗在"抗非"第一线的医务工作者邓传贤、叶欣等人为"全国优秀共产党员"称号，大众传媒也大量报道了医务工作者战斗在一线的感人事迹，这些都激励了抗 SARS 医疗救治参与者的士气与荣誉感，配合社会动员的相关措施，使政府的相关防控措施迅速运作起来。

但是，在防疫过程中，起到更重要作用的应该是惩罚机制的完善。毕竟疫情的防控更多的是依靠"制度化的管理"而不是"自觉自律"。具体惩罚机制可以分成来自具体行政管理制度的规定和来自法律制度的规定。

首先，在行政管现制度方面主要表现在官员任用和管理机制上。有学者指出，在我国政治体制下，官员具有绝对权力垄断和保位心态,[1] 只对上负责而不对民众负责的体制弊端,[2] 是 SARS 危机得以蔓延扩散的原因之一。对于我国的干部而言，"经济建设为中心"、"稳定压倒一切"是根本的行政管理原则，尤其是当时适逢"十六大"召开和人大会议人事布局的敏感阶段，更不能"犯政治错误"。于是隐瞒疫情便成为许多官员的必然选择。

在北京的疫情防控受到广泛质疑的时候，免除了相关责任官员——张文康和孟学农的相关职务。这一措施在当时的官员当中，无异于"一石激起千层浪"，因为这传递着这样的一个信息：如果各级地方官员对抗 SARS 不力或者失败的话，那么就会有被免职的下场。随后，在很短时间里，又有数百名地方官员因对疫情的防控不力而被免职。

但是，需要注意的是：在 2003 年 4 月 20 日之前，中国行政管理中缺乏行政问责，通常情况下，官员的任用是能上不能下的。为了尽快扭转 SARS 危机导致的被动局面，保持行政管理机

① 程翔：《从"SARS"事件看中国政治》，梁秉中、潘国驹、唐世平主编《迎向风暴》，新加坡世界科技出版公司，2003。
② 迟福林：《SARS 危机给中国改革敲响警钟》，迟福林主编《警钟——中国：SARS 危机与制度变革》，民主与建设出版社，2003。

构的行动一致，中央政府开始使用行政问责制来约束相关官员的行为。这一管理机制的推出在短期内收到了良好的管理效果，也让大家意识到必须要保持和中央决策的一致性，全力抗 SARS。虽然从法理上说，这一行政问责制尚缺乏完备的法制体系保障，更多意义上是一种短期的人治管理策略和手段。所以就出现有大量官员因为某一事故或危机被免职或引咎辞职后，异时或异地重新走上另一个重要领导岗位的现象。[①] 但是，这一管理机制终究是在 SARS 危机管理压力下催生出来的，并对之后的中国行政管理制度产生了重要的影响。

其次，在应对 SARS 危机的过程中，我国政府意识到立法对于现代应急管理制度具有举足轻重的作用。为了有效抗击 SARS，政府需要一个有效的法律机制来应对紧急的疫情控制问题。于是，开始修正《传染病法》，把 SARS 列为传染病。修正过的法律规定，如果有人故意传染 SARS，就可以判处死刑。[②] 相对地，国务院在 2003 年 5 月公布了《传染性非典型肺炎防治管理办法》，其中包括疫情报告、通报与公布、预防、救治、控制、监督、罚则等 7 章、40 条内容，以应对当时由 SARS 引起的公共卫生紧急状态。国务院也出台了《突发公共卫生事件应急条例》作为政府行动的参照，如其中规定各机构如发现各种公共卫生事件，须在 2 小时内向上级管理机构报告。

另外，一些地方还自行设立了相应的处罚制度。例如，在北京疫情暴发时，一些地方政府规定北京人一律不许入住酒店；疫区人员一律强制隔离；"出现一例，负责人就地免职"。为了加强全面监控疫情，一些地方抗 SARS 工作小组公布了相应的抗 SARS 处罚条例，例如，北京市规定，凡是逃避健康检查站或非法进入、离开隔离区的人，将罚款两百元人民币。如果是公司团体刻

---

① 司马昌北：《孟学农的标志意义》，2008 年 12 月 29 日《中国经营报》。
② 新华社：《故意传播突发传染病可判死刑》，2003 年 5 月 16 日《新华每日电讯》。

意触法，罚款将高达十倍以上等。[①] 这些措施在防疫过程中，都有力地限制并控制了疫情的传播。但是，由于中国整体应急法律建设的缺乏，很多的惩罚制度事后被质疑违法，但在疫情防控过程中的确起到了一定的积极作用。

（四）SARS 应急管理过程中的控制机制

应急管理过程中的控制机制主要是指在应急管理过程中，为完成管理目标所进行的具体管理措施。在针对 SARS 疫情的应急管理过程中，包括监控、隔离等具体管理措施。

应该说在 SARS 疫情发生早期，对于疫情发展的各种控制机制并没有实施。但是在 4 月 20 日国家调整管理措施之后，各种控制机制开始建立并逐渐完善。

首先，加强监控措施的实施。以北京市为例，北京公安部门和志愿者从 4 月底开始广泛设置疾病检查站，监控民众是否出现发烧或 SARS 其他症状。有些设在高楼大厦入口的疾病检查站，在民众进入时，连鞋子都要消毒。针对国人随地吐痰的陋习，各地还先后发起反随地吐痰运动，提醒人们不要随地吐痰以减少 SARS 病毒的传播。

其次，实施强制隔离措施。新加坡政府对于 SARS 疫情防控的高效，得益于严厉的防范措施和隔离措施。我国针对 SARS 疫情的防控措施直到进入 4 月后才开始逐步实施。以北京为例，在 SARS 疫情处理期，政府采取了一系列具体隔离措施，如北京卫生主管部门对基层诊所规定：凡是不具备呼吸道检查能力的机构，均不允许将不明原因的发烧病人滞留，要求立即转送符合条件的医院。[②] 对于患病者、接触者和可疑者还采取了强制隔离措施，并采用更为严厉的惩罚措施对付违反规定的人。至于逃离隔

---

① 武侠：《防治非典如何依法办事？》，2003 年 4 月 23 日《人民日报》。
② 中华人民共和国卫生部：《传染性非典型肺炎防治管理办法（中华人民共和国卫生部令第 35 号）》，《中国自然医学杂志》2003 年第 2 期。

离区的病人，则处以七年有期徒刑。

（五）SARS 应急管理过程中的保障机制

应急管理过程中的保障机制主要是指在应急管理过程中，促进应急管理目标实现的其他保证因素，在针对 SARS 疫情的应急管理过程中，具体包括法律制度、资源保障、科学研究等方面措施。

首先，在法律制度建设方面。在 SARS 爆发前，我国政府在突发公共卫生事件预防和控制方面的立法存在"盲区"，危机管理方面的立法相当不规范。导致在 SARS 的处理过程中，一些地方政府出台某些"合理不合法"的特殊管制措施，侵害了公民的合法权益，之后也受到了国内外法律界的质疑。

政府在应对 SARS 危机的应急管理过程中，也开始意识到政府需要一个有效的法律机制来应对紧急的疫情控制问题。于是政府修正《传染病法》，把 SARS 列为传染病。修正过的法律规定，如果有人故意传染 SARS，可以判处死刑。相应地，国务院在 2003 年 5 月公布了应对公共卫生紧急状态的准则。新准则明确规定了各级政府应对公共卫生紧急状态的责任和信息流通体制。其中规定，任何公共卫生紧急情况必须在 2 小时内上报。到了 SARS 后期，又出台《公共卫生突发事件应急条例》。

其次，在人力资源和物资资源提供方面。长期以来我国一直没有大规模的疾病暴发流行，因此，各医疗单位和机构均对未知疾病缺乏应有的警惕和必要的防范，相关的物资储备和知识储备等无论是数量上还是质量上均不足，这从各地首例 SARS 病人都造成了当地医护人员感染可以说明整个医疗体系的薄弱。当然这也从一定程度上说明了相关防疫信息缺乏共享平台，导致各地资源无法共享。

另外，由于事发突然，大量防疫物资的供应也是突击生产而成，质量上出现一些问题。而进口的防护器材质量虽然有所保证，但价格太高，且数量供应有限。因此在 SARS 防疫早期，我国存在物资储备不足的现象，直到 4 月底后，国家整合社会资源，全力保障防疫工作，这一情况才在一定程度上有所缓解。

物资保障对于防疫工作来说是非常重要的。如美国在"9·11"和炭疽杆菌事件后，联邦政府和地方政府均投入了大量资金和技术完善应急管理体系，包括美国公共卫生应急管理体系的建设和完善，如首都华盛顿特区在 2001 年年底至 2003 年共投入约 800 万美元联邦基金，用于策划应付生化武器袭击的方案，增加或改善各医院的隔离病房或紧急隔离室，用以紧急疏散、隔离人群，为医务人员添置口罩和防护用具，建立联系各医院间的信息网络等，使医疗系统隔离能力大大提高的同时，又能彼此传递信息。美国疾控中心系统的快速反应和有效运作的能力也得益于此。随着全球 SARS 疫情的增长，4 月 4 日，美国总统布什签署行政命令，授权卫生部门强制隔离 SARS 患者。① 国会拨款 1600 万美元供疾控中心使用，疾控中心也立即启动其亚特兰大的紧急行动中心，提供全天候 24 小时服务，并集中了近 300 名医学专家，迅速隔离病人。②

再如，新加坡政府呼吁有发烧不适现象的员工应该在家中休息不可前往工作，为了让企业雇主与员工能够配合这项政策，政府提供了 2.3 亿元新币作为企业的稳定基金，规定凡是有发烧不适员工，可以请病假，经卫生机关规定居家隔离人员，工资照付；50 人以下的小企业或是个人公司如出租车司机，则由政府补偿，每人一天最高 70 元新币。③ 这一措施有效地解决了被隔离人员的基本生活问题，确保了政府相关防疫措施的有效实施。

然而，在我国，特别是一些非中心地区，公共卫生防疫体系

---

① 马小青：《防治非典各有高招》，2003 年 5 月 1 日《中国民族报》。
② 王静波：《美国公共卫生体系对突发事件的充分准备和快速反应》，参见 http://www.istis.sh.cn/list/list.aspx? id=294。
③ 刁曼蓬：《新加坡如何防 SARS》，《健康杂志》第 214 期。转引自杨荣泉《我国防疫政策之研究：以 SARS 危机管理及因应政策为例》，台湾"国立东华大学" 2003 年硕士学位论文。

的脆弱性在危机状态下凸显出来。由于经费不足，许多必备仪器是在 SARS 蔓延后才开始在中央和地方财政的支持下备置。由于我国广大农村地区没有良好的公共卫生制度，缺少医疗保险制度，且大量在外打工的农民工具有强流动性，生活条件普遍低下，健康保健意识也比较欠缺。因此，农民群体在疫情面前具有更大的脆弱性，疫情很容易扩散到农村地区，而农村地区一旦遭受 SARS 疫情的袭击，其后果很可能更为严峻。媒体也对一些 SARS 病人因为付不起医疗费而从医院逃走的事情进行了报道。

为了应对这个问题，4 月 23 日，温家宝主持召开国务院常务会议，会议决定：中央财政设立"非典"防治基金，总额 20 亿元，从预算总预备费中安排，主要用于农民和城镇困难群众中"非典"患者的救治工作；中西部困难地区县级医院的应急改造和购置治疗"非典"的医疗设备；支持"非典"防治的科技攻关等。对中西部地区按每省 1000 万元进行预拨，用于有关患者的救治工作。[①] 这一政策也是政府在 SARS 疫情发生后，首次增加国家财政开支以防范疫情，这一政策有效地阻止了疫情向偏远、贫穷地区和人口传播，也促进了农村公共卫生制度的建设和发展。

总体看来，从 4 月 23 日成立"国务院防治非典型肺炎指挥部"后，我国的 SARS 防疫工作很快就进入了有效的资源整合和利用阶段。配合社会自上而下的强大动员，相关应急管理的配套措施与应急后勤支援基本都能及时到位，医疗物资调拨未再出现重大后勤支援不足的问题。

---

① 《财经》杂志编辑部：《SARS 调查：一场空前灾难的全景实录》，中国社会科学出版社，2003。

第四章 SARS 事件应对中的 "冲击—回应" 型管理模式

我国应对 SARS 危机的管理总体特征属于 "冲击—回应" 型模式。不论是广东省地方政府还是中央政府的反应均是在外界冲撞下所形成的被动反应，压力冲撞的程度愈激烈，其反应的强度也愈强烈。这种管理模式的行动特点，其根本上是一种对外界刺激的被动反应。我国 SARS 应对过程中所体现的这种 "冲击—回应" 型管理模式有其特殊的成因。

第一节 "冲击—回应" 型管理模式成因

一 中国行政管理体系的发展

1949 年新中国成立后，我国的行政管理体制可分为两个发展阶段。第一个阶段是 1949～1978 年，主要特征是参照苏联斯大林模式①建立的具有中国特色的行政管理体制，其主要特征是在中央统一计划的前提下，按行政区划、行业分类实行分级管理，逐渐建立起一套以权力高度集中的计划经济体制为主要特征、以 "政府—单位" 制为主干的社会行政管理体制，对全社会进行计划管理，包揽一切经济事务和社会事务。第二个阶段是 1978 年

---

① "斯大林模式" 产生于特定的社会历史条件：社会主义国家处于帝国主义包围之中，生产力发展水平不高，且无社会主义建设先例。在这样的世界政治经济环境下，苏联按照斯大林的规划确定了权力高度集中的政治、经济体制，重点是集中全国资源优先发展重工业，限制和消灭商品经济。——作者注

十一届三中全会后，通过改革开放，建设社会主义的市场经济，由此带来经济、政治、社会、文化等全方位的变革。

（一）第一阶段：权力高度集中的计划经济体制

1949 年 9 月 29 日，中国人民政治协商会议通过了具有临时宪法作用的《中国人民政治协商会议共同纲领》以及《中央人民政府组织法》。根据这两个法律，建立了中华人民共和国中央人民政府委员会。中央人民政府委员会对外代表中华人民共和国，对内领导国家政权。具体职权包括：第一，中央人民政府委员会是组织并领导国家政务的最高执行机关、国家军事的最高统辖机关、国家的最高审判机关和最高检察机关。第二，中央人民政府委员会有权对包括国家行政机关、国家军事机关、国家审判机关和检察机关的领导和工作人员进行人事任免。第三，中央人民政府委员会有权规定国家的施政方针，处理战争与和平的问题，批准或者修改国家的预算和决算。第四，中央人民政府委员会拥有最高监督权，可以制定并解释国家的法律，颁布法令，有权监督法律和法令的执行，还有权废除或者修改政务院与国家的法律、法令相抵触的决议和命令。

这种权力高度集中统一的体制在 1955 年后正常化、固定化。新中国成立初期，这种体制与我国的政治体制和产品经济发展模式相一致，对于新中国的经济建设和巩固政权、促进社会稳定起到了一定的积极作用。借助于这样一套体制，国家广泛控制着整个社会的经济秩序、政治秩序、社会秩序和文化秩序，将国家政权深入到社会中，实现了对整个社会的全面控制，最大限度地动员和集中全国的人力、物力和财力，为社会主义发展奠定了一定的物质基础。

然而，随着社会的发展，这种制度逐渐显现出一些弊端：从党和国家的领导制度、干部制度方面来说，主要的弊端就是官僚主义，权力过分集中，家长制，干部领导职务终身制和形形色色的特权现象。① 权力过分集中于个人或少数人手里，必然造成官僚主义，必然要损害各级党和政府的民主生活、集体领导、民主集中制、个人分工负责制，等等。② 这些弊端导致在 1957 年以后，"反右派"斗争发生了扩大化的失误，伴随着愈演愈烈的强调阶级斗争严重性的政治主张，人们讳言领导体制中存在缺陷，阻碍了我们认识体制的弊端，进一步强化了权力高度集中统一的体制，最终导致中国社会进入灾难的"文化大革命"。于是改革、变革的呼声在社会上逐渐强烈起来。

（二）第二阶段：适应社会主义市场经济体制改革的行政管理体系改革

十一届三中全会后，党中央确立了改革开放的发展战略，这一政策的推行需要靠国家行政机关进行具体的组织管理，鉴于原有的行政管理机构不能适应新的发展形势，影响了社会主义优越性的发挥，我国进行了一系列以机构改革为核心的行政管理体系改革。

第一次机构改革发生在 1981～1982 年。1981 年，国务院的工作部门共有 100 个，机构臃肿情况严重。这次机构改革对各级领导班子进行精简并废除领导职务终身制，但由于当时经济体制改革的重点在农村，并没有触动高度集中的计划经济管理体制，所以与其相适应的行政管理系统并没有进行全面变革的压力，于是政府职能没有真正转变，也因此，改革后不久，政府机构再次膨胀。

面对政府机构的再次膨胀，国务院在 1988 年进行了第二次机构改革。这次改革是在推动政治体制改革、深化经济体制改革的大背景下出现的，其历史性的贡献是首次提出了"转变政府职能是机构改革的关键"这一命题。政府需要强化宏观管理职能，

---

① 《邓小平文选》（第二卷），人民出版社，1993。
② 《邓小平文选》（第二卷），人民出版社，1993。

淡化微观管理职能，政府的经济管理部门要从直接管理为主转变为间接管理为主。改革采取了自上而下，先中央政府后地方政府分步实施的方式进行。但由于一系列复杂的政治经济原因，这一命题在实践中没有及时"破题"，原定 1989 年正式开展的地方机构改革暂停。但是，国务院部委由原有的 45 个减为 41 个，直属机构从 22 个减为 19 个，非常设机构从 75 个减到 44 个，部委内司局机构减少 20%。机构改革后的国务院人员编制比原来减少了9700 多人。但随后，伴随经济的发展，精简的机构很快又膨胀起来。[①]

1993～1997 年，国务院进行了第三次机构改革。1993 年 3 月，根据全国人大第八届一次会议审议通过的《关于国务院机构改革方案的决定》，国务院机构由原来的 86 个减至 59 个，其中组成部门 41 个，直属机构、办事机构 18 个。1993 年 4 月，国务院又将直属机构由 19 个调整为 13 个，办事机构由 9 个调整为 5 个，直属事业单位调整为 8 个，取消部委归口管理的国家局，增设国务院台湾事务办公室与国务院新闻办公室。[②] 1993 年的机构改革首次提出政府机构改革的目的是适应建设社会主义市场经济体制的需要。但从效果来看，这一目标并没有完全实现。随后，1995 年，事业单位改革开始，原则是政事分开和社会化。1997年，国家电力公司等国家专业经济部门开始逐步改组为不具有政府职能的经济实体，或改为国家授权经营国有资产的单位，或改为行业管理组织，将原有的政府管理职能转移给政府综合部门负责。

1998 年，第四次机构改革启动。改革的目的是推进社会主义市场经济发展，改革的目标是尽快结束专业经济部门直接管理企业的体制，具体措施为撤销 10 个工业专业经济部门，消除政企不分的组织堡垒。改革后除国务院办公厅外，国务院组成部门由

---

① 王劭晗：《国务院历次机构改革》，《政府法制》2008 年第 15 期。
② 王劭晗：《国务院历次机构改革》，《政府法制》2008 年第 15 期。

原有的 40 个减少到 29 个。

2003 年，第五次机构改革启动。伴随我国加入世贸组织，改革的目的是进一步转变政府职能，改进管理方式，推进电子政务，提高行政效率，降低行政成本。改革的目标是逐步形成行为规范、运转协调、公正透明、廉洁高效的行政管理体制。改革的重点是深化国有资产管理体制改革，完善宏观调控体系，健全金融监管体制，继续推进流通体制改革，加强食品安全和安全生产监管体制建设。

五次机构改革的实质是伴随改革开放政策的逐步推进，对我国行政管理制度进行的适应性改革，但改革表现了一定程度的反复性和复杂性。可以说在计划经济体制基础上的行政管理体制在相当长的时间内还没有发生根本的改变，在一定程度上甚至影响了我国市场经济的进一步发展。于是，在 2008 年，我国进行了大部制改革。这次改革的主要任务是围绕转变政府职能和理顺部门职责关系，探索实行职能有机统一的大部门体制，合理配置宏观调控部门职能，加强能源环境管理机构，整合完善工业和信息化、交通运输行业管理体制，以改善民生为重点加强与整合社会管理和公共服务部门。改革后，国务院除办公厅外，由 27 个部门组成。[①]

从以上分析可以看出，虽然我国建设社会主义市场经济已多年，但相应的行政管理体系的改革尚在进行中，在对社会事务的行政管理方面，很大程度上仍然受到计划经济体制基础上确立的行政管理制度的影响。

二 中国社会管理体系的发展

建立于计划经济体制基础上的行政管理体制，在实现特定的经济指标的同时，也实现了政治整合替代社会整合的过程。政府

---

① 王劭晗：《国务院历次机构改革》，《政府法制》2008 年第 15 期。

依靠强有力的行政手段完成了中国社会包括城市和乡村全方位的根本性重组。

城市社会中，形成了单位化程度最高的党政机关、全民所有制企事业单位作为国家组织及其附属物，这类单位组织受到国家全面而直接的控制和保障；单位化程度次之的城镇集体所有制企事业单位，它们依照国家计划的分类，由国家"归口"管理。这两类组织单位对绝大多数的城市居民进行管理，形成城市基层管理体制的主体，此外，还建立街道办事处和居委会对极少数没有单位的城市居民进行管理。而在农村社会中，则通过公社以及户籍制度对个体进行管理。通过这套"单位"社会管理制度，每一个社会个体都隶属于一定的组织，使国家便于对几乎全部社会个体进行组织管理。[①]

新中国成立后，单位制形成了整个中国社会独特的基本社会结构，是"中国各种社会组织所普遍采取的一种特殊的组织形式，是中国政治、经济和社会体制的基础"，单位则是中国社会组织和调控的一种特殊的组织形式，在社会的长期发展过程中，单位构成了基本的调控单位和资源分配单位。[②]于是，依靠单位作为控制与分配资源的主要工具，国家完成了对个人的控制，形成了"国家—单位—个人"的三级社会统治结构。

虽然单位制在新中国成立后的社会重组中起到了一定的积极作用，但是这种党和政府对社会全面的管理制度导致只有政治指挥推动下的社会秩序，而社会缺乏独立发展的空间。这种全包式的社会管理体系与我国社会发展愈来愈不适应：政治体制上，权力过分集中且行使缺乏监督和制约；经济体制上，政治决策时常干预经济生活，忽视价值规律，排斥市场机制；文化体制上，实行统一意志和大规模信息管制。

---

① 徐勇：《社会动员、自主参与与政治整合——中国基层民主60年》，《社会科学战线》2009年第6期。

② 田毅鹏、漆思：《"单位社会"的终结——东北老工业基地"典型单位制"背景下的社区建设》，社会科学文献出版社，2005。

1978 年后，邓小平首先对我国当时的社会管理制度进行了反思，在总结原有问题与经验教训的基础上，逐步确定了经济先行的改革开放政策，确立了"以发展经济为中心，坚持四项基本原则，坚持改革开放"的发展方向，提出要建设具有中国特色的社会主义初级阶段理论与实践。于是，党和国家工作重心转移到了社会主义现代化建设的轨道上，经济建设和社会各项事业改革全面展开。

随着我国计划经济体制向社会主义市场经济体制的逐步变革，社会管理也发生了全方位的改变："政企分开"、"社企分开"逐步推进，个体私营经济等新经济组织不断涌现，各种经济成分快速发展，社会组织的多样化特征日益明显，带来社会结构不断分化。农村人民公社瓦解，人口大量离开原籍流入城市，与此同时，国有、集体企业下岗失业人员增多，出现了越来越多的不具有传统"单位"特征的行业和组织，"单位人"在社会改革的大潮面前，或自愿或被迫地转向"社会人"，这些原本由单位承担的人员进入社会，归属于城市基层管理机构。单位的服务职能也随之不断向社会剥离，社会成员越来越多地由"单位人"变成了"社会人"。"单位"制整合社会的组织功能日益弱化，原有的"政府—单位"制为主的社会管理体制的弊端日益暴露。随着市场和社区的发展，单位原有的过于沉重的社会职能只能逐渐向社会转移，人们也越来越多地依靠市场和社区，对单位的依靠减弱。

有鉴于此，"社区"这一概念进入中国，"社区制"改革也于20 世纪 80 年代中期进入中国城市基层管理体制改革的实际运行中。社区是指聚集在一定区域范围内，有共同利益、有一定社会关系的人群间的互动而组成的社会生活共同体。社区强调"共同管理、共同服务"，"自治"与"服务"是"社区制"的核心内容。① 我国城市社会基层管理体制正在逐渐从"政府—单位"制

---

① 陈雪莲：《从街居制到社区制：城市基层治理模式的转变》，《华东经济管理》2009 年第 9 期。

主导向"政府—社区"制主导转变。在这种体制下，社区逐渐开始承担大量的社会管理职能，逐渐成为社会管理的重心所在。但是需要指出的是，在目前"政府—单位"制主导向"政府—社区"制转变的过渡期，政府机关、事业单位、国有企业等"单位"仍然承担着许多重要的社会职能，原有的社会管理制度仍然会在相当长的时间内继续影响中国社会的制度建设。例如，当前的资源分配仍在"国家—单位"体系内以及市场上配置，对"社区"并未从资源配置上予以保障。

第二节　"冲击—回应"型管理模式适用条件分析

"冲击—回应"型管理模式是指系统在外界压力的冲击下，被动对外界刺激进行回应，使系统恢复平衡的状态。"冲击—回应"型的应急管理模式出现在我国的 SARS 危机管理中，具有必然性，这和我国传统社会的主要风险类型和危机应对方式、社会管理体系的特点密切相关。

一　风险的类型和手段

我国传统社会主要的社会风险类型为洪水、地震等自然灾害和社会动乱、战争等引发的社会危机，产生于现代市场经济与转型社会的风险危机并不存在，而人类对于自然灾害往往受限于人类认知能力的缺陷，很难做到准确预报，因此，灾后的救援和应对显得更加务实些。所以历朝历代都积累了比较丰富的应对天灾和战争灾害的应急管理经验。新中国成立后，这种较为传统的危机应对理念得到了传承和发展：主要着眼于突发事件发生之后的紧急应对，关注于危机发生后的具体事务处理，其体制特征是消极被动的反应。应对危机采用的手段和方式包括以下几类。

（1）高度的社会整合。中国在 1949 年后很长时间内都是党政军权力高度统一。在这样的权力运作格局下，社会资源配置按照计划指令进行统一生产、调配，社会自主性低。这种制度既是在我国长期以来应对水灾的经验中产生，也符合我国曾经"备战备荒"的战略准备。这种行政管理制度具有集中力量办大事的优越性，能在突发公共事件应急状态下快速形成巨大的战斗力和号召力，能有效调动各方面的资源，调动各部门和广大人民群众的积极性，充分参与到应对突发公共事件的过程中去。

（2）单灾种防御体系。我国针对危机的应急管理基本上是基于新中国成立后传统行政管理体制中分行业、分部门进行的，这种体制设计在当时有一定的合理性，因为在传统社会里，综合性危机并不多见，所发生的危机往往具有较强的专业特性，因此，由相应技术职能部门进行管理就可以满足要求。不需要国家层面的综合应对，加上原本的制度设置框架下本来就强调权力集中，所以不必再强调统一的国家紧急事务管理机构的设立，也不需要具有会商决策功能的综合体系和综合协调部门，以及处理不同危机事件之间的协调机制，仅需传统的"条块分割"、以"条"为主的单灾种防御体系就能够满足需要。

（3）全面的社会动员。由于计划经济体制下的权力高度统一及平均主义使得我国的整个社会发展效率低下，但正由于全社会总体维持了一种低生活水平，社会没有太多公平公正方面的问题，也不存在社会阶层发展不平衡、区域经济发展不平衡、社会贫富差距较大的状态，因此，全社会人们的相对剥夺感不强，在面对社会危机时，容易引起人们同仇敌忾的心态。在国家对整个社会具有强大的管理能力的基础上，依靠强有力的宣传体系，社会动员很快能够奏效，全社会很快被动员起来，同心协力，个人利益服从集体利益，应对危难。例如，各地基础设施的建设以及历次灾后的救援、应对方面，社会动员均取得了良好的效果。

（4）严格的信息控制。长期以来，我国政府管理层一直是信息的主要管理者，实行严格的审查制度，特别是在危机发生阶段，对于相应信息的管理更加严密。传统中国社会处于超稳定状态，社会流动非常低，信息主要来源于熟人之间的传递和官方信息的发布。由于社会流动缺乏，熟人之间的信息流动也非常局限，具有非常强的同质性，外部信息主要来源于官方发布。因此，官方不发布可能会造成社会恐慌的信息，有助于维持社会稳定，保证社会秩序的有序运行。信息的阻塞直接导致相关社会动员的缺失，然而，在政府掌握全部社会资源的状态下，通常不需要发布信息进行社会动员以获得社会支持，共同应对危机。例如，我国在唐山大地震后，很长时间震情及损伤并不为外界所知晓。对政府而言，社会稳定才是第一要务。

二 封闭的社会管理体系

传统中国是一个农耕社会，其特征就是流动性差，稳定性强，个人对他所在家庭或所在单位的依赖程度要比对国家的依赖程度大得多。"家"成为连接皇权和草民社会的关键节点，而正因为"家"这个连接点的存在，中国传统社会的皇权制度实现了对中国社会的管理。而建立在血缘关系上的家庭具有一系列特征：稳定、长老权威、差序格局、熟人社会、重情轻理……①

建立于血缘关系上的家庭具有排外性、封闭性，这决定了社会的封闭性，社会的封闭性又进一步决定了社会管理体系的封闭性。

自明朝以后，我国开始实施闭关锁国的管理策略，这种管理策略一直贯彻执行到清朝末年，被欧美强国用坚船利炮打开国门，之后我国社会战事频发，社会动荡不安。1949 年后，我国凭借计划管理体制，利用权力集中于中央的行政管理体系使社会快速稳定下来，但由于意识形态以及这种管理模式本身的封闭性使然，我国社会的封闭性进一步加强。这种状态直到十一届三中全会后，伴随改革开放政策的逐步推进，才得以逐渐改善。

---

① 费孝通：《乡土中国生育制度》，北京大学出版社，1998。

尽管改革开放政策促使中国社会走向开放，但由于制度改革具有路径依赖，文化转变更具有滞后性，我国的社会管理体系仍具相当程度的封闭性。具体而言，这种封闭性表现在以下几个方面。

第一，权力集中于中央政府的计划管理体系。我国在新中国成立以后，建立的是共产党领导下的人民民主专政制度，经济领域实施的是计划经济制度，权力高度集中于中央政府。权力高度集中，在一定程度上有利于政府统合社会资源，减少应急事件处理的中间环节，对危机进行快速反应。同时这种制度所建立的遍布整个社会的层层叠叠的组织体系，使得社会的所有个体都被牢牢地掌握于组织之中，有利于维持社会秩序稳定的同时也遏制了社会多样性、开放性的发展。

第二，大包大揽式的家长管理。建立于计划体制上的社会管理系统对全社会的个体实施"大包大揽"式的家长式管理，政府替代个体进行需求消费方面的统一规划和安排。这一方面有利于改善长期遭受资源紧张匮乏的人民的民生问题，但是统一规划下的需求消费往往局限于较低水平，讲求个人服从集体，社会讲求统一和平均主义，社会个体缺乏个性，遏制了个体多样性、社会多元化的发展。

第三，中央政府与地方政府之间的"职责同构"。新中国成立后，纵向间政府组织设置为"职责同构"的运行模式：中央政府与地方政府，上级政府与下级政府的职责基本上是对等的，一致的，除少数如外交、国防、货币发行等事权专属中央政府外，地方政府拥有的事权几乎完全是中央的翻版。[①]

这样的制度安排从功能上说，适合计划体制运行的需求：中央政府对社会的宏观调控通过层级之间的层层控制来实现，需要有受到严格控制的层级分明的上下级关系，需要有分层分口的对

---

① 赫广义：《中国纵向间政府"职责同构"模式解析》，《河南师范大学学报》（哲学社会科学版）2005年第3期。

应机构体系来进行管理。但是，这种中央、地方政府"职责同构"的模式限制了社会中介的发展，巩固了一个全能、全包的政府，强化了管理系统的封闭性。

第四，以人治主导的管理。以人治主导的管理，往往决定了管理决策取决于最高层领导的雄才大略，这种管理又高度依赖于个体的管理经验，这种对经验管理的高度依赖强化了管理的封闭性，管理的封闭性又和整个社会的封闭性相辅相成。在传统社会中，社会的稳定性决定了依靠经验就可以对社会进行有效管理；但是，在现代社会，社会变迁速度加快，发展日新月异，对领导者个体经验的依赖往往难以适应快速变动中的社会管理的需求。

第五，公共信息的流动单向性进一步强化了我国封闭性的管理体系。新中国成立后，受传统文化和当时政治局面的双重影响，我国政府选择了对信息进行严格控制的信息管理制度。这种制度体现的是信息流动自上而下的单向性，这一特性进一步强化了原有的管理系统的封闭性。在我国传统社会中，资源的获得要靠关系、等级秩序，这也包括信息资源。即信息也是被视作一种社会资源而加以利用的，社会中拥有资源越多，也意味着拥有更多的权威和更高的社会地位。所以这也促使拥有资源的人为了维护自己的权威和地位，会保护自己所掌握的资源，阻止信息公开。在传统社会，这样的制度有利于树立社会权威，有利于防止不利于己的信息传播，有利于传统社会的权威管理，有利于社会统一意识的培养，同样也有利于维护社会的封闭性。

由于具有以上管理特征，我国的社会管理系统形成了社会权力运行具有的自上而下发动的特征，为了维护这样的权力运行模式，这套管理体系还抑制社会自下而上的自主性和多样性发展，进一步强化了社会的封闭性特征。但是，到了现代社会，随着社会的开放以及技术的发展，权力运作形成自下而上的挤压和社会发展的多样性都在推动我国封闭的社会管理系统改革，原有的"冲击—回应"型管理模式不论是在结构上，还是在功能上均已无法适应社会管理的需要。

第三节 "冲击—回应"型管理模式的
"结构—功能"分析

结构功能分析方法起源于生物学中的有机理论。20 世纪 40 年代，美国社会学家塔尔科特·帕森斯（Talcott Parsons）将功能主义发展为社会学分析中一个全面而系统的理论。帕森斯将行动系统概念化为四个生存问题，或者说四种生存的必要条件：适应（adaptation）、目标达成（goal attainment）、整合（integration）和维模（latent patten maintenance），缩写为"A、G、I、L"。适应是指确保从环境中获取足够的资源，然后在整个系统中进行分配。目标达成是指在系统目标中建立次序级别，并调动系统的资源以获得这些目标。整合是指合作和保持系统单位之间的相互关系。维模围绕着两个相关的问题：模式维持和紧张的处理。随着 A、G、I、L 的引进，帕森斯的理论开始由结构分析转化为功能分析，社会系统也被分为若干部分分别对应某一种功能。接下来，每一部分又被分成四个功能子系统对应四种功能，依次类推。[①] 具体在社会系统中，执行四种功能的子系统分别为经济系统、政治系统、社会共同体系统和文化模式系统。这些功能在社会系统中相互联系。社会系统与其他子系统以及子系统之间，在社会互动中具有"输入—输出"的交换关系，金钱、权力、影响和价值承诺等是交换的媒介。这样的交换使社会秩序得以结构化。帕森斯认为四种功能的运行将保证社会系统趋于均衡性发展。帕森斯的学生默顿（Robert King Merton）进一步发展了结构功能方法，使其更有利于经验研究。他的理论是从分析社会结构中的一个特定单位入手。默顿认为社会系统中所有组成部分兼具正、反两方面的功能，有些看似不利于社会运行的部分也满足了

---

① 乔纳森·特纳：《社会学理论的结构》（上），邱泽奇等译，华夏出版社，2001。

一定的社会功能，一些看似对社会运行很有利的部分也可能兼有破坏社会均衡的负功能。[①]

结构功能主义所说的结构，放在危机管理系统中是指系统中相关的各管理角色之间固定化关系的形式，比如政府部门结构、行政结构以及非政府等公共部门结构、利益集团结构、政治文化结构，等等。结构与功能是密切联系，不可分离的。任何结构总会产生这样那样的功能，而任何功能总是来自这种结构。但是功能有显性、隐性之分，结构并不一定仅决定显性功能，也会导致隐性功能，导致危机决策目标和结果发生偏移，产成干扰。这使得对危机管理体系的描述和比较显得极为艰难。特别是要完全理清复杂的社会危机管理系统的结构和功能基本是一种不可能完成的任务，所以，笔者尝试根据这一管理体系的结构和功能进行分析认为，我国"冲击—回应"型应急管理结构在具体管理功能上表现为"轻防重治"、"重点轻面"。

一　"轻防重治"

由于系统的封闭性，权力运行轨迹的自上而下，系统内部资源被管理组织上层牢牢掌握。这样的管理体系在系统内外部危机发生的情况下，必然是进行由上至下的管理运作来应对已经发生的危机。由于这样的制度设定在"备战备荒"方面具有优异性，加上同质性社会基础上的危机发生和信息管制在一定程度上有助于社会凝聚力的增加，有助于政府权威的确立，这些都导致政府对于危机的预防工作并不热心，而更乐于做好危机后的应对工作，形成我国"轻防重治"的危机管理模式。具体表现在以下几方面。

第一，社会资源的不充足形成了我国"轻防重治"的危机应

[①]　罗伯特·K. 默顿：《社会理论和社会结构》，纽约，1968。转引自宋林飞《西方社会学理论》，南京大学出版社，1997。

对模式。我国悠久的发展历史加上新中国成立前百多年的常年征战、社会动荡和众多人口压力，加剧了我国自然资源和社会资源的匮乏状态。危机预防的确能够带来一定的收益，但是危机预防也需消耗大量社会资源。在资源匮乏的状态下，社会的日常发展所需要的资源尚不充足，管理系统也就无法保障作为偶发性事件的危机预防所需的资源消耗。这一历史状态造成了我国管理系统危机应对上的"轻防重治"。

第二，国家应急系统对军队的依赖加强了我国"轻防重治"的危机应对模式。随着十一届三中全会后党和国家工作重心的战略转移，邓小平适时作出了"军队要服从国家建设大局"的决策，① 成为新时期国防和军队建设的指导思想。其后，军队在党的领导下逐渐开始在非传统安全问题方面发挥重要作用。如 1998 年洪涝灾害、2008 年初南方特大雨雪冰冻灾害、2008 年四川汶川大地震灾害等，这些抢险救灾工作更是凸显了军队的巨大作用。例如，1998 年抗洪，人民解放军和武警部队投入长江中下游地区抗洪抢险的总兵力高达 13 万人、5800 余台车、860 多艘舟艇。在 2008 年汶川地震的救灾中，解放军、武警官兵出动兵力13.8 万人，其中，仅 5 月 13 日一天，人民解放军就组织出动军用运输机 22 架，调用民用客机 12 架，在恶劣天候条件下不间断飞行 79 架次，把 11420 名官兵空运到成都附近，创下解放军历史和中国航空史上单日出动飞机最多、飞行架次最多、投送兵力最多的航空纪录。②

在社会结构上，军队是国家政权的机器，其功能是维护国家安全。在危机应对中，军队具有高度集中、反应迅速、组织性强、纪律严明的特点，不仅能够满足国家处置大部分突发事件的力量需求，而且往往是国家处置重大突发事件最有效和决定性的

---

① 《邓小平文选》第 3 卷，人民出版社，1993。
② 李伯凯、武玉林：《数字作证：党领导国家和军队建设取得的成就》，《军队党的生活》2008 年第 7 期。

手段，有时也是最后的手段，具有不可替代的作用。[①] 但是我国应急系统对于军队行动的高度依赖也造成了应急模式的"轻防重治"。

第三，信息传递的单向性进一步加强了我国"轻防重治"的危机应对模式。由于单一的计划体制下我国实施严格的信息管制制度，因此信息的传递主要包括从决策执行上的自上而下层层传达和信息收集上的由下至上层层传递的两部分。这两种信息传递方式均是建立在中央和地方政府"职责同构"的组织结构基础之上。

我国在单一的计划体制下，建成了在政府部门结构设置上的上下对口、左右对齐高度雷同的"职责同构"结构，这一结构特征在单一的计划体制下，具有对中央政府的命令执行上快速简洁的功能，但是随着社会复杂程度的提高，这一结构特征又导致政府管理运作过程中出现一系列负功能：中央政府对地方政府拥有全面绝对的控制权，在所有事务上实行垂直自上而下、"一竿子插到底"式的管理方式，导致每一级政府都管理或参与管理所有种类的国家事务，造成管理复杂性增加，管理混乱和低效；决策者和执行者分离，条条块块分割交叉，难以形成有效的分层控制体系；中央和地方的政府职责缺乏必要分解，政策执行层层下达，但也容易随着上级领导人的变更而发生转变，致使政策缺乏延续性，且造成基层政府的具体执行难度，容易受到冲击和引发不满；导致在政策执行时，"条"、"块"相互牵制，影响具体政策执行的效果和目标实现，增加工作协调难度；机构设置高度重合、雷同，导致政府部门机构臃肿，社会资源和人才配置浪费现象严重，不利于资源的优化整合利用。

这种组织结构特点既造成了管理决策自上而下的执行问题，

---

① 田义祥：《军队在国家应急管理中的重要作用》，《中国应急救援》2007年第2期。

在决策所需要的管理信息自下而上的收集方面也存在问题。

在传统社会，由于我国国土面积大，权力高度集中，当社会的某一部分发生危机后，受交通工具、通信方式的限制，需要通过逐级传递的形式层层上传，再由最高统治者作出相关的应对决策。这样做的结果必然造成应对危机的时间延长。在传统社会，由于社会稳定、闭塞，危机应对的时间压力不大。之后集中全国资源进行统一支援的危机应对方式在一定程度上可以对危机发生初期的损失进行弥补，因此这样的危机信息传递方面的问题并不明显。在计划体制时代，地方政府没有相应的自主权，遇到事情需要及时请示上级，虽然这样做的应急反应速度较慢，但是和一个生活节奏较慢的传统社会状态相适应。在面对危机时，由于政府实施全包式管理，社会对于风险的防范意识并不强烈；加上政府又拥有几乎全部社会资源，对于通常情况下以"单灾种"为主的突发事件也能够做到快速应变控制。因此，社会对于应急管理的需求并不高。在危机发生后，政府又可以在短期内集结全社会的力量有效应对危机，加上当时我国发展的方向主要是提高生产力，转变生产关系，因此并不重视针对危机的应急管理。即使是在受到广泛质疑的SARS危机应对过程中，广东省地方政府在疫情出现后近2个月的时间才作出回应，而SARS危机在3月已经开始向全国蔓延，但是中央政府直到4月下旬才开始进行有力回应。而一旦回应开始，政府能够整合社会资源进行重点攻关，管理效率高效，SARS疫情蔓延了近半年，只用了2个多月的时间即宣告疫情防控成功。

然而，现代社会危机置身于高速发展的社会中，危机应对要求时间压力大，这样的信息传递方式很容易在现代危机处理过程中，错失危机应对的最佳时间。加上社会开放度的增加，社会对于危机应对及时性的要求大大增加，因此，原有的危机发生后的信息传递问题日益显现。

在现代社会，和层层下递的执行问题一样，层层上传的单一信息收集系统也容易发生这样的情况：某一层级的信息传导受阻，便导致整个信息传递断裂。这在危机状态下容易造成信息沟通问题。特别是在现代官员政绩考核指标注重经济发展目标不变的情况下，地方政府更可能采取隐瞒不报的处置措施。这样就导致决策层对于危机信息预防方面存在组织结构的困境，带来预防困难。

第四，市场经济的发展一定程度上加重了我国"轻防重治"的危机应对模式的问题，也为这种模式的变革提供了动力。市场经济的发展和政府从经济领域部分退出的经济改革，在一定程度上降低了政府对社会资源的控制力，同时地方政府的自主权增加，使得地方在危机发生后，具有更大的自我处置空间。这从一定程度上加大了传统"轻防重治"应急模式的有效实施难度。例如，随着以经济建设为中心的政府战略转变，一些地区出现了由于过分强调经济发展，防灾应急基础设施年久失修或者储备不足，使得地方在应对灾害危机时力不从心。此外，禁止负面信息的传递在传统社会的确有助于维护社会稳定和社会秩序，因为传统社会中人们的信息来源单一、同质。然而市场经济的发展带来社会的发展，社会自主性的提升，科技的发展扩充了人们信息交流与获取的途径，随着我国进入信息社会的步伐加快，社会流动频繁，人们获取信息的途径多元化、形式多样化、内容异质化。在危机时，如果权威部门不及时提供相关信息，很容易滋生小道消息，引发社会恐慌。这在 SARS 危机中已经得到了很好的诠释。

改革开放以来，我国社会已经进入了由传统社会向现代社会全面转型的阶段，与此相适应的是现代社会危机和风险也伴随着中国社会发展在我国登陆。继续运用传统的应急管理经验，产生了新的问题，"冲击—回应"型应急管理模式受到了重大挑战。特别是在 SARS 危机后，我国政府部门开始对这些曾经行之有效的应急管理手段进行反思，建立并逐渐完善新的应急管理体系。

二 "重点轻面"

我国"冲击—回应"型的应急管理结构除了表现出"轻防重治"的特征之外，还表现出"重点轻面"的功能特征，具体由两种结构导致：一方面是应急管理体系重视区域管理；另一方面是应急管理体系重视专业管理。

第一，管理的区域性导致管理功能上的"重点轻面"。自古以来我国虽然疆域广袤，但是社会具有封闭性和超稳定性，这使危机发生往往局限于一定的区域内，很难发展成为全社会的综合性危机。这样的结构特征导致社会应急管理更强调局域性。例如，唐山大地震的灾后救助信息几乎只局限于当地，外界几乎对其一无所知，直到地震后三年才被披露。而 SARS 危机仍局限于广东省时，尽管 2 月 11 日广东省地方政府就已经迫于压力公开承认疫情存在，地方媒体也进行了相应报道，然而，全国其他地区对于疫情的存在仍然全然不知，直到后来疫情在全国范围内扩散，才使得其他省市纷纷陷入危机恐慌中，才促使中央开始进行综合危机管理。

然而，这种区域性的危机管理模式在现代社会依赖性增加、流动性增强的状态下，具有越来越多的局限性。例如，SARS 危机期间，危机很快由地域性的危机事件扩散至全国，甚至形成全世界范围内的危机事件。因此，传统应急管理结构还需纠正，以改善"重点轻面"的管理效果。

第二，计划管理制度下条块分割的政府部门设置也导致了应急管理功能上的"重点轻面"。新中国成立后，我国为了更好地在全国范围内进行计划管理，所以设置了条块分割的管理结构，这样的机构设置的好处就是便于中央对社会进行统筹管理，然而分行业、分部门的管理体制也体现了对危机进行分类管理的特征。在计划经济体制下，政府在国家和地区层面上缺乏应急管理或危机管理常设机构，在行政管理制度上是条块分割的管理体系，这样的结构特征导致我国社会缺乏专门应对危机的综合性管理部门，在应急管理功能实现上难以对危机的发生进行综合性管理和监测。相关职能部门只能在危机发生后在自身职责范围内进行局部应对。

因此，缺乏综合性应急管理部门，加上建立在原有政府组织结构之上的单灾种危机防御体系，直接导致我国的危机应急管理功能上的"重点轻面"特征。

传统社会市场经济不发达，社会危机主要是由洪水、地震等自然灾害导致。这种危机往往很难预警，处理起来需要较强的技术性，且很难发展成综合性危机。因此，危机应对不需要进行"面"的统合。然而，现代社会复杂性增加，社会流动和变迁速度加快，社会系统的相互依赖性增加，危机一旦发生，很容易在全社会范围内蔓延并影响社会的多个系统，成为综合性危机。因此，这种体现了应急管理"重点轻面"管理功能的应急管理体系，往往难以应付现代危机的发生。

综上所述，随着我国社会改革开放步伐的加快，社会主义市场经济体制逐渐完善，在对社会进行管理的过程中，原有管理体制的弊端逐渐凸显，甚至已经影响到我国社会政策的有效运行和持续发展。越来越需要政府在管理中划分必要的管理层次，赋予各级政府相对独立的、专门的权限，使它们在履行自己的职责时具有各自的权力、责任和义务，上下级之间、不同部门之间不能相互掣肘，抵消效率。

因此，这种"冲击—回应"型应急管理模式需要突破，需要改变其"轻防重治"、"重点轻面"的状态，更需在预防、在综合管理方面加强体制与机制的建设。但是，制度改革不像经济改革，由于涉及面广泛且复杂，制度改革往往会遭到旧制度下既得利益者的反对和阻碍，可是，由于旧制度已经产生了很多负面影响，社会对于制度改革的需求日盛。

总而言之，我国社会应对 SARS 的过程，也是突发事件应急管理体系进行改革的过程。在 SARS 事件爆发前，我国几乎没有出现过需要整合全国资源应对传染病防疫工作的问题，相关的传染病防疫都是由地方卫生部门进行管理。但是，面对 SARS 这样的新型传染病，过去的管理经验却成了使 SARS 转化成全国性危机甚至全球性危机的导火索。SARS 危机也成为促使中国社会应急管理体制改变的推动性因素，促进了我国"冲击—回应"型应急管理模式向"预防—主动"型应急管理模式转变。

第五章　中国 A（H1N1）流感事件的应急管理

A（H1N1）流感是一种急性呼吸道传染病，① A（H1N1）流感疫情是继 SARS 疫情后，我国发生的又一次对社会冲击较大的公共卫生事件。为消除在 A（H1N1）流感疫情蔓延期间人们对猪肉和猪肉产品安全的担心，2009 年 4 月 30 日，世界卫生组织、联合国粮食及农业组织和世界动物卫生组织一致同意使用"A（H1N1）型流感"代替"猪流感"来指代疫病。按照中文表述惯例可以将这一疾病称为"甲型 H1N1 流感"。②

第一节　A（H1N1）流感事件的时间序列分析

A（H1N1）流感产生于 2009 年 3 月，首发于墨西哥。4 月 13 日，墨西哥出现首例死亡病例，引起全球高度关注。美国和加拿大随后也出现并不断增加 A（H1N1）流感病例。4 月 24 日，世界卫生组织开始对疫情进行报道。我国的首发病例于 2009 年 5 月 11 日

---

① A（H1N1）流感，又名猪流感、A（H1N1），亦可写作 A/H1N1。其病原体是一种 A 型流感病毒，该病毒毒株包含有猪流感、禽流感和人流感三种流感病毒的基因片段，人群对其普遍易感。本书采用 A（H1N1）的称谓，但在引用相关文件与著作时未进行统一处理。——作者注

② 罗朝淑：《猪流感改称甲型 H1N1 流感》，2009 年 5 月 2 日《科技日报》。

出现于四川，至当年9月，全国31个省市均出现A（H1N1）流感疫情。A（H1N1）流感疫情的发展从两个不同的维度可将其分为：从疫情本身的发生发展，可分为预警期、暴发期；从相关部门对疫情进行的防控，可分为处理期、后处理期。

一 A（H1N1）流感疫情预警期及其特点

和SARS事件相比，由于A（H1N1）流感疫情始发于境外，至我国出现病例期间有一定的时间差，这一时间差可视为我国A（H1N1）流感事件的预警期，在世界卫生组织指导和我国应对SARS经验总结的基础上，我国相关部门在这一段时间中进行了充足的防疫准备，为之后我国展开一系列主动积极的应急管理措施打下了良好的基础。

首先，A（H1N1）流感最初发现于墨西哥。2009年3月，墨西哥陆续发现"人感染猪流感"疫情。4月初，A（H1N1）流感开始在墨西哥蔓延，并迅速在全球范围蔓延。4月13号，墨西哥出现首例死亡病例，引起全球高度关注。随后，美国和加拿大也出现了不断增加的A（H1N1）流感病例。4月24日，在世界卫生组织的网站上，对这一疫情进行了报道：美国发现7例A（H1N1）确诊病例及9例疑似病例；从3月18日首现类流感病例开始到4月23日，墨西哥疫情发展迅速，仅首都就有多达854起肺炎病例，其中59人死亡。[①] 4月26日至5月17日，世界卫生组织每日公布全球最新疫情（见图5-1），按照世界卫生组织公布的数据，截至5月17日，死亡病例最多的国家是墨西哥，共66例；其次是美国，共4例；加拿大和哥斯达黎加各1例；其余国家和地区均未出现死亡病例。

---

① 世界卫生组织：《美国和墨西哥的类流感疾病》，参见 http：//www.who.int/csr/don/2009_04_24/zh/index.html。

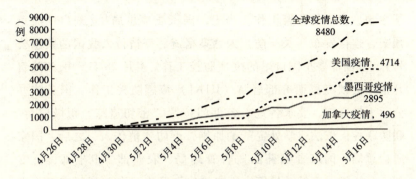

图5-1　全球 A（H1N1）疫情发展趋势①

　　其次，世界卫生组织对于疫情的关注和应对。面对疫情的不断升级，世界卫生组织从4月24日开始公布疫情的最新消息，并在4月25日，宣布 A（H1N1）流感事件为国际关注的突发公共卫生事件。②4月27日，世界卫生组织将 A（H1N1）流感疫情的警戒级别从3级提高到4级，提议患病的人应谨慎行事，推迟国际旅行，并按照国家当局的指导主动求医。③29日，世界卫生组织又将疫情的警戒级别从4级升至5级。④WHO 还在其网站上发布了一系列关于 A（H1N1）流感的指导文件：技术指南和技术方案，具体指导 A（H1N1）流感的防治工作。这样在世界卫生组织的倡议和指导下，各国纷纷展开对 A（H1N1）流感疫情的防控工作。

　　再次，我国政府对于 A（H1N1）流感疫情的防控主动回应。4月25日，世卫组织向全球通报墨西哥和美国发生的 A（H1N1）流感疫情为"国际关注的公共卫生事件"后，我国政府立刻进行

①　参见 http：//www. who. int/csr/don/archive/year/2009/zh/index. html。
②　世界卫生组织：《美国和墨西哥的猪流感病-最新简报2》，参见 http：//www. who. int/csr/don/2009_04_26/zh/index. html。
③　世界卫生组织：《猪流感-最新简报3》，参见 http：//www. who. int/csr/don/2009_04_27/zh/index. html。
④　世界卫生组织：《甲型 H1N1 流感》，参见 http：//www. who. int/mediacentre/news/statements/2009/h1n1_20090429/zh/index. html。

了主动、积极的预警工作。当天，国家质检总局①立刻启动应急预案，连夜发布《关于防止人感染猪流感疫情传入我国的紧急公告》，全面部署全国口岸的疫情防控工作。4 月 28 日，国务院召开常务会议专题研究部署 A（H1N1）流感防控工作，国务院办公厅下发通知，要求各地、各部门按照"密切追踪、积极应对、联防联控、依法科学处置"的原则，严防疫情传入。之后，国家质检总局、国家食品药品监督管理局、农业部、卫生部、公安部、交通部、民航总局等纷纷启动应急预案，参与到防疫工作中来。4 月 30 日，香港发现首例 A（H1N1）流感疑似病例。我国迅速成立了由卫生部牵头、33 个部门参与的应对 A（H1N1）流感联防联控工作机制，下设医疗、保障、宣传、对外合作等 8 个工作组以及 A（H1N1）流感防控工作专家委员会，并且确立了"高度重视、积极应对、联防联控、依法科学处置"的防控原则。同时，地方各级政府也相应地建立了由相关部门参与的联防联控工作机制或指挥部，统一指挥和协调辖区内的 A（H1N1）流感防控工作。②

总体而言，由于我国政府对世界卫生组织发布的 A（H1N1）流感疫情正确对待，从开始阶段就选择和世界卫生组织合作，接受世界卫生组织的指导，采取积极的措施，有效地推迟了我国疫情出现的时间，为我国各领域做好充分准备工作争取了宝贵时间。

---

① 中华人民共和国国家质量监督检验检疫总局（简称国家质检总局）是中华人民共和国国务院主管全国质量、计量、出入境商品检验、出入境卫生检疫、出入境动植物检疫、进出口食品安全和认证认可、标准化等工作，并行使行政执法职能的直属机构，在 2001 年 4 月，由原"国家质量技术监督局"和原"国家出入境检验检疫局"合并而成。——作者注

② 周婷玉：《高效公开，我防控甲型流感赢得赞誉》，2009 年 8 月 24 日《新华每日电讯》。

二　A（H1N1）流感疫情暴发期及其特点

A（H1N1）疫情的暴发期，自 4 月 30 日我国香港发现首例病例开始，至 9 月后全国各地陆续出现疫情止。相对于全球疫情而言，我国的疫情发生较晚。香港的首例确诊病例出现于 4 月 30 日，大陆地区的首例确诊病例出现于 5 月 11 日。[①]

首先，输入性疫情在我国多个地区先后出现。5 月 11 日，中国内地首例 A（H1N1）流感病例在四川被发现，随后，北京、广东等各省市相继出现 A（H1N1）流感输入性病例。在 5 月至 6 月期间，由于疫情本身数量有限，加上国内采取积极严格有效的防控措施，全国 A（H1N1）流感疫情发展速度相对比较缓慢、影响面仍较小，病例主要以输入性病例为主。

其次，本土病例开始出现并逐渐上升。尽管国内疫病从 5 月初就出现了，但由于积极有效防控措施的实施，直至 5 月底，我国首例本土 A（H1N1）流感病例才出现。此后，本土病例数在确诊病例总数中所占的比例开始缓慢增加，直到 8 月后逐渐增大。例如，从 8 月 24 日到 9 月 10 日，本土病例新增 3696 例，占同期确诊病例总数的 94.8%。[②]

再次，9 月后校园疫情的增加促进了疫情的暴发。进入 9 月后，伴随多个省市区新开学后校园疫情等聚集性疫情的出现和发展，A（H1N1）流感疫情在全国范围内全面暴发（见图 5 - 2）。9 月 6 日，随着西藏也发现确诊病例，疫情开始在我国 31 个省市

[①] 世界卫生组织：《甲型 H1N1 流感－最新简报 31》，参见 http：//www. who. int/ csr/don/2009＿05＿17/zh/index. html。虽然香港的首发病例应视为我国的首发病例，但是由于一国两制，且两地的流动仍有限制，所以香港疫情的出现和应对并不能准确反映我国当前应急管理模式的状态，因此本书仍将 5 月 11 日四川首现甲型 H1N1 流感病例视为这一阶段的开始。

[②] 周婷玉、陈菲：《我国甲型 H1N1 流感疫情：呈现三个新变化》，2009 年 9 月 12 日《新华每日电讯》。

自治区蔓延。①

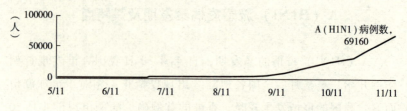

图 5-2　全国 A（H1N1）流感疫情发展概况②

　　总体而言，这一阶段我国 A（H1N1）流感疫情形势呈现三个变化：第一，疫情从沿海向全国、从城市向农村扩散。疫情早期主要集中在大城市，9 月后，新疆、青海、西藏等省份陆续报告确诊病例，疫情开始向内地，尤其向农村地区扩散。第二，由输入为主变为本土为主。本土病例数在确诊病例总数中所占比例持续增大。第三，由散发病例向聚集疫情发展。6 月下旬以后，我国内地共报告了 207 起聚集性疫情，其中 8 月份以来共报告 188 起，占 90.8%，学校和学生活动相关的疫情报告有 179 起，占整个聚集性疫情的 86.5%。③

　　基于以上描述，可以将我国的 A（H1N1）流感疫情暴发期再分成暴发初始期和全面暴发期两个阶段。暴发初始期主要是指 5 月至 8 月期间，这期间由于疫情本身数量有限，加上国内采取积极严格有效的防控措施，全国 A（H1N1）流感疫情发展速度相对比较缓慢、影响面较小。进入 9 月后，伴随新开学后校园疫情等聚集性疫情的出现和发展，A（H1N1）流感疫情在全国范围内进入全面暴发期。在 A（H1N1）流感疫情暴发初始期，出现疫情地区以沿海发达城市地区为主，病例多为输入性病例，疫情

---

①　卫生部新闻办公室：《卫生部甲型 H1N1 流感防控工作信息通报》，参见 http://www.moh.gov.cn/publicfiles/business/htmlfiles/mohbgt/s3582/200909/42720.htm。

②　参见 http://www.moh.gov.cn/publicfiles/business/htmlfiles/wsb/pyqxx/list.htm，经过笔者整理。

③　周婷玉、陈菲：《我国甲型 H1N1 流感疫情：呈现三个新变化》，2009 年 9 月 12 日《新华每日电讯》。

发生特点多为散发；在 A（H1N1）流感疫情全面暴发期，全国各省市区包括偏远地区，甚至一些乡村地区均出现疫情，本土病例比重上升，甚至超越输入性病例，聚集性疫情多发（见表 5 - 1）。

表 5 - 1　A（H1N1）疫情暴发期特点

	暴发初始期	全面暴发期
地　　区	沿海、发达城市地区	中西部不发达城乡地区
病例特点	输入性病例	本土病例为主
疫情特点	散发性	聚集性

三　A（H1N1）流感疫情处理期及其特点

我国政府针对 A（H1N1）流感事件的应急管理较早较及时，政府针对疫情的具体处理几乎在疫情一出现即宣告开始。因此，本阶段和暴发期在时间上有一定的重合。但为了进一步说清政府管理部门对 A（H1N1）流感事件的应对，将处理期单独列出是完全必要的。本阶段的具体时间段大致为 5 月 11 日至 11 月。

首先，政府对于疫情出现的反应主动、及时、高效。例如，在 5 月 10 日，四川发现一位 A（H1N1）流感疑似病例，11 日即被确诊为我国内地首例输入性甲流患者。随后政府采取了一系列积极举措，国家主席胡锦涛表达了对疫情的高度关注。[①] 各地卫生部门在卫生部统一的总体防控部署指挥下针对各地特点进行紧急部署，采取了一系列有序的防控措施，如及时上报和发布疫情信息，专家指导防疫，全力救治病人，全面追踪接触者，进行隔离和医学观察等。四川省卫生、公安、民航、出入境检验检疫等有关部门召开专题会议，研究部署防控工作，迅速启动联防联控工作机制，加强部门间信息沟通和协作。5 月 11 日，国务院总理温家宝主持召开国务院常务会议，听取卫生部关于我国内地发现

---

① 新华社：《就我国内地出现首例输入性甲型 H1N1 流感病例，胡锦涛作出重要指示》，2009 年 5 月 12 日《人民日报》。

A（H1N1）流感输入病例情况和有关工作汇报，研究部署进一步加强防控措施。[①] 5 月 12 日，全国各地各部门均开始响应党中央、国务院关于加强 A（H1N1）流感防控的号召，启动流感防控应急管理，加强配合，进行联防联控。军队应对 A（H1N1）流感联防联控工作会议也在北京召开，对下一阶段防控工作提出要求，健全完善军队联防联控工作机制。具体包括以下方面。

第一，疫情信息通报和发布制度的严格执行。卫生部及时发布各地区的疫情信息，并下发紧急通知，要求各省抓紧做好医疗救治准备，强化药品等应急物资储备。此外，各地均同时启动了密切接触者日报告和零报告制度。具体而言，大约 6 月 20 日之前，从中央到地方的疫情通报多数以个案为主，但是到了 6 月 20 日以后，由于各地疫情均有上升，所以开始进行统合的疫情通报工作。

第二，在疫情追踪工作方面。如四川省于 5 月 10 日发现首例 A（H1N1）流感患者，11 日确诊，15 日该病例所乘航班的 233 名乘客和 12 名机组人员中，除了已离境的 11 名乘客和 12 名机组人员，219 名乘客均被找到并实施隔离医学观察；而山东籍首例 A（H1N1）流感患者于 5 月 12 日被发现，13 日确诊，至 15 日该患者所乘 AC029 航班的密切接触者中 35 人全部实施医学观察。[②]

第三，全国各级政府和管理机构为防止疫情扩散，采取了严格的隔离措施。如及时对患者就诊的医疗机构进行终末消毒，对相关病员的密切接触者和相关服务人员，如航班各机组人员、出租车司机等全部实施隔离，采取医学观察措施。例如，6 月 5 号，上海市卫生部门开始要求市民，如从有 A（H1N1）流感确诊病例的国家返回，自回国之日起应自主居家观察七天，尽可能避免外出和与亲友接触。如有发热、咳嗽等症状，应立即前往医疗机

---

① 中央政府：《温家宝主持召开国务院常务会议研究部署进一步加强甲型 H1N1 流感防控工作》，《中华疾病控制杂志》2009 年第 3 期。

② 卫生部新闻办公室：《卫生部甲型 H1N1 流感防控工作信息通报》，参见 http：//www.moh.gov.cn/publicfiles/business/htmlfiles/mohbgt/s3582/200905/40647.htm。

构发热门诊就诊。①

　　第四，科研部门在政府的关心支持下，疫苗研制工作进展顺利。对于疫病的防治，疫苗一直是其中重要的一环，我国针对 A（H1N1）流感的疫苗研制工作几乎是在疫情刚刚出现时即启动。其后在与世界卫生组织和美国科研机构的合作中，仅用 87 天，于 9 月 2 日，正式获批上市，② 之后中国成为首个使用甲流疫苗的国家。9 月 21 日，开始在参加国庆大典的人员中试行接种，③ 进入 11 月，疫苗开始大批量地走向防疫的前台。至 11 月 6 日，国家食品药品监督管理总局受理 8 家疫苗生产企业的 5999.9 万人份的 A（H1N1）流感疫苗累计完成 3912.3 万人份，全国 31 个省（区、市）和新疆生产建设兵团已累计签收 A（H1N1）流感疫苗 2545.831 万人份，且均已开展对重点人群的接种工作，累计完成接种 627.2327 万余人。④ 此后，疫苗的签发数和接种人数稳定增长（见图 5 - 3）。

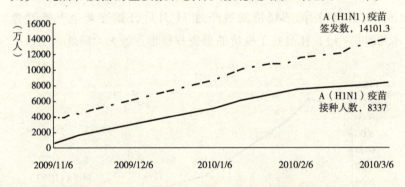

图 5 - 3　全国 A（H1N1）流感疫情趋势⑤

①　上海市卫生局：《上海发热门诊 5 日发现一例输入性甲型 H1N1 流感确诊病例》，参见 http：//www. moh. gov. cn/publicfiles/business/htmlfiles/mohbgt/s3582/2009 06/41063. htm。

②　柯立：《87 天诞生全球首支甲流疫苗》，2010 年 4 月 19 日《长江日报》。

③　王思海：《北京优先对参与国庆活动人员接种疫苗》，2009 年 9 月 23 日《新华每日电讯》。

④　卫生部新闻办公室：《卫生部甲型 H1N1 流感防控工作信息通报》，参见 http：//www. moh. gov. cn/publicfiles/business/htmlfiles/mohbgt/s3582/200911/44399. htm。

⑤　参见 http：//www. moh. gov. cn/publicfiles/business/htmlfiles/wsb/pyqxx/list. htm，经过笔者整理。

总体而言，全国各级政府在"疫情处理期"对 A（H1N1）流感的应急管理反应快速高效，而疫苗的大量使用也标志着针对 A（H1N1）流感的应急管理开始逐渐转入常规管理，针对 A（H1N1）流感的应急管理正式步入了后处理期。

四　A（H1N1）流感疫情后处理期及其特点

11 月后，伴随疫苗的推广，人们对疫情的认知提高，社会恐慌程度下降，我国政府开始采取较为宽松的防控措施，因此，这一阶段也就是 A（H1N1）事件应急管理的后处理期。

首先，疫情发展开始出现下降趋势。随着人们对 A（H1N1）流感疫情的认知程度增加，A（H1N1）流感疫苗的大量使用，全国 A（H1N1）流感疫情发展经过 11 月后开始逐渐呈下降趋势（见图 5 - 4），社会对于疫情的恐慌程度也开始大大降低。

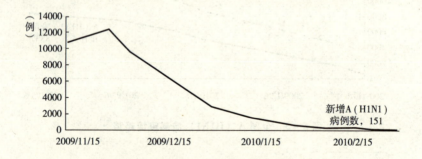

图 5 - 4　全国 A（H1N1）流感疫情趋势①

其次，政府的防控措施由紧变松。伴随社会对 A（H1N1）流感疫情的认知越来越成熟，政府开始逐渐放松疫情的防控

措施，例如，卫生部于 11 月 18 日将之前的每周一、三、五发布数次疫情信息，改为每周三发布一次甲型 H1N1 流感疫情信息通报。通报内容包括 A（H1N1）流感确诊病例数、确诊病例的住院人数、死亡病例数，以及流感哨点监测有关数据，并分析境内疫情趋势，提出相关建议。[①] 卫生部认为这样做是为了更加准确、科学地反映我国内地 A（H1N1）流感现状和趋势，指导公众科学、有效地预防和应对 A（H1N1）流感。伴随中央政策的转变，各地也开始改变政策，逐渐延长疫情信息通报周期，一些地区在进入 2010 年后，疫情进一步消减，每周 1 次的 A（H1N1）流感疫情信息通报改为每两周通报 1 次疫情信息。[②]

最后，信息发布增加相关注意事项的提醒。从 11 月 20 日开始，卫生部在发布疫情信息的同时，还提示社会应注意的相关事项。如在 12 月 9 日的通报中，提示截至 2009 年 12 月 7 日，我国内地累计报告 A（H1N1）流感重症病例 4328 例，死亡 326 例，其中 13.7% 的死亡病例为孕妇，47% 的病例有慢性基础性疾病，18% 的病例患有肥胖症。在重症和死亡病例中，男女构成比例约为 58：42。针对这一新情况，通报中说明监测数据与其他国家报告数据类似，并提示慢性基础性疾病患者、肥胖症患者、孕妇、婴幼儿和老人易成为 A（H1N1）流感重症、危重症病例，同时给出相应专家建议：应当减少或避免到人群拥挤的场所活动，避免接触有流感样症状的人群，可在外出时佩戴医用口罩，勤洗手，注意个人清洁；如出现流感样症状，不应等待实验室检测结

---

① 卫生部新闻办公室：《卫生部甲型 H1N1 流感疫情信息通报（2009 – 11 – 18）》，参见 http：//www. moh. gov. cn/publicfiles/business/htmlfiles/mohbgt/s3582/2009 11/44580. htm。

② 福建省卫生厅新闻办公室：《福建省卫生厅甲型 H1N1 流感疫情信息通报》，参见 http：//www. fjphb. gov. cn/fjphb/InfoDetail/？ InfoID = 76631f71 – b599 – 4767 – 9b24 – a7ff650b575b&CategoryNum = 001。

果，而应根据实际情况尽早使用达菲类抗病毒药物。[①]

总体而言，本阶段由于之前一系列有效防控措施的实施和疫苗的普遍运用，加上人们对于疫病的认识和应对能力的逐渐成熟，A（H1N1）流感事件的确定性不断增高，可能引发危机的因素不断下降，使针对 A（H1N1）流感事件的危机管理逐渐转化为常规管理。

第二节　A（H1N1）流感事件的决策过程和管理行为分析

一　A（H1N1）流感事件的决策过程分析

从我国 A（H1N1）流感事件的时间序列来看，我国防控 A（H1N1）流感疫情的管理决策可以分为三个阶段：第一阶段，在我国疫情出现前，我国政府部门和世界卫生组织积极合作，主动积极地预防疫情发生；第二阶段，在我国疫情出现后，我国政府部门和世界卫生组织积极合作，主动积极地应对疫情发生；第三阶段，我国政府对 A（H1N1）流感事件的管理由应急管理转向日常管理。

第一阶段，我国政府部门和世界卫生组织积极合作，主动积极地预防疫情发生。由于该阶段我国国内疫情并没有出现，针对 A（H1N1）流感的决策主要以预防疫情出现和发生为主。其管理目标主要是"严防死守疫情在我国出现"。

2009 年 4 月 25 日，世卫组织向全球通报墨西哥和美国发生的 A（H1N1）流感疫情为"国际关注的公共卫生事件"。[②] 随即，

---

① 卫生部新闻办公室：《卫生部：我国甲型 H1N1 流感死亡病例中孕妇占 13.7%》，参见 http://www.moh.gov.cn/publicfiles/business/htmlfiles/mohbgt/s3582/200912/44871.htm。

② 世界卫生组织：《美国和墨西哥的猪流感病—最新简报 2》，参见 http://www.who.int/csr/don/2009_04_26/zh/index.html。

中国政府立刻进行了积极主动的应对。当天，国家质检总局立刻启动应急预案，连夜发布《关于防止人感染猪流感疫情传入我国的紧急公告》，全面部署全国各口岸的疫情防控工作。由于当时认为猪是导致流感蔓延的载体，26日，质检总局和农业部又联合发布第31号公告，禁止从墨西哥和美国3个发生A（H1N1）流感疫情的州进口猪及其产品。同时进一步加强严密防控措施，加强口岸检验检疫。[①]卫生部也在第一时间发出了《卫生部办公厅关于加强人感染猪流感防控应对和应急准备工作的通知》。

4月27日，世界卫生组织将A（H1N1）流感疫情的警戒级别从3级提高到4级。4月28日，国务院召开常务会议专题研究部署A（H1N1）流感防控工作，并下发通知，要求各地、各部门按照"密切追踪、积极应对、联防联控、依法科学处置"的原则，严防疫情传入。[②]29日，世界卫生组织又将疫情的警报级别从4级升至5级。[③]卫生部向全国各地发布《人感染甲型H1N1流感预防控制技术指南（试行）》和《人感染甲型H1N1流感诊疗方案（2009版）》，部署防治应急处置工作。

4月30日，香港发现首例A（H1N1）流感疑似病例。我国迅速成立了由卫生部牵头、33个部门参与的应对A（H1N1）流感联防联控工作机制，下设医疗、保障、宣传、对外合作等8个工作组及A（H1N1）流感防控工作专家委员会，并且确立了"高度重视、积极应对、联防联控、依法科学处置"的防控原则。同时，地方各级政府也相应地建立了由相关部门参与的联防联控工作机制或指挥部，统一指挥和协调辖区内的A（H1N1）流感

---

① 苟铭：《打好这场防控硬仗——全国质检部门采取有效措施严防甲型H1N1流感疫情》，《中国质量技术监督》2009年第5期。

② 国务院办公厅：《温家宝主持召开国务院常务会议研究部署加强人感染猪流感防控工作》，参见 http://www.gov.cn/ldhd/2009 - 04/28/content_1298230.htm。

③ 世界卫生组织：《甲型H1N1流感》，参见 http://www.who.int/mediacentre/news/statements/2009/h1n1_20090429/zh/index.html。

防控工作。① 卫生部发布 2009 年第 8 号公告，规定将 A（H1N1）流感纳入《中华人民共和国传染病防治法》规定的乙类传染病，并采取甲类传染病的预防、控制措施；同时，将 A（H1N1）流感纳入《中华人民共和国国境卫生检疫法》规定的检疫传染病管理。②

国家质检总局也召开防控 A（H1N1）流感疫情工作紧急视频会议，对出入境检验检疫系统提出要求：第一，落实工作责任全力防控。第二，入境人员一律填写出入境健康申明卡。第三，出现防疫漏洞追究主要领导责任。第四，明确联防联控工作机制。第五，严格执行信息报告制度。第六，加强宣传，引导舆论。第七，确保组织落实、任务落实、岗位落实、责任落实、措施落实。③

民航局也发出紧急通知，对疫情发生地区特别是墨西哥飞往我国的客机要进行严格消毒、专门处理、开辟专门通道等，严防 A（H1N1）流感蔓延。④ 5 月 2 日，民航局派包机接回从墨西哥城飞往上海的中国旅客。⑤ 质检总局发布第 37 号公告，要求各陆路、水路口岸入境人员也必须填报《出入境健康申明卡》，形成水、陆、空口岸全面防控的网络。交通运输部"防控 A（H1N1）流感疫情专题会"召开，⑥ 并成立联防联控领导小组，建立联防

---

① 王坤宁：《预防甲型 H1N1 流感，新闻出版界全力以赴》，2009 年 5 月 13 日《中国新闻出版报》。

② 卫生部：《关于将甲型 H1N1 流感（原称人感染猪流感）纳入〈中华人民共和国传染病防治法〉和〈中华人民共和国国境卫生检疫法〉管理的公告》（2009 年第 8 号公告）。参见 http：//www. moh. gov. cn/publicfiles/business/ht-mlfiles/mohjbyfkzj/s7923/200904/40328. htm。

③ 苟铭：《打好这场防控硬仗——全国质检部门采取有效措施严防 A（H1N1）流感疫情》，《中国质量技术监督》2009 年第 5 期。

④ 丁佳：《航空公司积极备战甲型 H1N1 流感》，《空运商务》2009 年第 9 期。

⑤ 景华、杨小亮：《南航包机今晚赴墨西哥》，2009 年 5 月 3 日《南方日报》。

⑥ 交通运输部：《交通运输部"甲型 H1N1 流感联防联控领导小组"成立》，2009 年 5 月 4 日《中国水运报》。

联控的工作机制。①

国内各药品生产企业也开始在国家卫生部、食品药品监督管理总局等职能部门统一部署指挥协调下，加紧抗流感药物、疫苗等药品的生产和研发。国家食品药品监督管理总局下属事业单位中国药品生物制品检定所也在 4 月 30 日制定了《中检所应对人感染猪流感应急检验预案》，统一调配全所检验检测资源，根据国家食品药品监督管理总局对甲型 H1N1 流感疫苗开展特别审批的要求，全力做好防控相关工作。② 此外，国家流感中心在接到卫生部加速建立实验室检测技术的紧急任务后，其科研人员经过 60 多个小时持续作业，于 5 月 1 日晚成功研制出了灵敏、特异的通用性检测试剂盒，随即分批向全国流感网络实验室、传染病防治专项网络实验室等提供。③

5 月 1 日，卫生部在获知香港首例病例确诊的消息后立即作出紧急部署，要求对乘坐同一航班的人员全部进行集中医学观察。于是，上海、北京等各地均开展了疫情追踪工作。作为防疫管理主要部门的卫生部还参照 WHO 在其网站上发布的一系列关于 A（H1N1）流感的指导文件，发布了一系列技术指南和技术方案，指导 A（H1N1）流感的防治工作。例如，5 月 6 日，卫生部召开全国各地卫生、食品药品监管和中医药管理部门视频会议。④ 日，卫生部公布了"甲型 H1N1 流感病例转运工作方案"，以防止 A（H1N1）流感疫情在患者转运过程中传播。9 日，卫生部公布《人感染甲型 H1N1 流感诊疗方案（2009 年第一版）》，指导各医疗机构在临床诊疗工作中使用。

---

① 林妍：《交通运输部完善专门机构，成立领导小组——全力做好甲型 H1N1 流感的联防联控》，2009 年 5 月 5 日《中国经济导报》。
② 国家食品药品监督管理总局：《中检所积极做好甲型 H1N1 流感疫苗研制及批签发等各项工作》，《药物分析杂志》2009 年第 10 期。
③ 吴晶晶、崔静、周婷玉、孙闻等：《我国科技战线开展甲型 H1N1 流感攻关综述》，2009 年 6 月 10 日《人民日报》。
④ 卫生部新闻办公室：《卫生部召开加强甲型 H1N1 流感防控工作视频会议》，《中华疾病控制杂志》2009 年第 3 期。

针对当时有人认为疫情是由猪传染的情况,国家质检总局和农业部于 5 月 3 号联合发布了《关于防止加拿大阿尔伯塔省甲型 H1N1 流感传入我国的公告》,提出具体防控措施,防止猪流感疫情传入我国,保护我国畜牧业安全和人体健康。5 月 4 日,国家质检总局召开进出境活猪 A(H1N1)流感检验检疫工作会议,要求严格进口猪临床检查等。① 同时,质检总局再次派出六个督导组赴重点口岸,对水、陆、空口岸的检验检疫工作进行督查和指导,② 并针对出现的问题,协调各检验检疫局与地方政府及相关部门的联防联控机制。

总体而言,这一阶段我国政府部门在国内尚未发生疫情的时候,积极主动地开展预警应对工作,确立了联防联控机制,合力防止疫情流入,有效地推迟了我国疫情出现的时间。

第二阶段,我国疫情出现后,政府部门和世界卫生组织积极合作,积极主动地应对疫情发生。由于该阶段我国国内疫情已经出现,所以针对 A(H1N1)流感的决策主要以控制疫情蔓延为主。其管理目标调整为:在坚持"外堵输入、内防扩散"策略的基础上,将"减少二代病例,严防社区传播,加强重症救治,应对疫情变化"作为防控工作的目标。③

5 月 10 日,四川发现 A(H1N1)流感疑似病例。10 日下午,四川省政府即召集卫生、公安、民航、出入境检验检疫等有关部门召开专题会议,研究部署防控工作;成立了省政府防控工作领导小组,迅速启动联防联控工作机制,加强部门间信息沟通和协作。省卫生厅立即上报国家卫生部发布疫情信息,并迅速启动突发公共卫生事件应急预案,调用公安、机场、医院、航空公司等

① 苟铭:《打好这场防控硬仗——全国质检部门采取有效措施严防甲型 H1N1 流感疫情》,《中国质量技术监督》2009 年第 5 期。
② 菊文:《国家质检总局再次派出 6 个督导组奔赴重点口岸督导甲型 H1N1 流感防控工作》,2009 年 5 月 5 日《中国质量报》。
③ 王鸣、肖新才:《目前甲型 H1N1 流感疫情的防控形势与对策探讨》,《中国预防医学杂志》2009 年第 10 期。

力量，定位与追踪所有的密切接触者。卫生部派出的医疗卫生专家小组也于当晚急飞成都，与省卫生厅和省医疗疾控专家连夜讨论防疫方案。对疫情的追踪行动除了四川省公安厅，还涉及全国21 个省、市、自治区的公安系统，所有能够动员的力量都被征集起来，A（H1N1）流感防疫战开始在全国范围内展开。

5 月 11 日，四川的疑似病例被确诊。国家主席胡锦涛表达了对疫情的高度关注。国务院总理温家宝主持召开国务院常务会议，听取卫生部关于我国内地发现 A（H1N1）流感输入病例情况和有关工作汇报，研究部署进一步加强防控措施。随后，全国各地各部门均开始响应党中央、国务院关于加强 A（H1N1）流感防控的号召，启动联防联控工作机制，农业部接连发布两部预案：《农业部门人感染猪流感应急预案（试行）》、《猪感染甲型 H1N1 流感应急预案（试行）》。卫生部也发布了《甲型 H1N1 流感医院感染控制技术指南（试行）》。为确保中考、高考工作的顺利进行，教育部、卫生部还联合下发了《关于学校切实做好人感染猪流感防控工作的通知》（教电〔2009〕208 号）。国家工商总局向各省、自治区、直辖市及计划单列市工商局发出《关于认真贯彻落实国务院常务会议工作部署切实加大甲型 H1N1 流感防控工作力度的通知》，要求各地工商管理部门要加强组织领导、加强检查、加强市场监管、维护市场秩序，加强配合进行联防联控。军队应对 A（H1N1）流感联防联控工作会议也在北京召开，对下一阶段防控工作提出要求：响应党中央、国务院号召，加强疫情防控；按照"高度重视、积极应对、联防联控、依法科学处置"的原则，借鉴抗击"非典"的经验做法，从严管控，阻击疫情传入和扩散；加强组织领导，健全完善军队联防联控工作机制。

首例 A（H1N1）流感病例的发现，在一定程度上引起了公众的恐慌，购买预防药物和防护用品的市民较平时有明显增加。针对这一现象，中央政府在国家层面上提出进一步增强防控工作透明度，加大 A（H1N1）流感可防、可控、可治的宣传力度，加强国际交流与合作，加强技术和物资准备。地方政府也反应迅速、积极作为，第一时间召开新闻发布会发布权威信息，满足公众的舆论诉求，[①] 这一系列措施有效地减轻了社会恐惧心理。

全国各级政府对疫情也开展了一系列防控工作，如采取加强边境口岸的检疫、实行严格的医学观察等。各地卫生部门还在卫生部的统一总体防控部署指挥下，针对各地特点进行紧急部署，采取了一系列有序的防控措施，如及时上报和发布疫情信息，专家指导防疫，全力救治病人，全面追踪接触者，进行隔离和医学观察等。各省市的防控系统也先后开始启动，5月13日，浙江省卫生厅发出防控A（H1N1）流感蓝色预警；山东省启动了重大突发公共卫生事件Ⅱ级应急响应；甘肃省要求各市州、县市区政府负责在当地设置1至2所密切接触者医学观察场所；河南省各地组织开展了A（H1N1）流感应急防控大演练。5月期间，其他各地各组织部门也先后成立了防控A（H1N1）流感工作领导小组。

5月29日，我国首例二代病例出现在广东，卫生部高度重视，连夜召集专家会商，部署A（H1N1）流感防控工作，并派出司局级干部带队的专家组于29日乘最早航班赴广东省现场指导防控工作。上午，卫生部召开视频会商会，与广东省卫生部门研判疫情形势，指导开展防控工作；下午，卫生部召开全国卫生系统视频会议，进一步部署全国A（H1N1）流感防控工作。[②]

6月1日，卫生部参考美国和世界卫生组织相关指导文件，结合我国防治A（H1N1）流感的初步经验，印发《甲型H1N1流感密切接触者中相关人员预防性用药指南（2009年试行版）》。从这一天起，"120"和"999"免费运送发热病人到医院就诊。

---

① 唐丕跃、蔡尚伟：《当代中国政府舆论引导的新理念——以2009年"甲型H1N1流感"事件为例》，《东南传播》2009年第10期。

② 卫生部新闻办公室：《广东报告的1例输入性甲型H1N1流感疑似病例被确诊》，参见 http://www.moh.gov.cn/publicfiles/business/htmlfiles/mohbgt/s3582/200905/40916.htm。

6月11号，WHO 宣布将 A（H1N1）流感大流行警告级别提升至最高级6级。① 针对这一情况，卫生部6月12日宣布：我国防控 A（H1N1）流感的网络实验室已扩增到203个，哨点医院达354个，已经覆盖全国50%以上的地级城市。还将增设网络实验室202个，哨点医院198个，以覆盖全国所有地市和部分重点县。② 17日，卫生部又出台《社区甲型 H1N1 流感暴发流行控制工作方案（试行）》，同时进一步增设全国流感监测网络实验室和哨点医院。③

6月底7月初，我国多个地区先后开始出现二代病例和社区感染。针对这一情况，6月22日，教育部、卫生部印发了《学校甲型 H1N1 流感防控工作方案（试行）》，各地也纷纷开始制定防范社区感染的方案。如四川省 A（H1N1）流感防控工作领导小组（指挥部）6月25日组织专家，根据《中华人民共和国传染病防治法》、《突发公共卫生事件应急条例》和卫生部《社区甲型 H1N1 流感暴发流行控制工作方案（试行）》等的规定和要求，制定了《四川省社区甲型 H1N1 流感暴发流行控制工作实施方案（试行）》。广西壮族自治区根据卫生部的精神，制定《广西壮族自治区社区甲型 H1N1 流感暴发流行控制工作方案（试行）》。7月2日，山西省也出台了《山西省甲型 H1N1 流感社区防控工作方案》。

随着聚集性病例的增多，6月22日，国家食品药品监督管理局局长提出要"全面加强防控甲型 H1N1 流感药械安全监管"。④ 7月6日，食品药品监督管理局又发布了《关于对甲型 H1N1 流感防控药品医疗器械监督检查工作开展全面督查的通知》，对 A

---

① 世界卫生组织：《世界现在处在2009年流感大流行的开端》，参见 http://www.who.int/mediacentre/news/statements/2009/h1n1_pandemic_phase6_20090611/zh/index.html。

② 卫生部新闻办公室：《中国表示将进一步加强甲型 H1N1 流感疫情防控工作》，参见 http://www.gov.cn/gzdt/2009-06/12/content_1338899.htm。

③ 马晓华：《社区防控方案出台 卫生部调整甲型 H1N1 防控策略》，2009年6月9日《第一财经日报》。

④ 《中国药业》编辑部：《国家食品药品监督管理局：全面加强防控甲型 H1N1 流感药械安全监管》，《中国药业》2009年第14期。

（H1N1）流感防控药品、医疗器械监督检查工作开展全面督查。

总体而言，这一阶段我国政府部门在国内出现疫情后，继续在国务院的领导下，发挥联防联控机制，采取"外堵输入，内防扩散"的措施，有效地遏制了疫情的发展。尽管在 5 月 11 日即发现疫病，但直到 6 月后，本土病例才开始零星出现，基本没有出现大规模的疫病扩散。所以说这一阶段的管理目标和任务基本实现，其管理成效也受到了世界卫生组织的肯定和赞扬。

第三阶段，我国政府对 A（H1N1）流感事件由应急管理转向日常管理。本阶段在前两个阶段成功经验的基础上，对疫情的应急管理逐渐转向常规管理，所以本阶段针对 A（H1N1）流感的决策越来越具有常规管理的特征。其管理目标主要是"继续防控疫情大暴发，加紧疫苗的研制和应用"。

其实早在 5 月中下旬，已经有相关研究和临床数据显示 A（H1N1）流感的病情比原先估计的温和，墨西哥恶劣的卫生条件和救治不及时是造成当地 A（H1N1）流感高死亡率的主要原因，而拥有较好医疗条件的美国的 A（H1N1）流感死亡率不足 1‰，和普通流感死亡率相当，传染性仅表现为比季节性流感略强。① 于是，美国等国家政府开始调整策略，停止计算病例个案，防控重心转移到监控疫情的发展趋势，并将防控工作转入与季节性流感一起进行常规监测和防控，相继把医疗资源的重点转向治疗而非预防和确诊。我国在此后的一段时间内，仍然采取的是从严从紧的防控策略。

进入 7 月后，根据国务院常务会议的要求，卫生部、财政部以及人力资源和社会保障部等相关部门针对之前内地 A（H1N1）流感确诊病例和疑似病例，在住院治疗、隔离观察、排查等方面均为免费的情况，开始研究制定 A（H1N1）流感患者的医疗救治费用管理办法。② 7 月 8 日，卫生部下发《关于进一步完善防

---

① 刘京京：《备战流感大流行》，《财经》2009 年第 12 期。
② 吴佳佳：《我国正在制定甲型 H1N1 流感患者医疗费用管理办法》，2009 年 7月 7 日《经济日报》。

控措施的通知》，其中对密切接触者的集中医学观察调整为可以居家医学观察，密切接触者范围缩小，重症病例须每日上报病情，医疗和诊治转变为收费等。11 日，国家卫生部将 A（H1N1）流感调整为按乙类传染病管理。① 这意味着我国正式调整 A（H1N1）流感防控策略。

7 月 21 日，由于我国一些地区在学生暑期集中活动中发现 A（H1N1）流感疫情，国家应对 A（H1N1）流感联防联控工作机制（指挥部）下发通知，要求各地加强管理，防范 A（H1N1）流感通过学生暑期夏令营、少年军校、集中考察、培训班等活动传播扩散。对计划开展的活动，应依据"非必须、不举办"的原则，并根据本地疫情防控实际，进行认真审核；一些病例数较多的地区，应尽可能缩小活动的数量和规模；疫情防控重点地区，尽可能停止学生集中活动。② 8 月后，为加强学校 A（H1N1）流感防控工作，防范秋季开学后 A（H1N1）流感在学校内暴发流行，教育部、卫生部联合下发意见，要求做好学校秋季开学 A（H1N1）流感防控工作。③ 之后，各地区也根据该意见发出相关通知，如在 8 月 28 日上午，江苏省教育厅和卫生厅联合召开全省学校 A（H1N1）流感防控工作视频会议，通报防控情况，部署全省学校防控工作，要求学校遵循"非必须，不举办"的原则，避免举办或参加大型集会活动，避免大班授课；严格执行停课、放假等疫情防控措施，配合卫生部门做好 A（H1N1）流感疫苗接种等工作。④

8 月底，为强化公众防控 A（H1N1）流感的意识、观念和行

---

① 王鸣、肖新才：《目前甲型 H1N1 流感疫情的防控形势与对策探讨》，《中国预防医学杂志》2009 年第 10 期。

② 吴佳佳：《我国严防甲型 H1N1 流感通过暑期集中活动传播扩散》，2009 年 7 月 22 日《经济日报》。

③ 焦新：《教育部办公厅、卫生部办公厅联合下发意见做好秋季开学甲型 H1N1 流感防控》，2009 年 8 月 15 日《中国教育报》。

④ 缪志聪：《我省紧急部署新学期学校甲型 H1N1 流感防控工作》，2009 年 8 月 31 日《江苏教育报》。

为，卫生部向全社会发出倡议：积极开展全民防控流感的健康教育工作，用多种形式主动传播科学的防控知识；制定学校及托幼机构应对 A（H1N1）流感的预案，防范秋季开学后 A（H1N1）流感在学校内暴发流行，坚持每日晨检和"零报告"制度；机关企事业单位减少非必要的跨国跨省旅行，避免集会；新闻媒体工作者继续按照公开透明、及时客观的原则报道疫情和防控工作；公众个人承担防控疫情的社会责任，要做好个人防护并及时就医，听从并配合医护人员和公共卫生专业人员的建议和安排。[①]

9 月 1 日后，各地多个学校出现聚集性疫情，疫情防控重点则转换成在稳定校园秩序防控的同时，积极开展预防药物和甲型流感疫苗的接种工作。9 月 10 日，国务院召开全国进一步做好 A（H1N1）流感防控工作电视电话会议，卫生部就防控 A（H1N1）流感有关情况举行发布会。卫生部、教育部、食品药品监督管理局等相关部门的管理人员参会并介绍有关 A（H1N1）流感防控工作的相关情况。[②] 9 月 11 日，国务院办公厅向各省、自治区、直辖市人民政府，国务院各部委、各直属机构发布《国务院办公厅关于进一步做好甲型 H1N1 流感疫情防控工作的通知》，要求做好国庆等重大活动的疫情防控工作、强化学校等重点场所疫情防控、加快疫苗和药物的生产收储、稳妥开展疫苗接种工作、做好宣传和舆论引导工作等。之后，各省级、市级机构也陆续对下属机构和组织进行了转发。

此时，由于我国疫苗已经开始获批正式启用，所以疫苗的应用工作逐渐走向前台。早在 6 月初，我国建立了由发改委、卫生部、工信部、药监局、中国疾病预防控制中心、中国药品生物制品检定所和 10 个流感疫苗生产企业组成的 A（H1N1）流感疫苗研发与联动生产协调机制。6 月 4 日，由 22 家单位参与的"流感

---

① 口岸信息快递：《卫生部向全社会发出防控甲型 H1N1 流感倡议》，《口岸卫生控制》2009 年第 4 期。

② 中国网：《我国甲型 H1N1 流感防控工作面临严峻挑战》，《旅行医学科学》2009 年第 3 期。

疫苗技术创新战略联盟"在北京组建成立。[①] 6 月上旬，我国各家 A（H1N1）流感疫苗生产企业先后从 WHO 获得可直接用于疫苗生产用毒种，开始正式启动研制、生产 A（H1N1）流感疫苗工作。

9 月 7 日，中国"批签发"第一批可以实施免疫接种的合格疫苗产品，成为世界上第一个可以应用 A（H1N1）流感疫苗的国家。[②] 15 日，卫生部组织制定了《2009 年秋冬季甲型 H1N1 流感疫苗预防接种指导意见》。16～17 日，国家食品药品监督管理局又在江苏省常州市召开 A（H1N1）流感疫苗生产及质量监管工作座谈会，[③] 相关省食品药品监督管理局分管局长、安监处长、派驻监督员以及 10 家 A（H1N1）流感疫苗生产企业法定代表人、质量负责人参加。会议就如何做好加强 A（H1N1）流感疫苗生产及质量监管工作进行了研讨。

伴随疫苗的使用，一些组织管理部门仍然继续执行和深化之前的防疫措施。例如，9 月 21 日，国家中医药管理局发布了《甲型 H1N1 流感中医药预防方案给出市民预防流感的中药药方》，加强了中医药对防治 A（H1N1）流感的参与。10 月 13 日，卫生部为有效应对 A（H1N1）流感流行，科学、规范、有效地开展医疗救治工作，对《甲型 H1N1 流感诊疗方案（2009 年第二版）》进行了修订、完善，研究制定了《甲型 H1N1 流感诊疗方案（2009 年第三版）》。11 月 4 日，军队应对 A（H1N1）流感防控联控工作会议在京召开，部署军队下一阶段的防控工作。11 月 6 日，教育部、卫生部根据国务院确定的 A（H1N1）流感疫情防控策略和当时我国 A（H1N1）流感疫情防控形势，组织专家对

[①] 孙自法：《中国 22 单位缔结战略联盟，确保甲流疫苗应急生产》，参见 http://www.china.com.cn/news/txt/2009-06/05/content_17891119.htm。

[②] 周婷玉、刘奕湛：《中国将成为全球首个使用甲型 H1N1 流感疫苗的国家》，《口岸卫生控制》2009 年第 4 期。

[③] 国家食品药品监督管理局：《甲型 H1N1 流感疫苗生产及质量监管工作座谈会召开》，《广西质量监督导报》2009 年第 10 期。

《学校甲型 H1N1 流感防控工作方案（试行）》进行了调整和修订，发布了修订后的《学校甲型 H1N1 流感防控工作方案》。之后疫情开始逐渐平稳，其危害性也逐渐下降。

总体而言，这一阶段的管理特征主要是应急管理向常规管理的转变。随着应急管理经验的增加，疫苗的应用，疫情、疫病的确定性增高，社会情绪也逐渐稳定，应急管理的压力也随之减少，而各个部分在经历了之前的应急管理后，对于管理程序具有更多的了解，这些都促成了应急管理具有了更多的常规管理特征，并逐渐转向常规管理。

二　A（H1N1）流感事件的管理行为分析

突发公共卫生事件的发生往往对社会公共安全形成强烈冲击，因此针对危机的决策往往是在具有高度时间空间压力、信息不确定性和处理紧迫性等特征的环境中进行的非程序性决策，其决策效果如何还取决于相应管理行为的效果。管理行为则可分为信息收集、方案决策、计划执行、监督反馈等四个阶段。

（一）管理行为的外环境对管理行为的影响

首先，在经济环境方面。A（H1N1）流感的发生正好是在我国已经积累了改革 30 年发展成果的基础上。此时，经济发展为我国应急管理过程提供了重要的物资保障。例如，在针对 A（H1N1）流感的应急管理过程中，侦测设备的先进性、防疫设备的质量保障性等方面都较之前有了较大幅度改善。各地均在不同阶段采取一定措施确保防疫工作无资金方面的后顾之忧，如北京市政府批准 5.5 亿元资金用于药物和疫苗的贮备；[1] 10

---

[1]　张莉、杨丹：《筑起阻击甲型 H1N1 流感的坚实防线》，《北京支部生活》2009 年第 7 期。

月 23 日，山西省采购 150 辆"瑞风祥和"为 A（H1N1）流感疫苗运输服务。[①] 再如 7 月之前，我国内地 A（H1N1）流感确诊病例和疑似病例，在住院治疗、隔离观察、排查等方面均为免费。[②]

其次，在政治环境方面。在对 2003 年 SARS 事件的反思中，中央在国内应急管理方面已经建立了一套分层分级的统一管理、统一指挥应急管理模式，确立了纵向上从中央到地方的五级行政管理体制（国家、省、市、县、乡），除乡级以外，国家、省、市、县四级政府均建立了以"一案三制"为核心的应急管理体系。这四级应急管理体系也分别对应于特别重大（Ⅰ）、重大（Ⅱ）、较大（Ⅲ）、一般（Ⅳ）四级突发公共事件。在 2005 年 4 月 17 日，《国家突发公共事件总体应急预案》颁布实施，并下发至省级政府，2006 年 1 月 8 日向社会公开发布。2007 年 8 月 30 日，发布《突发事件应对法》，将应急管理上升到国家法律制度层面。至此，我国应急管理体系已初步确立，为其后应急管理的成功确立了良好的制度基础。

应该说，中国针对 A（H1N1）流感的应急管理并不是在外界环境的压力下被动进行的，而是在国外相关的信息一出现，我国即刻进行了主动积极的应对。例如，在美国和墨西哥的疫情最初发生时，世卫组织以及全球警报和反应网络（GOARN）派遣专家前往墨西哥与当地卫生当局合作。4 月 25 日至 29 日短短的四天时间，世卫组织宣布 A（H1N1）流感疫情为"国际关注的公共卫生事件"，警戒级别从 3 级提高到 5 级。美国国土安全部也于 4 月 26 日宣布全美进入公共卫生紧急状态。[③] 6 月 11 日，

---

① 修霄云：《150 辆瑞风祥和服务 H1N1 流感疫苗运输》，2009 年 10 月 28 日《政府采购信息报》。

② 吴佳佳：《我国正在制定甲型 H1N1 流感患者医疗费用管理办法》，2009 年 7 月 7 日《经济日报》。

③ 卢联合、任海军、栾翔、李学梅：《猪流感正在逼近我们》，2009 年 4 月 29 日《中国中医药报》。

WHO 又宣布将 A（H1N1）流感流行警告级别提升至最高级 6 级。① 在这样的情况下，我国政府也采取了一系列严格的防控措施。之后在对相关疫病的危害性认知逐步成熟、相关管理措施逐渐熟练、疫苗的正式大范围内启用、疫情逐渐被有效控制的情况下，才开始逐步放松防疫措施。

再次，在社会环境方面，SARS 经验为我国针对 A（H1N1）流感事件的应急管理成功打下了良好的社会基础。由于 SARS 事件的惨痛教训和记忆，在 A（H1N1）流感疫情刚刚从墨西哥传出，我国各方面都表现出了严阵以待的架势，甚至在 4 月至 5 月期间，世卫组织尽管认为疫情严重，但仍不建议进行任何旅行限制或关闭边界的情况下，我国政府仍然决定了停飞往来墨西哥的班机，很多报纸的头版都有关于 A（H1N1）流感疫情的信息。在 5 月 11 日内地发现第一例 A（H1N1）流感病人后，各地媒体更是争先恐后进行报道，社会上也充满了 SARS 再次来临似的惶恐。由于对 SARS 疫情的恐怖记忆，所以尽管在美国等国都开始执行相对较为宽松的防疫政策后，我国的防疫政策仍然较紧，甚至有些媒体还开始批评美国在此次 A（H1N1）流感疫情过程中的所作所为是一种不负责任和政治欺骗。之后，随着媒体关于 A（H1N1）流感疫情可防可控的理性信息的传递，A（H1N1）流感疫苗的大量投入和使用，以及很多国民身边 A（H1N1）流感病例的发现和痊愈，也使得社会上对 A（H1N1）流感的恐慌程度下降，对 A（H1N1）流感有了更加科学客观理性的认识，这种紧张才逐渐消退。

此外，媒体报道的公开透明也保障了我国防疫政策的实施和执行。由于我们在 2003 年 SARS 事件中曾经因为防疫信息不透明造成了严重后果，在本次疫情发生后，我国在中央政府的主导

---

① 世界卫生组织：《世界现在处在 2009 年流感大流行的开端》，参见 http：//www. who. int/mediacentre/news/statements/2009/h1n1 _ pandemic _ phase6 _ 20090611/zh/index. html。

下，几乎是在一开始就决定了公开疫情信息。例如，在 6 月中旬之前，我国的中央和各级政府所发布的疫情都非常详细具体，而且做到了即时发布。直到 6 月下旬，中央和各级政府中仍有相当部分坚持每天或隔日发布最新疫情。至 11 月中旬后，由于疫情数字上升较明显，原有的通报方式不能够更清晰地反映疫情的变化情况，开始改变疫情申报方式，改为每周公布一次，并同时发布最新的和现实紧密联系的防疫建议。这些措施都有助于帮助大家了解疫情的最新情况及防疫知识，增加了信息强透明度，降低了社会恐慌，增强了民众对政府的信任感。

（二）管理行为的内环境对管理行为的影响

在 A（H1N1）流感事件中，其应急管理和 SARS 不一样，由于疫情发生于境外，因此针对疫情的防控，是由世界卫生组织将疫情信息传递给各国政府。于是我国中央政府在得知疫情信息后，第一时间行动起来，在国务院的统一规划部署下，理顺了军队和地方的关系。各部门间迅速建立了联防联控机制，开始了统一有序针对疫情的具体防控工作部署和执行。地方也在疫情出现后，按照国务院卫生部等部门的具体部署和计划，进行疫情出现后的应急管理工作，使得整个应急管理过程中，未出现曾在 SARS 危机应对过程中出现的慌乱和无章法，一切管理都在井然有序中快速执行推进。

具体而言，A（H1N1）流感事件的应急管理过程中，管理主体的变化不同于 SARS 疫情的防控。

如图 5 - 5 所示，A（H1N1）流感事件应急管理过程中的管理主客体不同于 SARS 危机应急管理主体从下往上的转变，而是一个从上往下的转变过程。当墨西哥、美国的疫情刚刚被发现，世界卫生组织即和当地政府部门联合开始了对疫情的认知防控工作。4 月 25 日，世界卫生组织发布了全球警讯，26 日美国政府宣布全美进入公共卫生紧急状态，这些都使中央政府高度重视，确立了以卫生部为管理中心的针对 A（H1N1）流感疫情的应急管

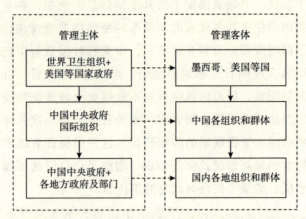

图 5 - 5 A（H1N1）流感应急管理过程主客体变迁

理体系，并迅速成立了涉及多个部门组织的联防联控工作机制。中央卫生部门也很快组织各方资源，在很短的时间内将防疫工作安排下去，于是各省市在中央政府的统一调配下，开始了主动积极的防疫应急管理工作。在各地出现疫情后，也均由各地政府按照中央相关部门的总体指导方针，针对各地的具体情况进行疫情应急管理工作，并将地方疫情信息及时传递至中央，使中央卫生部门能够更加全面准确地收集相关疫情信息，进行总体规划，调整相应的应急决策，并对地方政府进行相关指导和协助。

从各国经验来看，应急管理最主要的管理主体是政府。政府的职能是行使公共权力、管理公共事务、制定公共政策、提供公共服务，所以政府在应急管理过程中往往作为最重要的管理主体发挥重要作用，而相关应急管理成效也是对政府的组织管理能力和行政效率的全面考察与综合鉴定。如果在应急管理过程中政府不能有效地防范和控制危机发生，无法及时化解危机带来的困境，那么，政府也容易陷入被动，引来社会不满，甚至直接威胁政府组织存在的合法性。然而依赖经验的管理在现代社会变迁加速、不确定性因素增多、综合性危机诱发因素多见的情况下，很容易使得管理系统因循守旧。而应急管理从本质上属于非常规性管理，危机管理的最佳途径是优化程序性决策从而有效避免危机发生。[①]

　　因此，在我国针对 A（H1N1）流感疫情的应急管理过程中，之所以管理效率和成绩非常显著，其根本原因就是中央政府早在世界卫生组织向全世界公布疫情后即开始启动相关管理措施，并建立了各部门联防联控的管理机制。各部门均对疫情管理进行了协调、配合，并根据各自管理领域的特点提供具体应对措施和建议。而各地政府在各自疫情出现后，也因为已经有了相对成熟的管理经验和措施，因而，能在第一时间即开始执行具体的有序管理。这些都增加了管理中的常规管理因素，降低了应急管理过程中的不确定性。应急管理的早期控制逻辑本质上是平常行政管理，能力上限逻辑是彻底的应急管理，特殊体制逻辑则是平常行政管理向应急管理的过渡。[②] 因为非常规性管理具有更多的无序性，如果没有有序性的体制建设，非常规性管理很容易引发混乱。因此需要完善应急管理体制的建设，从一定程度上将应急管理的非常规性管理向常规性、程序性管理的趋向发展。

（三）A（H1N1）流感事件的管理过程

　　首先，在信息收集方面。A（H1N1）流感在墨西哥被发现后，世界卫生组织几乎在接到疫情后立刻前往墨西哥了解具体情况，并及时在网站公布。而我国的信息收集主要包括系统内和系统外两个方面。在系统内，我国在 SARS 危机后就确立了严格的疫情通报系统，并在 SARS 危机后期开始运转。在 A（H1N1）流感应急过程中，这一申报系统在中央对地方的疫情信息掌握和信息的公开发布方面都发挥了积极作用。在系统外，主要包括政府门户网站的建设和公共媒体信息的传播。SARS 危机后，伴随网络的发展，我国政府部门也开始积极进行网站建设。在 A

[①] 薛澜、张强：《SARS 事件与中国危机管理体系建设》，《清华大学学报》（哲学社会科学版）2003 年第 4 期。

[②] 张海波：《中国转型期公共危机治理研究：理论模型与本土经验》，南京大学 2008 年博士学位论文。

（H1N1）流感疫情发生后，从中央到地方的政府相关网站上大多开设了 A（H1N1）流感专题栏目，这方便了社会公众了解官方信息和防控行动，减少了信息传递的环节，降低了可能的不必要的误解发生。此外，在疫情尚没有在国内发现时，国内媒体就已经开始积极关注各地区的疫情信息，且和疫情相关的信息长期出现在各类传媒的重要版面和报道中。这保证了各种疫情传播途径的畅通，人们收集官方的信息更为简单和容易，在遏制了小道消息传播的同时也有助于社会秩序的稳定。

其次，在方案决策方面。如前所述，从决策内容的划分上，公共决策可以分为平时（或日常）决策和危机决策两种，平常时期的决策一般表现为常规的程序性和确定性决策，而危机决策一般要求组织在高度逆境中完成应对危机的具体措施。危机决策要求在极其有限的时间和有限资源的约束下做出重大决策和快速反应。A（H1N1）流感疫情首先发生于国外，从墨西哥疫情发生到传入我国，间隔了 2 个多月，从世界卫生组织发布疫情信息到我国出现疫情，也间隔有半个多月的时间，这些都减少了 A（H1N1）流感应急管理的时间压力，这期间我国各级政府和防疫部门有足够的时间做好充分的防疫准备工作和资源调配，降低了应急管理的不确定性，使相应的防疫工作安排和执行更加有序和得心应手，应急管理在一定程度上具有了常规性管理的特征。因此，从这个意义上来说，我国政府在针对 A（H1N1）流感疫情防控的决策上，一定程度上具有了常规性决策的特点。而决策所需的信息量充足，加上世界卫生组织、美国等已经实施有效的成熟防控经验的指导，以及我国在 SARS 危机过程中积累的应对传染性公共卫生危机事件的经验，都保障了在针对 A（H1N1）流感疫情的应急管理过程中决策的正确性和有效性。

中央政府从一开始就将 A（H1N1）流感的防疫工作定性为工作的重中之重。因此，危机的主体、决策者的根本利益几乎从一开始就相对比较明确，决策后果相对而言也具有一定的确定性，应该说这也是我国政府和相关管理部门在 A（H1N1）流感疫情防治过程中成功的重要原因：本次危机管理开始前已经有了一定程度的制度化的管理制度和经验，缩短了危机管理程序的运作时间，增加了应急管理中管理的常规化程度。

再次，在计划执行方面。正因为针对Ａ（H1N1）流感的应急管理过程中具有更多的准备时间和经验，所以，对于此次的疫情防疫来说计划性更加完善，而且由于各级政府的重视，中央政府的统一管理目标明确，措施有力，所以在相关具体计划的执行方面，也完成较好。例如，在卫生部网站上能够看到相关疫情通报信息和地方网站的通报信息几乎同步，而且在疫情防控上，地方政府也能够根据中央的规定及时调整行动方案，也就是说，在中央政府的统一部署下，大多数地区政府的行动步伐协调一致，有效地增加了应急管理中的有序性和有效性。

最后，在监督反馈方面，针对Ａ（H1N1）流感疫情所进行的应急管理，既有来自政府制度内部的管理与监督，也有来自社会的监督反馈机制。例如，作为社会方面的重要信息传播途径——媒体和网络的开放报道为政府工作提供了积极的监督平台，督促各省市和有关部门进行积极的防控工作。政府网站的建设和相关公共信息的发布也成为社会监督反馈管理工作的重要一环。在Ａ（H1N1）流感的防控管理过程中，从中央至地方的政府网站中均可以查阅详细的疫情信息和防控措施，以及相关政府工作的信息。和SARS事件时期相比，监督和反馈机制的逐步完善成为促成Ａ（H1N1）流感的应急管理高效成功的重要原因之一。

第三节　Ａ（H1N1）流感事件的管理体制和机制分析

如前所述，我国在对2003年SARS事件的反思中，全国已经基本建立了一套分层分级的统一管理、统一指挥的应急管理模式。在具体管理结构上，确立了纵向上从中央到地方的五级行政管理体制（国家、省、市、县、乡），除乡级以外，国家、省、市、县四级政府均建立了以"一案三制"为核心的应急管理体系，分别对应于特别重大（Ⅰ）、重大（Ⅱ）、较大（Ⅲ）、一般（Ⅳ）四级突发公共事件。2005 年 4 月 17 日，《国家突发公共事件总体应急预案》颁布实施，并下发至省级政府，2006 年 1 月 8 日向社会公开发布。2007 年 8 月 30 日发布了《突发事件应对法》，将应急管理上升到国家法律制度层面。至此，我国应急管理体系已初步确立。2009 年的 A（H1N1）流感事件正好发生于我国应急管理体系已经初步确立的历史阶段。

一 A（H1N1）流感事件的管理体制分析

为方便与 SARS 案例进行比较，本部分仍从中央政府与地方政府在应急管理过程中的关系、中央政府各部门在应急管理过程中的关系、不同地方政府在应急管理过程中的关系、政府与社会民众的关系等几个方面进行分析。

（一）中央政府与地方政府在 A（H1N1）应急管理中的关系

统一的指挥协调系统对于危机应急管理而言非常重要，在 SARS 事件之后的 2006 年年底，我国几乎所有省份都成立了应急管理领导机构，31 个省（自治区、直辖市）成立或者明确了办事机构（通常为应急办），96% 的市级政府、81% 的县级政府成立或者明确了办事机构。① 这一应急管理领导机构很好地理清了我国应急管理体系的上下级关系。正是因为这一基础，使得我国在应对 A（H1N1）流感疫情时，管理有序：在国务院的统一部署下，建立了以卫生部为主要管理主体的卫生应急管理体系，各

---

① 华建敏：《我国应急管理工作的几个问题》，《中国应急管理》2007 年第 12 期。

地在地区卫生部门指导下对于疫情的防控工作进行得秩序井然，而卫生部也建立了和各地卫生管理部门的工作指导关系，卫生部下属的疾控中心也在各地区卫生部门中设置了对应机构，形成了地方与中央在此次应急管理过程中的一一对应关系，方便了中央总体部署应急工作在地方上的布置与执行。总体而言，我国在针对 A（H1N1）流感疫情应急管理过程中的统一指挥协调系统很快得以确立，主要有以下几方面原因。

第一，由于具有 SARS 危机前一阶段危机应对的失败教训和后一阶段危机管理的成功经验，所以，无论是中央政府还是地方政府对于公共卫生危机的应急管理都有一定的经验教训，在 A（H1N1）流感疫情的应对过程中，得以快速找到正确的管理行为。而过去的经验也增加了政府应急管理中的常规管理元素，大大加强了中央政府做出决策和地方政府执行决策的速度和能力。

第二，由于 A（H1N1）流感疫情始发于国外，世界卫生组织于 4 月底就已经全球发布疫情，我国尚未有疫情发生，因此受世界卫生组织的影响，我国对疫情首先行动的是中央政府，这和 SARS 危机是由我国本土区域内始发不同。2009 年 4 月后，针对全球暴发 A（H1N1）流感疫情这一现实，国务院进行了统一部署，各地区、各有关部门也高度重视，积极应对，采取联防联控的手段，建立了部门间的协调和合作。由于党中央国务院还传递出疫情防控高于一切的工作信息，地方政府也没有了 SARS 期间隐瞒疫情的利益点，因此能够在中央政府的统筹下尽心尽力做好防疫工作。

例如，从 2009 年 5 月 10 日，一名由美国回四川探亲的中国留学生被诊断为 A（H1N1）流感疑似病例，11 日确诊成为我国内地首例输入性甲流患者。随后各地卫生部门即在卫生部统一的总体防控部署指挥下针对各地特点进行紧急部署，采取了一系列有序的防控措施：及时上报和发布疫情信息，专家指导防疫，全力救治病人，全面追踪接触者，进行隔离和医学观察等。

5 月 16 日，北京市报告第 1 例输入性病例，北京市也开始采取"外堵输入，内防扩散"的防控策略，随后各项工作按照之前既定的防控策略逐步实施：信息公开发布，病例及时救治，接触者集中医学观察，归国人员自觉居家医学观察 7 天，999、120 急救中心免费上门接送到指定的发热门诊救治等。

再如，5 月 29 日，我国首例二代病例出现在广东，卫生部连夜召开专家会商会，部署 A（H1N1）流感防控工作，并派出专家组于 29 日乘最早航班赴广东省进行现场指导防控工作，上午召开视频会商会，与广东省卫生部门研判疫情形势，指导开展防控工作；下午召开全国卫生系统视频会议，进一步部署全国 A（H1N1）流感防控工作。

中央向各地发布的防疫通知和公告，各地区也均积极响应并逐级下发。之后，各省级、市级机构也陆续对下属机构和组织进行转发，并针对各地特点增加了相关注意事项。如 9 月 11 日，广东省人民政府办公厅结合本省特点向省属地级以上市人民政府、各县（市、区）人民政府，省政府各部门、各直属机构转发文件。① 9 月 16 日，广州市人民政府办公厅又结合本市的特点向下属各区、县级市人民政府，市政府各部门、各直属机构转发了该文件。②

综上所述，和 SARS 时期相比，针对 A（H1N1）疫情防控的应急管理过程中，各地方政府在中央政府的统一领导和指挥下进行了有序的应急管理，使得我国积极主动的防疫工作快速有效。

（二）中央政府各部门在 A（H1N1）应急管理中的关系

中央各部门之间的关系直接影响着部门间的协调和协作，对

---

① 广东省人民政府办公厅：《转发国务院办公厅关于进一步做好甲型 H1N1 流感疫情防控工作的通知》，参见 http：//www. gz. gov. cn/vfs/content/content2. jsp？contentId = 707761&catId = 4105。

② 广州市人民政府办公厅：《转发省办公厅转发国务院办公厅关于进一步做好甲型 H1N1 流感疫情防控工作的通知》，参见 http：//www. gz. gov. cn/vfs/content/content2. jsp？contentId = 707761&catId = 4105。

整个应急管理体系的建设至关重要。《突发事件应对法》第八条规定：国务院在总理领导下研究、决定和部署特别重大突发事件的应对工作；根据实际需要，设立国家突发事件应急指挥机构，负责突发事件应对工作；必要时，国务院可以派出工作组指导有关工作。①

　　出于对 SARS 事件的反思，国家首先开始在国务院层面明确了应急责任主体及其权责关系（见图 5－6）

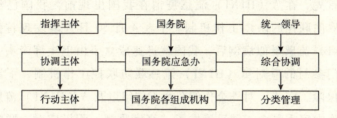

图 5－6　国务院层面应急管理体制设置②

　　如图 5－6 所示，国务院是指挥主体，是突发事件应急管理工作的最高行政领导机构，通过国务院常务会议和国家相关突发事件应急指挥机构对突发事件应急管理进行统一领导，必要时，派出国务院工作组指导有关工作；国务院应急管理办公室是协调主体，隶属于国务院办公厅，履行值守应急、信息汇总和综合协调职责；国务院各组成机构是行动主体，依据有关法律、行政法规和各自职责，对突发公共事件应急管理工作进行分类管理，负责相关类别的突发公共事件专项和部门应急预案的起草与实施，贯彻落实国务院有关决定事项。此外，为科学应对的需要，国务院还成立了相应的应急管理专家组，为应急管理提供决策建议。

　　根据这样的设置，当发生相关类别的突发事件时，国务院各

---

① 《中华人民共和国突发事件应对法》，2007 年 11 月 1 日《人民日报》。
② 中华人民共和国中央政府：《国家应急管理工作组织体系》，参见 http：//www. gov. cn/yjgl/2005－08/31/content_ 69625. htm。转引自张海波《中国转型期公共危机治理研究：理论模型与本土经验》，南京大学 2008 年博士学位论文。

组成机构由相应管理部门与其对应，例如，卫生部为公共卫生事件、中毒事件的应急管理主体；农业部为动物疫情的应急管理主体，国家发展和改革委员会则负责各类公共危机救援物资的统一调配和协调，负有综合协调管理的职责等。A（H1N1）流感疫情属于公共卫生事件。因此在 A（H1N1）流感疫情出现后，我国政府很快就确立了以卫生部主导的联防联控机制，将中央各部门在疫情防控中的相互关系和协调合作机制进行了确认。

首先，在 A（H1N1）流感疫情在我国出现前，我国已经确立了联防联控的防疫工作机制。早在 4 月 30 日香港发现首例 A（H1N1）流感疑似病例后，我国就迅速成立了由卫生部牵头、33个部门参与的应对 A（H1N1）流感联防联控工作机制，下设医疗、保障、宣传、对外合作等 8 个工作组以及 A（H1N1）流感防控工作专家委员会，并且确立了"高度重视、积极应对、联防联控、依法科学处置"的防控原则。同时，地方各级政府也相应地建立了由相关部门参与的联防联控工作机制或指挥部。如卫生部在 5 月 6 日召开全国各地卫生、食品药品监管和中医药管理部门视频会议。① 7 日，公布《甲型 H1N1 流感病例转运工作方案》。5 月中旬，在各地相继出现 A（H1N1）流感病例的情况下，卫生部会同民航总局、公安部和北京市、天津市、山东省以及有关部门全力开展疫情追踪、联防联控等工作以应对 A（H1N1）流感疫情。9 月 10 日，国务院召开全国进一步做好 A（H1N1）流感防控工作电视电话会议，下发了《关于进一步做好甲型 H1N1）流感疫情防控工作的通知》。卫生部就防控 A（H1N1）流感有关情况举行发布会。会上，卫生部、教育部、食品药品监督管理局等相关部门的相关领导参会并介绍了有关 A（H1N1）流感防控工作的相关情况。② 因此，针对 A（H1N1）流感疫情的防控目标

---

① 卫生部新闻办公室：《卫生部召开加强 A（H1N1）流感防控工作视频会议》，《中华疾病控制杂志》2009 年第 3 期。

② 中国网：《我国 A（H1N1）流感防控工作面临严峻挑战》，《旅行医学科学》2009 年第 3 期。

的实现是多部门联合协作的结果。

卫生部的部门管理工作在 A（H1N1）流感疫情防控过程中意义重大，同时，我国 A（H1N1）流感的有效应急管理也离不开各个部门的通力合作。

第一，国家质检总局主要负责口岸的疫情防控工作。4 月 25 日，国家质检总局发布《关于防止人感染猪流感疫情传入我国的紧急公告》，全面部署全国各口岸的疫情防控工作；30 日，全国质检系统召开防控 A（H1N1）流感疫情工作紧急视频会，对出入境检验检疫系统进行了再动员、再部署；5 月 2 日，国家质检总局发布第 37 号公告，要求各陆路、水路口岸入境人员也必须填报《出入境健康申明卡》；3 日，国家质检总局和农业部又联合发布了《关于防止加拿大阿尔伯塔省甲型 H1N1 流感传入我国的公告》；4 日，国家质检总局再次派出 6 个督导组赴重点口岸，对水、陆、空口岸的检验检疫工作进行督察和指导，[①] 并针对出现的问题，协调各检验检疫局与地方政府及相关部门的联防联控机制。这一系列措施最终证明有效地推迟了 A（H1N1）流感疫情在我国出现的时间，为我国相关应急管理工作争取了时间。[②]

第二，交通运输部和民航系统主要是厘清交通部门在联防联控工作机制中与其他地方、部门在疫情防控中的关系。4 月 29 日，交通运输部发出紧急通知，要求各级交通运输部门和企业按照《突发公共卫生事件交通应急规定》制订应急预案，在当地政府的统一领导下，与卫生、质检等有关部门密切配合、齐心协力做好 A（H1N1）流感预防预控工作。5 月 2 日，"交通运输部防控甲型 H1N1 流感疫情专题会"召开，通报了国务院有关会议和联防联控机制相关工作组会议情况，并部署 A（H1N1）流感联防

[①] 菊文：《国家质检总局再次派出 6 个督导组奔赴重点口岸督导 A（H1N1）流感防控工作》，2009 年 5 月 5 日《中国质量报》。

[②] 吕志平、朱兆银、肖潜、周李承：《从严从紧从细的出入境检疫措施对控制 A（H1N1）流感传播的作用》，《中国国境卫生检疫杂志》2009 年第 3 期。

联控工作。① 民航总局也早在 4 月底就发出紧急通知，要求业内相关单位迅速采取积极措施严防 A（H1N1）流感疫情通过国际航班传入。② 5 月 2 日，民航总局派包机接回墨西哥城的中国旅客。③

第三，在疫情刚刚发生时，受疫情来源于"猪"的观点误导，一些地区纷纷宰杀生猪预防疫情，所以农业部在当时也承担了部分管理责任。例如，2009 年 5 月 11 日，面对国内出现疫情，农业部接连发布两部预案——《农业部门人感染猪流感应急预案（试行）》、《猪感染甲型 H1N1 流感应急预案（试行）》，来防范人猪之间的疫情传播。

第四，由于国内出现疫情，为防止可能出现的市场秩序混乱，5 月 12 日，国家工商总局结合工商行政管理职能，向各省、自治区、直辖市及计划单列市工商局发出《关于认真贯彻落实国务院常务会议工作部署切实加大甲型 H1N1 流感防控工作力度的通知》，要求各地工商管理部门加强组织领导，加强检查，加强市场监管，维护市场秩序，加强配合进行联防联控。

第五，国家食品药品监督管理局主要负责确保防控 A（H1N1）流感所需药品、医疗器械的质量安全。5 月 20 日，发布《关于加强医用防护口罩、医用防护服、呼吸机等医疗器械监管工作的通知》；6 月 22 日的视频工作会议上，再次强调"全面加强防控甲型 H1N1 流感药械安全监管"；④ 7 月 6 日，又发布了《关于对甲型 H1N1 流感防控药品医疗器械监督检查工作开展全面督察的通知》；9 月 16 ~ 17 日，国家食品药品监督管理局又在江苏省常州市召开 A（H1N1）流感疫苗生产及质量监管工作座

① 交通运输部：《交通运输部"A（H1N1）流感联防联控领导小组"成立》，2009 年 5 月 4 日《中国水运报》。
② 丁佳：《航空公司积极备战 A（H1N1）流感》，《空运商务》2009 年第 9 期。
③ 景小华、杨小亮：《南航包机今晚赴墨西哥》，2009 年 5 月 3 日《南方日报》。
④ 国家食品药品监督管理局：《全面加强防控 A（H1N1）流感药械安全监管》，《中国药业》2009 年第 14 期。

谈会。[①]

第六，为防范校园疫情的发生发展，教育部和卫生部也进行了联合管理。5 月 13 日，教育部、卫生部联合下发了《关于学校切实做好人感染猪流感防控工作的通知》（教电〔2009〕208号），提出防控要求，确保中考、高考工作的顺利进行。[②] 6 月 22日，教育部、卫生部印发了《学校甲型 H1N1 流感防控工作方案（试行）》，11 月 6 日，教育部、卫生部根据国务院确定的 A（H1N1）流感疫情防控策略和当时我国 A（H1N1）流感疫情防控形势，组织专家修订《学校甲型 H1N1 流感防控工作方案》并予以发布。地方的教育卫生部门也在各地进行联合防疫工作，如8 月 28 日上午，江苏省教育厅和卫生厅联合召开全省学校 A（H1N1）流感防控工作视频会议，通报防控情况，部署全省学校防控工作。

第七，军队也在较早时间和行政管理系统确立了联防联控的工作关系，这为 A（H1N1）流感应急管理工作的成功打下了良好基础。在我国首例 A（H1N1）流感病例确诊后，当天军委主席胡锦涛就对疫情的出现表示了关注。第二天也就是 5 月 12 日，军队应对 A（H1N1）流感联防联控工作机制会议在北京召开，对下一阶段防控工作提出要求：要继续按照"高度重视、积极应对、联防联控、依法科学处置"的原则，认真借鉴运用抗击"非典"的经验做法，从严管控，强化应急准备，阻击疫情传入和扩散；[③] 11 月 4 日，面对军队中的疫情，军队应对 A（H1N1）流感防控联控工作会议再次在京召开，军队联防联控工作机制各组

---

① 国家食品药品监督管理局：《A（H1N1）流感疫苗生产及质量监管工作座谈会召开》，参见 http：//www. sfda. gov. cn/WS01/CL0287/41751. html。

② 教育部办公厅：《教育部办公厅关于进一步落实 A（H1N1）流感防控措施的通知（教体艺厅〔2009〕4 号）》，参见 http：//www. moe. edu. cn/edoas/web-site18/94/info1242895532917194. htm。

③ 李永超：《军队应对 A（H1N1）流感联防联控工作机制视频会议在京召开》，参见 http：//news. cctv. com/military/20090513/103049. shtml。

正、副组长，驻京各大单位联（后）勤部分管领导和卫生部门领导，驻京各医院院长、医务部主任共 130 人在主会场参加会议；各大单位联（后）勤部分管领导和联防联控工作机制成员，全军设有远程医学站点的卫生机关、医院、疗养院和部队卫生机构的 1 万余人在分会场参加会议。总后卫生部部长就军队下一阶段防控工作作周密部署。[①] 这些会议推动了军队运用 SARS 防控经验，参与针对 A（H1N1）流感疫情的联防联控，有效地防止了在 SARS 事件初期出现的军队和地方管理分离而产生的问题。如属于军队系统的中国航天科技集团公司在 4 月底就印发了《关于加强甲型 H1N1 流感防控工作的通知》，要求根据突发公共卫生事件应急处理预案，建立健全疫情预警报告机制，各医疗机构要认真开展防治知识专业培训，配合属地卫生行政管理部门做好各项防控措施的落实。[②]

综上所述，笔者认为，在应对 A（H1N1）流感疫情的过程中，国务院的统一领导离不开国务院所属各部门之间的通力协作与配合，因此，中央政府各部门之间的合力增加了政府应急管理的效率。

（三）不同地方政府在 A（H1N1）应急管理过程中的关系

在我国应对 A（H1N1）流感疫情的管理过程中，由于中央统一指挥系统明确，部门之间协作有序，因此各地之间的配合也较 SARS 事件期间有了全面提高。比如在四川出现第一例病例后，各地媒体和政府对此都进行了相应报道，提醒当地居民注意，而在对相应病例的接触者进行追查的过程中，各地也给予了密切配

① 卢健、成智颖：《全军应对 A（H1N1）流感联防联控工作机制视频会议在京召开》，《解放军医学杂志》2009 年第 12 期。
② 赵翙、吴菲、贾小苗、杨文：《中国航天科技集团公司认真部署 A（H1N1）流感防控工作》，2009 年 5 月 8 日《中国航天报》。

合，使得这一工作进展顺利，有效地提高了对疫情发展的控制能力。在整个疫情防疫过程中，各地间也没有出现在 SARS 期间出现的相互排斥现象，必要的资源流动和运输并没有受到人为的阻挠和影响，保证了相关防疫物资的流通和供应。

总体而言，由于受中央政府的统一领导和指挥，各地针对 A（H1N1）流感疫情的防疫工作具有一定相似性。例如，各省市在 5 月前后纷纷成立了防控 A（H1N1）流感工作领导小组，各地防控 A（H1N1）流感工作领导小组组长多为该地区的副职行政长官，副组长成员多由卫生厅（局）长、应急办主任等担任，其他成员包括各地区宣传部、发改委、经贸、教育、公安、财政、交通、农业、工商、食品药品监督、旅游、口岸、民航、铁路等相关管理部门的领导，领导小组办公室通常设在卫生管理部门，形成各省市地区的联防联控应急管理小组。

再以 4 月 30 日香港出现首例确诊病例为例，卫生部在获知消息后立即作出紧急部署，要求对乘坐同一航班的人员全部进行集中医学观察。于是，上海市疾控中心成立了包括卫生局、农委、旅委等相关部门组成的"防控综合协调小组"，同时运作了"非典"之后建成的全市疾控三级网络。上海 12 个区县及 18 个兄弟省市均及时反馈信息。① 于是，地区间的合作保证了这些接触者在短时间内均被找到，进行隔离医学观察，有效地推延了我国的疫情爆发期。

再如，6 月底 7 月初，出现了二代病例和社区感染，各地又先后纷纷制订了相关的防范社区感染方案。例如，6 月 25 日，四川省 A（H1N1）流感防控工作领导小组（指挥部）组织专家，根据《中华人民共和国传染病防治法》、《突发公共卫生事件应急条例》和卫生部《社区甲型 H1N1 流感暴发流行控制工作方案（试行）》等的规定和要求，制定了《四川省社区甲型 H1N1 流感暴发流行控制工作实施方案（试行）》。广西壮族自

---

① 耿国彪：《A（H1N1）病毒中国阻击战》，《绿色中国》2009 年第 11 期。

治区根据卫生部精神，制定了《广西壮族自治区社区甲型H1N1流感暴发流行控制工作方案（试行）》。7 月 2 日，山西省也出台《山西省甲型 H1N1 流感社区防控工作方案》。而我国也有一些地区到 9 月份才开始发布加强 A（H1N1）流感防控工作的相关通知，因为这些地方的疫情到 9 月才开始陆续出现，如宁夏、青海等。

虽然各地的防疫工作在中央政府的统一指挥下有序进行，但是各地也根据自身具体情况采取了具有地方特色的防疫措施。例如，在我国首例患者确诊后，5 月 11 日当天，浙江省卫生厅向卫生系统发出防控 A（H1N1）流感蓝色预警；① 12 日，海南省政府安排 350 万元专项经费用于购置治疗药品、检测试剂、负压救护车以及修建负压病房。② 13 日，山东省因发现首例患者，启动了重大突发公共卫生事件 Ⅱ 级应急响应；③ 甘肃省也要求各市州、县市区政府负责在当地设置 1 至 2 所密切接触者医学观察场所；河南省各地组织开展了 A（H1N1）流感应急防控大演练。④ 此外，11 月 12 日，吉林省政府办公厅下发了《关于进一步做好甲型 H1N1 流感防控工作的通知》，除了其他常规性防疫要求外，还要求对居家观察和隔离治疗的职工，各地、各部门要认真执行带薪休病假制度。⑤

在费用方面，7 月初，卫生部、财政部、人力资源和社会保

---

① 浙江在线新闻网:《浙江省发出防控 A（H1N1）流感蓝色预警》，参见 http://www.cdc.zj.cn/bornwcms/Html/cdc_ zjnews/2009 - 05/19/8aac82f52135 06ef012157bb7b130a25.html。

② 张苏民:《海南安排 350 万元确保防控 A（H1N1）流感措施到位》，参见 http://mof.hainan.gov.cn/news/read.php? ID = 77097。

③ 刘天思:《山东启动重大突发公共卫生事件 Ⅱ 级应急响应》，参见 http://medicine.people.com.cn/GB/9302526.html。

④ 魏莘、赵冰、陆欢:《郑州市卫生系统开展 A（H1N1）流感应急防控大演练》，参见 http://news.xinhuanet.com/video/2009 - 05/09/content_ 11339945.htm。

⑤ 毕成功:《吉林:甲流隔离治疗享受"带薪休病假"待遇》，参见 http://unn.people.com.cn/GB/14780/21697/10363802.html。

障部等相关部门开始研究制定 A（H1N1）流感患者的医疗救治费用管理办法，随后确定 A（H1N1）流感确诊病例和疑似病例的医疗救治费用不再免费。但是，各地的实施仍根据自身情况有所不同，四川省卫生厅、财政厅、劳动和社会保障厅、民政厅至 9 月 11 日才联合发布《关于甲型 H1N1 流感医疗救治费用问题的通知》。规定从 2009 年 9 月 16 日起，A（H1N1）流感患者（包括疑似病例和确诊病例）和发热或急性呼吸道症状的人员到 A（H1N1）流感定点医疗机构进行医学排查和治疗，其发生的医疗救治费用不再免费。参加城镇职工基本医疗保险制度、城镇居民医疗保险制度和新型农村合作医疗制度的患者按照这三种制度规定予以报销；尚未参加上述制度的患者或经上述制度报销后，个人医疗救治费用负担仍较重的贫困患者通过城乡医疗救助制度帮助解决；境外人员在我国境内发生的医疗救治费用由境外人员自行承担。

再以北京市为例，4 月 30 日，北京市委、市政府积极响应，召开会议具体部署防控任务：全面启动突发公共卫生事件应急机制，第一时间启动应急预案；财政部门下拨应急专项资金 7300 万元；北京市突发公共卫生事件应急指挥部及其办公室、入境监测组、医疗组、流调组、物资保障组等 8 个临时机构开始运转。随后，在京中央单位和驻京部队相关部门、市委、市政府相关部门、各区县政府进一步明确了防控职责；每晚坚持召开联防联控视频会商会；地坛、佑安两家定点收治医院随时待命；北京市 125 家二级以上综合医院全部开展"流感样"病例监测。确立了"把紧一个关口，强化三个重点，落实四方责任"的工作格局。北京市中医管理局也在市政府的支持下，6 月 10 日组织召开了"首都中医药防控甲感高层专家研讨会"，[①] 邀请北京市卫生局、药监局、科委等部门相关领导和卫生部、国家中医药管理局防治

---

① 北京市中医管理局：《首都中医药系统防控 A（H1N1）流感高层研讨会举行》，参见 http：//www. bjhb. gov. cn/news. do？dispatch＝readById&id＝25423。

A（H1N1）流感专家委员会在京中西医专家，市卫生局指定收治"人感染甲型 H1N1 流感病例"定点医院——北京地坛、佑安医院——参与治疗的中西医结合专家，以及中国中医科学院、北京儿童医院等多学科专家，共商在可能到来的大疫之前，面对达菲可能出现的耐药性情况，注重祖国医药学抵抗疫病的经典经验，走符合中国国情的抗击流感之路。[①] 我国针对 A（H1N1）流感的防控策略开始调整后，北京市由于国庆庆典活动的需求，继续坚持从严的防控策略。仍以"减少二代病例，严防社区传播，加强重症救治，应对疫情变化"为目标，7 月 10 日启动北京区县集中医学观察工作，扩大医疗救治患者的医院数量；增强基层监测能力；引导公众理性认识流感大流行，做好参加国庆活动人员的防控工作等。

（四）政府与社会、民众在 A（H1N1）应急管理过程中的关系

《突发事件应对法》分别对政府、单位和公民个体三主体在发生自然灾害、事故灾难或者公共卫生事件后的行为进行了规范，其中，政府需要进行的包括救助措施、控制措施、保障措施、保护措施等管理行为；相关单位也要采取包括救助、控制等方面的措施，还须向所在地人民政府报告，并服从人民政府的决定、命令，配合人民政府采取应急处置措施，做好本单位的应急救援工作等；公民个体应当服从人民政府、居民委员会或所属单位的指挥和安排，配合人民政府采取应急处置措施，积极参加应急救援工作等。[②]《突发事件应对法》的这些规定明确了各方在危机发生后的责任和义务，也使得在应对 A（H1N1）流感过程中，各方权责分明，促进了应急管理的有序性。

---

① 北京中医药编辑部：《发挥中西医结合优势，共同防控 A（H1N1）流感》，《北京中医药》2009 年第 6 期。

② 《中华人民共和国突发事件应对法》，2007 年 11 月 1 日《人民日报》。

　　在 SARS 后的第 6 个年头，我国社会力量的发展进一步增强。在针对 A（H1N1）流感疫情的防疫过程中，政府与社会的关系又发生了一些变化，社会在其中的参与度大大增加。例如，在针对 A（H1N1）流感疫情的发现、防疫、疫苗生产、治疗等各个方面均出现了社会团体的身影并发挥了重要作用。在我国的防疫过程中也出现了很多政府与社会相互合作支持的现象。

　　首先，我国政府和国际社会合作方面。4 月 30 日，卫生部宣布我国于上午成功研制了特异而且灵敏的快速诊断方法，这一成果也是国际合作的产物，美国疾控中心、世界卫生组织的专家组都向我国提供了有关信息和技术方面的支撑条件，经过中国疾病预防控制中心和中国医学科学院科学家的努力而研制成功。[1]

　　在 A（H1N1）疫情发现方面，"全球流感项目"建立的监测框架起到了积极作用，墨西哥的流感疫情很快被监测到，世界卫生组织也随即投入工作中，除了早期对于疫情的研判和救助，从 5 月 2 日起，WHO 开始向 72 个发展中国家运送 240 万剂达菲，帮助这些国家应对可能爆发的疫情；同时根据申请情况向世界各地的疫苗生产企业提供 A（H1N1）病毒毒株，协助疫苗研发与生产；并对合理利用防控资源提出指导性意见；在官方网站上定期发布权威防护知识与诊疗指南，指导各国政府与公众科学应对。这些专业意见和建议，对各国的防疫工作均产生了具体的指导作用。我国也不例外，如 5 月 13 日下午，卫生部部长陈竺与世界卫生组织（WHO）总干事陈冯富珍通电话。双方探讨疫情情况和防控措施，并表达了相互合作的意愿。[2] 18 日，卫生部长陈竺在第 62 届世界卫生大会中，提出应对全球卫生工作挑战的三项建议，表示中国愿与各国、各国际组织加强合作，共同应对人类公共卫生安全面临的挑战。[3] 6

---

① 李红梅：《我科学家研制出猪流感快速诊断法》，2009 年 5 月 1 日《人民日报》。

② 白剑峰：《世卫组织总干事：中国防控 A（H1N1）流感积极有力》，《中华疾病控制杂志》2009 年第 3 期。

③ 耿国彪：《A（H1N1）病毒中国阻击战》，《绿色中国》2009 年第 11 期。

月 10 日，卫生部与世界卫生组织（WHO）驻华代表处就当时 A（H1N1）流感疫情新形势和防控合作进行了会谈。WHO 肯定中国所采取的各项防控措施，并愿意进一步加强与中国政府的合作，在疫苗监测、病例分析等方面提供技术支持。①

6 月 1 日，卫生部参考美国疾病预防控制中心的《甲型 H1N1 流感患者和密切接触者抗病毒治疗临时指导意见（2009 年 5 月 6 日版）》和世界卫生组织的《流感大流行期间疫苗及抗病毒药物应用指南（2004 年版）》，结合我国防治 A（H1N1）流感初步经验，印发《甲型 H1N1 流感密切接触者中相关人员预防性用药指南（2009 年试行版）》，供 A（H1N1）流感防控工作参考。② 之后，美国卫生保健流行病学协会（SHEA）发布了《医疗机构甲型 H1N1 流感感染控制预防临时指南》的立场声明，并且得到了美国感染病学会（IDSA）和感染控制及流行病学专业人员协会（APIC）的一致认同，这也对我国科学、规范地防范 A（H1N1）流感提供了一定参考价值。③

在世界卫生组织的联络下，国际合作有序进行，各国联手应对公共卫生危机的能力大幅提升，如在 5 月 27 日，世界卫生组织在美国疾控中心确定了最终的 A（H1N1）流感疫苗生产用毒株，随后，美国疾控中心无偿提供三株 A（H1N1）流感病毒株给我国，④ 使我国华兰生物等公司在 6 月 3 日后陆续收到毒株，⑤ 对我国之后优化病毒检测和疫苗研发均起到了重要作用。

---

① 《中国药房》编辑部：《卫生部与世界卫生组织驻华代表处商谈应对全球 A（H1N1）流感防控》，《中国药房》2009 年第 19 期。
② 卫生部办公厅：《关于印发〈甲型 H1N1 流感密切接触者中相关人员预防性用药指南（2009 年试行版）〉的通知》，《中国医药生物技术》2009 年第 3 期。
③ 美国卫生保健流行病学协会：《医疗机构 A（H1N1）流感感染控制预防临时指南》，《中华医院感染学杂志》2009 年第 13 期。
④ 陈冯富珍：《世界为何需要开展全球卫生行动》，参见 http://www.who.int/dg/speeches/2009/global_ health_ initiatives_ 20090622/zh/index. html。
⑤ 娄圣睿：《华兰生物：首家获得 A（H1N1）流感毒株》，《公司研究》2009 年第 23 期。

其次，我国政府和国内社会各方面的合作。国内社会团体在疫情发生后，除了积极响应政府号召进行配合防疫的行动。还有更多社会团体与政府进行合作的案例。例如，5 月 12 日，德国艾本德公司向上海市公共卫生临床中心捐赠一台实时荧光定量 PCR仪进行 A（H1N1）流感的应急检测工作。[①] 中国旅游饭店业协会根据《中国饭店业突发事件应急规范（试行）》，发布《关于加强我国饭店业防控甲型 H1N1 流感措施的通知》，提出 5 条具体防控措施，规范各项防疫行为，确保饭店业和国家总体的防疫目标保持一致。这也是政府通过行业协会和社会组织在应急管理状态下保持共赢的一个示范，也是当前中国政府和社会组织互动关系的代表。

6 月初，我国在"应对甲型 H1N1 流感联防联控机制科技组"倡议下，中国生物技术集团公司、中国药品生物制品检定所、军事医学科学院微生物流行病研究所、中国医学科学院病原生物学研究所、中国科学院上海巴斯德研究所、吉林大学等包括军队、地方研究机构等 22 家单位作为首批发起者，4 日在北京组建成立"流感疫苗技术创新战略联盟"。[②] 这一联盟的建立，代表了我国加强优势单位创新技术力量整合，对疫苗进行联合攻关的临时性组织联合，也是我国在抗 A（H1N1）流感过程中，政府与社会团体合作的典范。

再如，为普及"甲流"防治知识，四川科学技术出版社和湖南科学技术出版社联合出版了小册子——《甲型 H1N1 流感大众防护手册》，该手册后成为四川省卫生厅和四川省疾病预防控制中心的推荐读物。[③] 8 月 21 日，由中国卫生部、世界卫生组织和《柳叶刀传染病学》医学杂志共同举办"甲型 H1N1 流感应对与准备国际

① 李祎：《上海可 8 小时内确诊病例》，2009 年 5 月 13 日《东方早报》。
② 孙自法：《中国 22 单位缔结战略联盟确保甲流疫苗应急生产》，参见 http：//www. china. com. cn/news/txt/2009 - 06/05/content_ 17891119. htm。
③ 肖聿：《〈A（H1N1）流感大众防护手册〉出版》，《四川党的建设》2009 年第6 期。

科学研讨会"。有关国家（地区）卫生机构负责人、国际组织和非政府组织代表、国内外专家学者等共 600 多人参加了会议。① 社区作为基层防控 A（H1N1）流感的前沿阵地，对相关防疫工作也起到了积极作用，例如，很多省市地区均利用社区资源宣传 A（H1N1）流感的预防知识以及所需要采取的必要预防措施。此外，各社区卫生站在疫苗供应、疫情监控等方面也是功勋卓著。

再次，政府与民众的关系较 SARS 时更紧密、更和谐。在 A（H1N1）流感疫情初期，由于对于疫情的认知有限，政府采取了严格的防控措施，而社会、民间也出现了一定的恐慌情绪。例如，5 月初，因为香港出现 A（H1N1）流感病例，中国铁建股份有限公司取消了计划在香港召开的新闻发布会。国内某行业协会也取消了原定在 5 月下旬举行的行业高峰论坛。5 月 19 日在上海开幕的中国国际食品饮料展，原定参展的 30 多家墨西哥企业也因为流感而放弃参展。② 5 月 10 日我国首例 A（H1N1）流感疑似病例出现在四川，这一信息引起了公众一定程度的恐慌，购买预防药物和防护用品的市民较平时有明显增加。党中央国务院对此高度重视，并进一步增强防控工作透明度，加大 A（H1N1）流感可防、可控、可治的宣传力度，加强国际交流与合作，加强技术和物质准备。地方政府也反应迅速、积极作为，第一时间召开新闻发布会发布权威信息。这一系列信息都有效地满足了公众的舆论诉求，减轻了社会恐惧心理，也确立了政府权威形象。③

除了在互联网上网民们就疫情状况发表看法、提出建议外，政府亦强化公众防控 A（H1N1）流感的意识、观念和行为，保持全社会对防控工作的持续重视和关注，宣传 A（H1N1）流感

---

① 中新社：《李克强出席甲流应对与准备国际科学研讨会》，参见 http：//www. chinanews. com. cn/gn/news/2009/08 - 21/1829811. shtml。

② 徐春林：《展览业从容应对 A（H1N1）流感》，2009 年 6 月 3 日《国际商报》。

③ 唐丕跃、蔡尚伟：《当代中国政府舆论引导的新理念：以 2009 年"A（H1N1）流感"事件为例》，《东南传播》2009 年第 10 期。

可防、可控、可治。卫生部 8 月 31 日进一步加强 A（H1N1）流感防控工作，向全社会发出倡议：要积极开展全民防控流感的健康教育工作，用多种形式主动传播科学的防控知识；加强学校及托幼机构应对 A（H1N1）流感的预案，防范秋季开学后 A（H1N1）流感在学校内暴发流行，坚持每日晨检和"零报告"制度；机关企事业单位减少非必要的跨国跨省旅行，避免集会；新闻媒体工作者继续按照公开透明、及时客观的原则报道疫情和防控工作；公众个人承担防控疫情的社会责任，做好个人防护并及时就医，听从并配合医护人员和公共卫生专业人员的建议和安排。①

疫情的发展伴随着信息控制的相对开放，在反映社会真实疫情的同时也将政府和其他组织的相关行动和防控信息准确传递给民众，因此民众几乎能够在第一时间获知疫情的最新情况和防疫知识，也能够积极配合政府的相关防疫措施进行自我管理。例如，对于防疫的居家隔离措施，报纸电视网络等公共传媒上均有具体指导，使得老百姓对疫情不再恐慌，对居家隔离也不再手足无措。因此，在 A（H1N1）流感防疫期间，社会秩序相对安定平稳，几乎没有出现 SARS 期间的恐慌和出逃现象。

5 月 22 日，国家统计局北京调查总队抽样调查显示，93.9% 的市民对政府控制疫情充满信心，85% 的被访者对政府采取的信息公开及防控措施表示满意，93.2% 的被访者知道防控流感的相关知识。② 还有一些研究表明，在防控 A（H1N1）流感期间，上海市金山区居民的知识来源比较丰富，其中以广播电视、报纸杂志和网络等大众传媒为主，分别为 87.5%、66.5% 和 65.5%，而专家讲座和社区活动比较少，分别占 11.0% 和 14.5%。在需求途径方面也是以广播电视、网络和报纸杂志为主，分别为 69.5%、

---

① 口岸信息快递：《卫生部向全社会发出防控 A（H1N1）流感倡议》，《口岸卫生控制》2009 年第 4 期。

② 张莉、杨丹：《筑起阻击 A（H1N1）流感的坚实防线》，《北京支部生活》2009 年第 7 期。

64.0%和63.5%。[①] 北京市居民获取 A（H1N1）流感相关信息的主要途径为：电视（93.2%）；报纸、杂志、书籍（64.8%）；广播（42.2%）；互联网（41.3%）。这一信息获取实际途径与当地居民最希望获取信息的途径基本吻合。大多数人对于 A（H1N1）疫情的认识较为正确，对 A（H1N1）疫情信息发布的及时性、公开性、可理解性、发布形式和信息量的满意度较高，分别为87.6%、81.7%、82.6%、85.4 和77.7%。[②] 有学者对学校的调查发现，有81.4%的教师认为政府透露信息及时、充分、真实，79.1%对教工参与学校 A（H1N1）流感防控工作表示理解，90.7%认为教工参与学校 A（H1N1）流感防控工作适量，调查对象普遍认为 A（H1N1）流感可防、可控、可治，处于疫情阶段的师生对 A（H1N1）流感防控很有信心。[③] 还有研究对深圳市社区与入境人群进行电话调查，社区居民对 A（H1N1）流感疾病的知晓率为87.9%，对症状、传播方式和预防措施的知晓率分别为82.1%、63.5% 和73.0%，66.9%的社区居民对 A（H1N1）流感防控工作表示满意。[④] 还有研究对潮州市不同人群的 A（H1N1）流感的认知进行抽样调查，发现样本对于 A（H1N1）疾病的传播方式、临床表现、预防措施等的了解程度均较高。[⑤]同类型的一系列调查表明，在针对 A（H1N1）流感疫情的防疫过程中，相关疫情信息发布和普及都获得了比较好的效果，这有效地遏制了疫情发展期小道消息的出现，也对遏制社会产生恐慌

---

① 高霞、陶建秀、包小凤：《上海市金山区居民 A（H1N1）流感知识知晓率调查》，《职业与健康》2010 年第 3 期。

② 丁素琴、邢丽丽、杨学军：《北京市东城区居民 A（H1N1）流感认知及态度调查》，《中国健康教育》2009 年第 8 期。

③ 吴育红、付伟、桑丽、姜玉芬：《某高校师生对 A（H1N1）流感的认知和行为调查》，《中国学校卫生》2009 年第 12 期。

④ 逯建华等：《深圳市社区人群与入境人群 A（H1N1）流感知信行电话调查》，《中国健康教育》2009 年第 12 期。

⑤ 张晓宏、张时明：《潮州市不同人群 A（H1N1）流感知识、态度和行为现状调查》，《广东医学》2009 年第 12 期。

情绪起到了积极作用。

疫情信息的公开透明报道政策不仅没有带来社会恐慌，反而使得社会更加有序，加上政府部门积极召开流行病、临床、病毒学等方面的专家研讨会，发动专家深入社区和医疗机构，指导科学救治，帮助市民增强战胜疫情的信心。这些工作也使社会公众更愿意配合政府的防疫工作，因此在校园疫情多发阶段，孩子们每天携带家长签字的健康表到校，自觉接受晨午检；在社区，工作人员和普通群众主动做好重点人群的健康监测工作并提供后勤保障，确保重点人群在家中进行居家医学观察。

二　A（H1N1）事件的管理机制分析

为了将 A（H1N1）事件和 SARS 案例进行比较，下面从动力机制、整合机制、激励机制、控制机制、保障机制等方面对我国 A（H1N1）应急管理的机制进行分析。

（一）A（H1N1）应急管理过程中的动力机制

当墨西哥传出一种新的疫情病死率较高且传播迅速的信息后，世界卫生组织在短期内对疫情的警告逐步升级，我国政府做出了按照甲型传染病标准对 A（H1N1）流感进行严格防控的决定，并获得了舆论广泛的理解和支持。[①]

A（H1N1）流感虽然传播力强，但致病性特别是病死率并没有像人们担心的那么强，相关研究和临床数据显示，新流感病毒的病死率不足 1%，仅相当于季节性流感水平，与 1918 年大流感的 2% 相去甚远，也远低于 SRAS 的 10.34%。A（H1N1）流感的病情比原先的估计温和，其传染性仅表现为比季节性流感略强。[②]

---

① 孔鹏、孟庆跃、贾莉英：《我国 A（H1N1）流感防控策略的评析及选择》，《医学与哲学》2009 年第 10 期。

② 刘京京：《备战流感大流行》，《财经》2009 年第 12 期。

于是，从 2009 年 5 月中下旬开始，美国政府及时调整策略，停止计算病例个案，防控重心转移到监控疫情发展趋势，加紧研制 A（H1N1）流感疫苗，积极应对秋季可能发生的第二波疫情。一些欧美国家随后也将防控工作转入与季节性流感一起进行常规监测和防控，相继把医疗资源的重点转向治疗而非预防和确诊。

香港特区也经历了相似过程。4 月 30 日，香港发现首例病例，5 月 1 日特区政府立即宣布将香港的传染病警戒级别由"严重"提升至"紧急"，继续以"围堵"策略应对疫情，包括在口岸采取严格防疫措施、严密隔离受感染病人、追踪可疑患者等。5 月 20 日，香港出现较多病例时，特区政府宣布进入"控疫后期，缓疫初期"阶段，不再对与患者密切接触者实施隔离，改为前往卫生署指定诊所服用抗流感药物及接受身体检查；稍后又调整为病情轻微者可回家治疗，重症患者方需住院，不再追踪密切接触者。这一决定，标志着香港特区政府对 A（H1N1）流感疫情进入常态管理。① 尽管国内也出现了防控措施应该"从紧"还是"放松"的争论，但我国在相当长的一段时间内仍然坚持严格的防控措施。

至 7 月 8 日，卫生部下发《关于进一步完善 A（H1N1）流感防控措施的通知》，将密切接触者的集中医学观察调整为可以居家医学观察；密切接触者范围缩小；重症病例须每日上报病情，医疗和诊治转变为收费等。7 月 11 日，国家卫生部将 A（H1N1）流感调整为乙类传染病管理。② 这意味着我国正式调整 A（H1N1）流感防控策略，针对 A（H1N1）流感疫情的防治方针从"早发现、早治疗、早用药"的"三早"转变成"防重症、防扩散、防大疫"的"三防"，直到"疫苗接种"的逐步开展。

鉴于世界卫生组织对 A（H1N1）流感疫情的警告级别在短

---

① 王鸣、肖新才：《目前 A（H1N1）流感疫情的防控形势与对策探讨》，《中国预防医学杂志》2009 年第 10 期。

② 王鸣、肖新才：《目前 A（H1N1）流感疫情的防控形势与对策探讨》，《中国预防医学杂志》2009 年第 10 期。

期内不断升级，中国对 A（H1N1）的应急反应符合应急管理的基本原则。

（二）A（H1N1）应急管理过程中的整合机制

应急管理过程中的整合机制是指在应急管理过程中，如何更好地将各方资源进行有效协调，使各方资源能够合力增加应急管理的效度。A（H1N1）应急管理过程中，信息沟通机制和部门协调机制在其中起的作用最为明显。

在信息沟通机制方面，主要包括以下几点：第一，新闻发布会制度的建立健全。在 A（H1N1）流行过程中，各地出现疫情后，均能坚持及时发布官方信息，多次召开新闻发布会，与社会各组织、部门、民众及时沟通热点问题，确保第一时间向各种主流媒体发布权威信息。同时通过电视台、广播电台、报纸、网络等大众传媒普及 A（H1N1）流感防治知识，开展卫生防病培训和宣传教育活动。通过各级医疗卫生机构、社区卫生服务网络，编印宣传材料等，对居民开展卫生防病宣传。确保社会秩序和应急管理安定平稳。①

第二，传统媒体的公开透明。A（H1N1）疫情升级之初，美国多位卫生健康新闻领域有影响的资深采编人员认为，媒体不应该过度报道、制造恐慌气氛；过多的负面报道可能引起恐慌，建议记者和编辑从报道基本事实入手，同时多报道专家应对疫情的建议。② 因此，透明开放又有序管理的新闻报道也增加了危机时期社会整合的能力。以杭州报纸为例：《今日早报》5 月 16 日刊登了《"甲流"来袭，如何从容应对?》，专访了杭州市疾控中心赵国秋主任，给市民上了一堂科学防控流感与心理应对课，并配发了《我省 6 名密切接触者全部解除隔离》，以稳定市民情绪。

---

① 高婷、郭积勇、庞星火、黎新宇、张奕：《北京市 A（H1N1）流感防控策略分析》，《首都公共卫生》2009 年第 6 期。

② 郑蔚雯：《"A（H1N1）"疫情报道，美国报纸缺位了吗?》，《新闻实践》2009 年第 8 期。

《钱江晚报》则开辟了"阻击流感疫情·动向"专版，并派记者赴疫情第一线采访，在 5 月 12 日的第 12 版刊登了《本报记者直击疫情第一线》，记者以看病为由进入医院，将流感检测全过程、隔离医院的情况，甚至患者的伙食待遇等情况都详尽地呈现在读者面前。① 和 SARS 初期危机信息发布相比，本次传统媒体在配合官方信息发布过程中起到了积极的社会整合作用。

第三，网络等新媒体的运用。以网络媒体为例，随着互联网的发展，互联网已经成为民众了解信息、搜索信息的主要渠道。网络和传统信息发布不一样，传统信息发布主要以权威部门向社会单向流动为主，网络信息的多元化使得双向信息甚至多面向信息的流动成为可能。因此，如何掌控网络信息的流向对于危机应急管理所需要的整合来说作用更加重要。

美国在 A（H1N1）疫情暴发后，表面上传统媒体低调处理，但美国卫生部门却花费了大量精力绕过传统媒体，重点使用新媒体；利用博客、手机、网络论坛等媒体，使其成为政府的新闻平台，扩展官方舆论。② 美国皮尤研究中心在 5 月初进行的新闻兴趣指数调查显示，49% 的美国人是从互联网获得甲型流感信息的，60% 的小于 40 岁的人表示他们都是通过互联网了解甲型流感新闻的；25% 的人认为互联网是获取疫情信息最有用的信息来源，19% 的人认为是有线新闻网，17% 的人认为是本地电视新闻，9% 的人认为是夜间广播网，9% 的人认为是报纸。③ 因此，在这一新的历史时期，危机应急管理需要依赖信息沟通更为双向性的信息发布平台，因此网络信息沟通的疏导也起着非常重要的作用。

① 顾行洋：《健康传播活动中我国媒体的新定位——以 A（H1N1）流感事件为例》，《理论探讨》2009 年第 22 期。
② 赵飞：《从 A（H1N1）流感事件看美国卫生部门的网络舆论引导》，《新闻与写作》2009 年第 7 期。
③ 转自赵飞《精确化、隐形化：从甲型流感事件看危机传播新思路》，《国际新闻界》2009 年第 6 期。

在应对 A（H1N1）的过程中，美国更倾向通过网络发布和社会进行信息沟通。例如，美国疾控中心积极利用自身网站与公众沟通，网站首页设醒目的 A（H1N1）流感的专题栏，专栏内提供 A（H1N1）的知识和预防建议；提供每日疫情简报报告流行情况和死亡人数；提供每日新闻发布会的录音或视频，给国内外旅行者提供建议和提示信息；提供 FDA 授权的紧急治疗药物使用建议；提供 800 免费咨询热线；提供视频，供新闻报道采用和普通民众下载。不提供煽情的或者可能引发恐慌的新闻；在其选择的新闻标题中，绝大多数新闻标题都是以疾控中心、世界卫生组织或者美国药品管理局这些官方权威机构为信息源。此外，美国还通过网络建立了"每日健康 widget"，这是由疾控中心通过其官方网站实施的，将官方信息内容直接展示在用户个人网络页面上的新媒体传播技术。利用此技术，网络用户可以直接将政府官网站信息"嵌套"在门户网络主页、博客或者其他任何网站中。一旦用户将 widget 应用在自己的网页上，用户不需要任何技术维护，就可以得到自动更新的内容。这意味着个人可以轻松获得可信的健康信息，也意味着官方不需要增加成本，就把官网建到了成千上万网民的博客、网页上，使用户自觉成为官方信息的传播者，使官方信息发布的效果事半功倍。[①] 经过美国卫生部门一系列的危机传播举措后，5 月 19 日公布的全美民意测验表明，只有1/6 的美国人担心他们以及家人会感染 A（H1N1）流感，表明美国人对 A（H1N1）的担忧正在下降。[②]

我国在 A（H1N1）流感防疫过程中，也充分使用了网络技术。例如，中央政府和地方政府的官方网站以及卫生部或疾控中心的网站均在显著位置建立了 A（H1N1）流感的专题报道区，使人们很容易地查获相关信息。其他各大公共门户网站也相继建

---

① 赵飞：《从 A（H1N1）流感事件看美国卫生部门的网络舆论引导》，《新闻与写作》2009 年第 7 期。

② 赵飞：《从 A（H1N1）流感事件看美国卫生部门的网络舆论引导》，《新闻与写作》2009 年第 7 期。

立了 A（H1N1）流感疫情的专题，及时发布相关疫情和防疫信息。在这一次阻击 A（H1N1）流感行动中，还出现了一种新的信息发布情况：隔离人员通过博客书写"隔离日记"。《中国经济导报》从 5 月 16 日起开辟专栏，连载被隔离的北京姑娘仲爽的"隔离日记"，让民众了解被隔离者在隔离点的情况，既帮助被隔离者度过了在隔离点的日子，又帮助外面的民众及时了解被隔离者及隔离点的情况，使人们对 A（H1N1）流感的恐惧感下降，[①]也促进了危机中的社会整合。

第四，咨询电话等沟通机制的建立。当 WHO 将全球流感大流行预警级别由 4 级提高到 5 级时，上海出入境检验检疫局在 4 月 30 日面向全国开通了"800A（H1N1）流感咨询热线"。这是特别为社会公众开通的全国免费医学援助热线，其设立之初衷是为入境后各国旅行者健康咨询和就诊指导提供及时便捷的直通式服务。随着疫情的发展和公益电话知晓率的提高，在华的亲朋好友或公司人员也开始通过"800 热线"获得所需的相关服务，而持有《方便就诊卡》的入境人员来电仅占 3.80%；来电询问重点关注入境人员在国境口岸将接受哪些检疫检查、是否被留验及其隔离观察的标准，这些是"800 热线"咨询比例最高的电话内容。值班热线的 28 名咨询人员均是上海国际旅行卫生保健中心具有医学专业背景、持有执业医师资格证书的临床工作者和科研人员，在上岗前均接受过电话咨询技能和 A（H1N1）流感相关知识的培训。[②] 开展"800 热线"电话咨询工作，服务公众的同时也帮助检验检疫机构了解公众在不同阶段的信息需求，为相关信息发布和健康教育工作提供依据。

第五，部门协调方面主要是联防联控机制的实施。在世界卫生组织通报疫情后，我国迅速成立了由卫生部牵头、33 个部门参

---

① 顾行洋：《健康传播活动中我国媒体的新定位——以 A（H1N1）流感事件为例》，《理论探讨》2009 年第 22 期。

② 张琳等：《"800 咨询热线"在预防控制 A（H1N1）流感中的作用》，《中国国境卫生检疫杂志》2009 年第 4 期。

与的应对 A（H1N1）流感联防联控工作机制。[①] 在 SARS 疫情初期，各部门分而治之从而产生难以统一管理的混乱局面，现在由于联防联控机制的实施，这种混乱局面没有在 A（H1N1）疫情防控中出现。5 月 4 日下午，国务院副总理李克强在卫生部召开座谈会，听取院士专家意见，检查联防联控机制工作情况。他强调为加强 A（H1N1）流感防控工作，有关部门建立了应对 A（H1N1）流感联防联控工作机制，下设综合、口岸、医疗、保障、宣传、对外合作、科技、畜牧兽医等 8 个工作组和 1 个专家委员会，在中央统一领导下分工负责、协调配合，共同落实各项防范措施。[②]

在 A（H1N1）流感防控工作期间，包括政府、军队、交通、海关、边防、航空等方面的联防联控工作开展顺利，与医院、疾病预防控制中心联系紧密，专人负责，一旦出现 A（H1N1）流感疑似病例，及时与医院做好转送交接隔离工作，并及时将情况通报疾病预防控制中心，使防疫工作快速有效。

（三）A（H1N1）应急管理过程中的激励机制

应急管理中的激励机制是指在应急管理过程中，为了保证应急管理措施的有效执行，促进应急管理的目标早日实现所执行的一系列措施。笔者认为应急管理的激励机制可包括正面和负面两个方面，正面激励主要有奖励机制，负面激励主要有惩罚机制。

在 A（H1N1）流感应急管理过程中，兼有正面和负面两个方面的激励机制。在奖励机制方面。例如，对甲流防控过程中有功个人进行奖励；接触甲流患者的出租车司机由于主动配合医学观察，所以给予奖励。[③] 又如对于研制甲流防治药物有突出贡献

---

① 《中国药房》编辑部：《卫生部部长陈竺：中国应对 A（H1N1）流感积累六大经验》，《中国药房》2009 年第 26 期。

② 李斌：《李克强强调公开透明地做好 A（H1N1）流感防控工作》，参见 http://www.gov.cn/ldhd/2009 - 05/04/content_ 1304218. htm。

③ 严薇：《接触甲流患者的哥获奖励》，2009 年 6 月 12 日《南方都市报》。

的专家给予一定的物质奖励。① 除了以上具体奖励措施外，为了确保 A（H1N1）流感防控措施的有效，管理部门还采取了一系列惩罚措施保证应急措施的执行。例如，我国在防控 A（H1N1）流感初期，规定入境人员必须如实填写健康申明卡。从媒体报道来看，大多数归国人员都能积极响应政府的号召，配合相关部门的工作，但还是出现了一些不和谐的声音。例如，我国首例 A（H1N1）流感患者包某，在来自和经停美国、日本两个疫情国家，并已发生咽痛等症状的情况下，却没有向机场方面声明；广州患者李某归国后没有居家观察，而是在身体不适的情况下仍前往影楼拍摄婚纱照，使广东出现国内首例二代病例，被网民称为"李染染"；还有一位被网民称为"何逛逛"的北京第 14 例 A（H1N1）流感患者，因在入境时未如实填写健康申明卡，未报告上飞机前曾与确诊病例接触的经历，后又多次乘坐公共交通工具参与各种聚会，最终造成 88 名密切接触者需要集中进行医学观察，而被北京市检验检疫局处以行政警告处罚，何某也成为北京第一个因瞒报甲流病情受到处罚的患者。处罚不是目的，教育才是关键。这一处罚向人们传递了一种信号，凡违反规定的不当行为必将遭到惩戒。同时，它也向社会发出一种呼唤：在此次防治 A（H1N1）流感的过程中，公众尤其是归国人员，必须担当起应有的公民意识，把疾病带来的影响控制在最小范围。②

综上所述，在 A（H1N1）流感防控过程中，不论是正面激励机制还是负面激励机制，均广泛运用于应急管理的管理机制中，以保障相关管理措施的执行和管理目标的实现。

（四）A（H1N1）应急管理过程中的控制机制

应急管理过程中的控制机制主要是指在应急管理过程中，为

---

① 陈建：《北京专家研制出世界首个防治甲流中药方剂获金奖》，参见 http://www.chinanews.com.cn/jk/news/2010/01-22/2085685.shtml。

② 张遇哲：《处罚"何逛逛"呼唤公民责任意识》，2009 年 6 月 22 日《燕赵都市报》。

完成管理目标所进行的具体管理措施。卫生部部长陈竺于 2009 年 8 月 21 日在京召开的"甲型 H1N1 流感应对与准备国际科学研讨会"上总结提出，中国在应对甲型 H1N1 流感中积累了六方面经验：第一，建立联防联控工作机制；第二，采取严格的口岸出入境检验检疫措施；第三，加强对密切接触者的管理措施；第四，加强监测和报告；第五，不断调整和完善病例诊断和治疗；第六，加快疫苗研发。① 其中的联防联控工作机制、强化对密切接触者的管理措施即隔离措施、监测报告机制等均属于对疫情的控制机制，而口岸检疫、病理诊断和治疗、疫苗开发则属于专业技术范畴。本书将主要论述隔离措施、监控机制、快速反应机制的具体运行情况。

首先，严格隔离措施的执行是防控疫情传播、扩散的重要举措。《突发公共卫生事件应急条例》第 44 条规定："在突发事件中需要接受隔离治疗、医学观察措施的病人、疑似病人和传染病病人密切接触者在卫生行政主管部门或者有关机构采取医学措施时应当予以配合；拒绝配合的，由公安机关依法协助强制执行。"②

以北京市为例，为加强防控工作，北京市医疗机构实行流感样病例分诊制和首诊负责制，并对全市的医疗机构及其医务人员强化临床症状检测和流行病学调查技能的培训。同时，指定地坛医院和佑安医院两家传染病专科医院为流感病例的定点收治医院，协和医院则被指定为输入性外籍病例的定点收治医院。随后地坛医院和佑安医院迅速安排人手，连夜腾出了标准病房和负压环境病房，随时准备收治病人。与此同时，北京市急救中心也准备好了急救负压车，以备及时运送呼吸道传染病患者。此外，为了便于密切接触者主动向疾控中心反映情况，5 月 11 日上午，北京市卫生局决定利用电视、广播、报纸、网络、手机短信等各类

---

① 《中国药房》编辑部：《卫生部部长陈竺：中国应对 A（H1N1）流感积累六大经验》，《中国药房》2009 年第 26 期。

② 齐星、陈莉：《由 A（H1N1）流感探讨我国传染病防控的法律制度》，《天津市政法管理干部学院学报》2009 年第 4 期。

媒体、平台，紧急发出动态"寻人公告"。考虑到密切接触者中
有外国人，卫生局又紧急发出了中英文对照启事。① "12320"公
共卫生公益热线全天候保持畅通，为市民提供健康咨询服务；群
发手机短信 1000 余万条，615 万份宣传海报、折页、光盘等宣传
品在社区发放，147 家驻华使馆、20 家驻华代表机构和 14 家驻华
商社也收到了中英文宣传手册，确保疫情发布的透明公开。5 月
22 日，国家统计局北京调查总队抽样调查显示，93.9% 的市民对
政府控制疫情充满信心，85% 的被访者对政府采取的信息公开及
防控措施表示满意，93.2% 的被访者知道防控流感的相关知识。②
这些措施都保证了北京市防疫部门在疫情出现后，快速高效的应
急管理措施执行的有效度。

此外，在校园聚集性疫情发生后，7 月 21 日，国家应对 A
（H1N1）流感联防联控工作机制（指挥部）下发通知，要求各地
加强管理，防范 A（H1N1）流感通过学生暑期夏令营、少年军
校、集中考察、培训班等活动传播扩散。对计划开展的活动，应
依据"非必须不举办"的原则，并根据本地疫情防控实际，进行
认真审核；一些病例数较多的地区，应尽可能缩小活动的数量和
规模；疫情防控重点地区，尽可能停止学生集中活动。③

总体而言，A（H1N1）流感疫情期间，我国的隔离措施并不
是一成不变的，最初，卫生部门在对病例实行定点医疗机构隔离
治疗的同时，对密切接触者进行医学观察。随着对疾病认识的不
断深入，病例诊断和治疗等相应措施也在不断地调整和完善，相
应的隔离也由原来所有确诊病例在定点医疗机构隔离治疗，调整
为重症病例及高危人群集中收治，轻症病例可采取居家隔离

---

① 季长亮、任艺：《战斗在继续——北京市卫生、药监系统抗击 A（H1N1）流
感纪实》，《首都医药》2009 年第 7 期。
② 张莉、杨丹：《筑起阻击 A（H1N1）流感的坚实防线》，《北京支部生活》
2009 年第 7 期。
③ 吴佳佳：《我国严防 A（H1N1）流感通过暑期集中活动传播扩散》，2009 年 7
月 22 日《经济日报》。

治疗。

其次，疫情监控措施的实施也是防止疫情扩散的有效措施。据世界卫生组织关于美国、墨西哥出现 A（H1N1）流感疫情的通报，国家质检总局 4 月 25 日发布紧急公告，要求来自 A（H1N1）流感流行地区的人员，入境时应主动向检验检疫机构口头申报，过去两周去过流行地区的人员，入境后出现流感样症状的，要及时与当地检验检疫机构联系。口岸检验检疫机构要加强对入境人员的体温检测、医学巡查等工作，对主动申报或现场查验发现有流感症状的人员要仔细排查，对受染人或受染嫌疑人采取公共卫生观察、隔离、送指定医院诊治等检疫措施。①

但是，在疫情全球大流行的背景下，疫情的发生仍是不可避免，我国在疫情发生初期，开展登机检疫、体温检测、健康申报等工作，并对密切接触者实行严格的隔离医学观察。随着疫情变化，相关措施也作了相应调整。从 4 月底到 7 月初期间，全国出入境检验检疫口岸累计发现病例约占内地输入性确诊病例的 42%以上。其中空港口岸发现确诊病例 241 例，约占 75%。入境有症状旅客自主申报的比例占 20%。② 另有学者统计，主动申报症状并采集鼻咽拭子检出病理的约占总采样人数的 39.3%，占全体申报人数的 30.6%。因此，主动申报症状者也是 A（H1N1）流感疫情防控的重要手段之一。③ 主动申报措施的开展有利于提高防疫工作的效果。但是，主动申报症状的执行却很难保证，除了要有相关法律法规来进行保障落实外，还要有相关配套措施才能提高相关人群的主动申报率。

我国在 A（H1N1）流感疫情防控期间，出入境检验检疫部

①　国家质检总局：《中国将加强人感染 A（H1N1）流感检验检疫》，《化学分析计量》2009 年第 3 期。

②　泽敏：《出入境检验检疫部门口岸防控 A（H1N1）流感有关工作情况》，《商品与质量》2009 年第 27 期。

③　王蕾：《从 A（H1N1）流感看传染病防控对策》，《口岸卫生控制》2009 年第 6 期。

门采取了一系列措施来确保这一规定实施：第一，入境人员填报健康申明卡制度。第二，入境人员体温检测措施。第三，要求对来自有 A（H1N1）流感确诊病例的国家和地区的交通工具或报告有症状者的交通工具，坚持交通工具检疫措施。第四，完善有症状及其密切接触者的管理。第五，交通工具上的乘务人员注意观察乘客健康状况，发现有流感样症状者及时报告。[①]

再次，快速反应机制是危机应对的必要手段。2009 年的"A（H1N1）流感"事件是继 2003 年"SARS"事件之后最严重的公共卫生事件。我国在 A（H1N1）疫情发生后，各方面的反应均比较快。4 月 25 日，世界卫生组织发出墨西哥和美国发生的流感疫情警告之后，中国政府就主动、积极应对。首先，及时启动应急机制。4 月 30 日，我国迅速成立了由卫生部牵头、33 个部门参与的应对 A（H1N1）流感联防联控工作机制，下设医疗、保障、宣传、对外合作等 8 个工作组及 A（H1N1）流感防控工作专家委员会，并且确立了"高度重视、积极应对、联防联控、依法科学处置"的防控原则。同时，地方各级政府也相应地建立了由相关部门参与的联防联控工作机制或指挥部，统一指挥和协调辖区内的 A（H1N1）流感防控工作。[②]

此外，国家质检总局启动应急预案，连夜发布第 30 号紧急公告，加强各口岸检验检疫。鉴于当时误认为疫情可能由猪引起，4 月 26 日，国家质检总局和农业部联合发布第 31 号公告，禁止从墨西哥和美国 3 个发生 A（H1N1）流感疫情的州进口猪及其产品。[③] 农业部 4 月 28 日发出通知，要求各地加强 A（H1N1）流感防控，确保重大动物疫病防控形势稳定，维护公共卫生安

① 泽敏：《出入境检验检疫部门口岸防控 A（H1N1）流感有关工作情况》，《商品与质量》2009 年第 27 期。

② 王坤宁：《预防 A（H1N1）流感，新闻出版界全力以赴》，2009 年 5 月 13 日《中国新闻出版报》。

③ 苟铭：《打好这场防控硬仗——全国质检部门采取有效措施严防 A（H1N1）流感疫情》，《中国质量技术监督》2009 年第 5 期。

全，促进生猪生产稳定发展。4 月 28 日，国务院召开常务会议专题研究部署 A（H1N1）流感防控工作，国务院办公厅下发通知，要求各地、各部门准确判断当前形势，按照"密切追踪、积极应对、联防联控、依法科学处置"的原则，建立部门联防联控机制。

5 月 1 日，我国研制出 A（H1N1）流感病毒快速检测方法。5 月 8 日，卫生部印发《甲型 H1N1 流感诊疗方案（试行版）》。①这些都发生于我国首例病人出现之前，保证了我国疫情发生后的救治与防疫。

在对公众进行宣传教育方面。我国出版界反应迅速，其作为可圈可点，到 5 月中旬，"已经正式出版了 13 种防控 A（H1N1）流感的出版物。这些出版物形式多样，内容丰富，实用性、普及性较强。其中，图书 11 种，音像制品、网络出版物各 1 种。"②

再以我国首例 A（H1N1）流感确诊患者为例，10 日下午 3 时许，四川发现首例 A（H1N1）流感病例，省卫生厅立即上报国家卫生部，并迅速启动突发公共卫生事件应急预案，开始调用公安、机场、医院、航空公司等力量，相关航班的旅客名单，甚至机场所有与其有关的视频监控均被调出，定位与追踪所有的密切接触者，参与追踪行动的除四川省公安厅外，还涉及全国 21 个省、直辖市、自治区的公安系统，所有能够动员的力量都被征集起来，A（H1N1）流感防疫战开始在全国范围内展开。卫生部专家小组也于当晚急飞成都，连夜商讨防疫方案。在国家疾控中心和军事医学科学院的两个实验室确定该患者为确诊病人后，成都市人民政府新闻办公室果断决定于 5 月 11 日凌晨 3 点召开新闻发布会，在第一时间向媒体、向公众通报有关疫情，成都市卫生局局长、市疾控中心和市传染病医院负责人组成的新闻发言人团

---

① 吕志平、朱兆银、肖潜、周李承：《从严从紧从细的出入境检疫措施对控制 A（H1N1）流感传播的作用》，《中国国境卫生检疫杂志》2009 年第 3 期。

② 王坤宁：《预防 A（H1N1）流感，新闻出版界全力以赴》，2009 年 5 月 13 日《中国新闻出版报》。

队也随即成立。凌晨3点，成都市政府新闻发布会准时召开，公布了该患者的所有状况。11日早晨，《四川日报》、《华西都市报》、《成都商报》、《成都晚报》等各大报纸都以重要版面和大量篇幅报道了新闻发布会的有关内容，而通讯社、电台、电视台也利用各自优势，迅速播发有关新闻，使政府权威信息成为舆论主导。11日上午10点，卫生部公布中国首例 A（H1N1）流感患者确诊。① 当天，四川省政府、卫生部等就此分别召开了三场新闻发布会和通气会，全面、准确地介绍了有关疫情防控工作的进展情况，同时通过媒体向公众普及了预防知识，从而避免了社会上出现类似"非典"时听信流言、抢购物资等不理智行为。②

以北京市为例，北京市未发现病例时，就已启动了首都突发公共卫生事件应急机制，确立了"全面预防、有效控制"的总体要求，全面部署防控工作：成立市级指挥部，强化首都联防联控机制；实施每日首都联防视频会议会商机制，启动市区两级应急工作机制。具体包括加强出入境检验检疫制度，向旅客发放就诊方便卡，建立部门间的紧密协调机制、疫情通报和信息交流机制、传染病管理监测排查和转运制度、技术指导协作支持制度、物资保障制度等。5月16日，北京市报告第1例输入性病例，随后各项工作按照之前既定的防控策略逐步实施：信息公开发布，病例及时救治，接触者集中医学观察，归国人员自觉居家医学观察7天，999、120急救中心免费上门接送到指定发热门诊救治等。这样，北京市通过"外堵输入，内防扩散"的防控策略，5~6月底，60%病例通过机场检验检疫及口岸健康提示被发现，40%病例通过医疗机构排查被发现。7月1日，北京市出现聚集性病例暴发，7月10日，我国的防控策略调整，但北京市由于国庆庆典活动的需求，仍然继续坚持从严的防控策略，仍以"减少

---

① 张晓晖：《追捕 H1N1》，2009 年 5 月 18 日《经济观察报》。
② 李立言：《一场凌晨三点召开的发布会——成都市有效引导舆论从容应对首例 A（H1N1）流感病例》，《对外传播》2009 年第 7 期。

二代病例，严防社区传播，加强重症救治，应对疫情变化"为目标，并启动区县集中医学观察工作，扩大医疗救治患者的医院数量；增强基层监测能力；引导公众理性认识流感大流行，做好参加国庆活动人员的防控工作等具体措施。9月1日后，多所学校出现聚集性发病，疫情防控重点则转换成在稳定校园秩序进行防控的同时，积极开展预防药物和甲型流感疫苗的接种工作，为国庆60周年大典的圆满成功做保障。①

此外，在"A（H1N1）流感"事件的过程中，中国还面临一次国际舆论危机。5月2日，墨西哥一些政府官员和媒体针对中国对来华墨西哥公民采取的医学隔离措施表示不满，抱怨其国民受到歧视，指责中国等国家停飞了与墨西哥之间的航班。② 我国对此进行了及时回应，新华网于5月3日发表了题为《雪中送炭——我向墨提供人道主义紧急援助前后》③ 的文章，介绍了中墨两国共同应对疫情的密切联系。第二天，中国外交部表示，有关措施并非针对墨西哥公民，没有歧视性，这一问题是纯粹的卫生检疫问题。温家宝总理也对此次舆论事件及时回应，指出这样做是为了对全世界防控工作有利。此外，墨西哥华侨联合总会秘书长焦美俊亦表示，中国政府采取的应对机制是出于科学和医学上的建议，不能被简单地理解为歧视政策。与此同时，5月4日，中国第二批人道医疗救援物资运抵墨西哥。5月5日，中国派往墨西哥的包机载着79名中国公民离开墨西哥城，8名在北京的墨西哥籍人员亦搭乘墨西哥政府派出的专机回国，这场舆论风波才逐渐平静下来。④ 从A（H1N1）流感疫情的防控过程中产生的这

---

① 高婷、郭积勇、庞星火、黎新宇、张奕：《北京市 A（H1N1）流感防控策略分析》，《首都公共卫生》2009 年第 6 期。

② 王新萍：《墨外长言论引发排外情绪，墨网民叫嚷拒买中国货》，2009 年 5 月 4 日《环球时报》。

③ 朱立毅、栾翔、陈瑶：《雪中送炭——我向墨提供人道主义紧急援助前后》，2009 年 5 月 4 日《人民日报》。

④ 唐丕跃、蔡尚伟：《当代中国政府舆论引导的新理念：以 2009 年"A（H1N1）流感"事件为例》，《东南传播》2009 年第 10 期。

次危机事件处理，可以看出我国政府的快速反应机制已经较
SARS 时期大大加强。

（五）A（H1N1）应急管理过程中的保障机制

应急管理过程中的保障机制主要是指在应急管理过程中，促
进应急管理目标实现的其他保证因素，在针对 SARS 疫情的应急
管理过程中，具体包括法律制度、资源保障、科学研究等方面的
措施。

首先，在法律制度建设方面。欧美国家在 A（H1N1）流感
防疫过程中，特别注意依法执行防疫措施。如美国食品药品监督
管理局（FDA）在美国的 A（H1N1）期间，通过强化法律以保
护消费者远离那些宣称可诊断、预防、减轻、治疗或治愈 A
（H1N1）流感的非法产品，保护公众免受一些欺诈宣传的损害。
如 FDA 在自己的网站上对出售和宣传非法产品的网站和产品进行
公示，共发出 50 余封警告信，对那些并没有解决警告信中提到
的违法事实的网站，考虑进一步运用如查封、禁令和犯罪诉讼等
民事或刑事强制执行措施，这使超过 66% 的网站撤销了相关宣传
和产品。[①]

由于有了 SARS 危机得到的经验教训，我国加大了对突发公
共卫生事件应急法律体系的建设力度。《中华人民共和国传染病
防治法》自 2004 年 12 月 1 日起施行。此外，《中华人民共和国
国境卫生检疫法》、《中华人民共和国突发事件应对法》、《突发公
共卫生事件应急条例》这些法律法规为我国政府制定流行性传染
病防治的相关措施提供了合法性基础。[②]

具体包括：第一，新《传染病防治法》确定了对疑似病例隔
离观察的制度；将疑似病例的隔离观察通过立法手段规定下来，

---

① FDA：《FDA 警告网站禁止销售欺诈性的 H1N1 流感相关产品》，《临床合理
用药》2009 年第 10 期。
② 陈明亭：《预防为主向前延伸的具体体现：〈传染病防治法〉修订的基本思路
之一》，《疾病监测》2005 年第 1 期。

并兼顾了公权力和私权利的保护，为消除传染病源头、防止病情扩散起到了积极作用。第二，2007 年 12 月 29 日修订后的《国境卫生检疫法》颁布实施，对防范 A（H1N1）流感的入侵起到了积极作用。第三，《突发事件应对法》的立法理念，是在突发事件中，尽量压缩对民主和自由影响的前提下有效控制危机，维系社会共同利益，这部法律为平时管理措施和应急管理措施提供了界限和标准，并为其灵活转化提供了依据。第四，《突发公共卫生事件应急条例》，则是明确了在突发公共卫生事件的情况下，如何建立应急处理机制，例如，隔离制度和医学观察措施的标准与执行等。

2009 年 4 月 30 日，经国务院批准，卫生部发布《卫生部关于将甲型 H1N1 流感（原称人感染猪流感）纳入〈中华人民共和国传染病防治法〉和〈中华人民共和国国境卫生检疫法〉管理的公告》（2009 年第 8 号公告），公告规定：卫生部经国务院批准，已经将甲型 H1N1 流感纳入《中华人民共和国传染病防治法》规定的乙类传染病，并采取甲类传染病的预防、控制措施；同时，也将甲型 H1N1 流感纳入《中华人民共和国国境卫生检疫法》规定的检疫传染病管理。这一规定也为之后的隔离制度等防疫行为提供了法律依据。

9 月 15 日，为指导各地科学、规范、有效地开展 A（H1N1）流感疫苗预防接种工作，做好秋冬季 A（H1N1）流感预防控制工作，卫生部组织制定了《2009 年秋冬季甲型 H1N1 流感疫苗预防接种指导意见》，这一意见的出台，就是在《传染病防治法》、《疫苗流通和预防接种管理条例》等法律、法规的相关规定基础上，结合 A（H1N1）流感防治工作特点而形成的。

其次，在资源保障方面。在危机事件的应急管理过程中，相关物资保障对于应急管理全程来说都非常重要。4 月份后，国内各药品生产企业在卫生部、食品药品监督管理局等职能部门统一部署、指挥、协调下，加紧抗流感药物、疫苗等药品的生产和研发。成立防治 A（H1N1）流感药品保障应急领导小组，启动相关扩产预案，迅速生产、储备大量药品，以最快的速度提供药品保障。如国家储备药品的主要生产基地之一的上药集团从 4 月底开始积极组织原料采购，调试设备，辟出专门的流水线，加紧生产国产"达菲"。①

在物资资源保障方面，各地均在不同阶段采取一定的措施确保了防疫工作无后顾之忧。如北京市政府批准 5.5 亿元资金用于药物和疫苗的储备；② 10 月 23 日，山西省采购了 150 辆"瑞风祥和"汽车为 A（H1N1）流感疫苗运输服务。③

在经费方面，7 月初，卫生部、财政部、人力资源和社会保障部等相关部门开始研究制定 A（H1N1）流感患者的医疗救治费用管理办法，随后确定 A（H1N1）流感确诊病例和疑似病例的医疗救治费用不再免费。但是，各地的实施仍根据具体情况有所不同，四川省卫生厅、财政厅、劳动和社会保障厅、民政厅至 9 月 11 日才联合发布通告，《关于甲型 H1N1 流感医疗救治费用问题的通知》，规定从 2009 年 9 月 16 日起，甲型 H1N1 流感患者（包括疑似病例和确诊病例）和发热或急性呼吸道症状的人员到甲型 H1N1 流感定点医疗机构进行医学排查和治疗，其发生的医疗救治费用不再免费。参加城镇职工基本医疗保险制度、城镇居民医疗保险制度和新型农村合作医疗制度的患者按照这三种制度的规定予以报销；尚未参加上述制度的患者或经上述制度报销后，个人医疗救治费用负担仍较重的贫困患者通过城乡医疗救助制度帮助解决；境外人员在我国境内发生的医疗救治费用由境外人员自行承担。

再次，在科学研究方面。在 A（H1N1）流感的防控过程中，科技的进步对于疫情防控工作开始产生越来越重要的影响。在我

① 新华网：《中国首批国产抗 A（H1N1）流感药品在上海下线》，《全科护理》2009 年第 6 期。
② 张莉、杨丹：《筑起阻击 A（H1N1）流感的坚实防线》，《北京支部生活》2009 年第 7 期。
③ 修霄云：《150 辆瑞风祥和服务 H1N1 流感疫苗运输》，2009 年 10 月 28 日《政府采购信息报》。

国，A（H1N1）流感疫情发展的同时，也点燃了互联网的资讯大战：各大门户网站都抢先传播最快最准确的信息，展示其快速大量传播信息的实力。搜索引擎也被用于疫情预警。如百度指数显示，国内网民对"A（H1N1）"的关注出现在 4 月 26 日，其后几乎呈直线增长，于 5 月 4 日达到峰值 6170。①

　　除了网络技术在应急管理中的运用，疫苗研制也离不开科技成就。防控 A（H1N1）流感首先要解决的是检测诊断难题。2009 年 5 月 1 日，我国成功研制出了灵敏、特异的通用性检测试剂盒；5 月 2 日，中国农业部组织专家成功研制出猪感染 A（H1N1）病毒 RT－PCR 检测试剂盒，可在 5 小时内完成猪感染 A（H1N1）病毒快速检测。② 5 月 3 日，卫生部研制成功快速诊断试剂，农业部也称快速诊断试剂研制成功。5 月 5 日，军事医学科学院军事兽医研究所研制成功一种能快速检测出 A（H1N1）流感病毒的 RT－PCR 检测试剂盒。可对 A（H1N1）流感病毒进行特异性分型检测。③ 5 月 7 日，A（H1N1）流感病毒检测芯片研制成功，该芯片可在 5 小时内获得检测结果，灵敏性、特异性好。5 月 8 日，达安基因研制出的新发人 A（H1N1）流感病毒核酸检测试剂盒和通用型甲型流感病毒核酸检测试剂盒成功获得验证。5 月 9 日，华南理工大学相关科研机构又发布消息称：广州市 A（H1N1）流感防控和传染病防控长效机制科研组在 A（H1N1）流感检测试剂研究中取得重要进展，研制出可在任意现场对 A（H1N1）流感患者进行筛查的免疫试纸条试剂盒，3～10 分钟内可测出结果。④ 5 月 15 日，我国首个专门针对 A（H1N1）

① 《新闻世界》编辑部：《H1N1 传播点燃网媒资讯大战》，《新闻世界》2009 年第 6 期。

② 李力：《我国研制出猪感染 A（H1N1）病毒检测试剂盒》，2009 年 5 月 4 日《经济日报》。

③ 军事医学科学院：《甲型 H1N1 流感病毒检测芯片面世》，《饲料工业》2009 年第 10 期。

④ 詹奕嘉：《广州成功研制 A（H1N1）流感快速筛查试剂盒》，参见 http：//news. sciencenet. cn/htmlnews/2009/5/219123. html。

流感病毒抗药性的基因确诊和耐药性分析的基因芯片，在军事医学科学院放射与辐射医学研究所研制成功。这种芯片在准确检测A（H1N1）流感病毒的同时，还可判断病毒是否已对达菲类药物产生耐药性。① 5月18日，根据我国内地首例输入性A（H1N1）流感病例标本，成功地分离出内地第一株A（H1N1）流感病毒，并完成了全基因组序列测定，为诊断试剂、疫苗、分子流行病学、传播机制等相关研究工作的开展创造了条件。② 所有这些都为我国应对潜在疫情提供了有力的技术支持。

6月初，我国建立了由发改委、卫生部、工信部、药监局、中国疾病预防控制中心、中国药品生物制品检定所和10个流感疫苗生产企业组成的A（H1N1）流感疫苗研发与联动生产协调机制。6月4日，我国在"应对甲型H1N1流感联防联控机制科技组"倡议下，中国生物技术集团公司、中国药品生物制品检定所、军事医学科学院微生物流行病研究所、中国医学科学院病原生物学研究所、中国科学院上海巴斯德研究所、吉林大学等包括军队、地方研究机构等22家单位作为首批发起者，在北京组建成立"流感疫苗技术创新战略联盟"。③ 6月上旬，我国各家A（H1N1）流感疫苗生产企业先后从WHO获得可直接用于疫苗生产用毒株，开始正式启动研制、生产A（H1N1）流感疫苗工作。我国疾病预防控制中心统一组织实施了A（H1N1）流感疫苗的临床试验；国家食品药品监督管理局开辟疫苗快速审核通道。6月8日，国家食品药品监督管理局发布了名为《依法科学高效开展甲型HIN1流感疫苗应急审批工作》的文件，通过申报与现场考核同步、生产与毒株备案同步、企业检验与申请批签发同步的

---

① 《江西畜牧兽医杂志》编辑部：《我国首个A（H1N1）流感病毒耐药分析基因芯片问世》，《江西畜牧兽医杂志》2009年第3期。

② 闫松：《我国分离内地首株甲型流感病毒》，2009年5月19日《大众科技报》。

③ 孙自法：《中国22单位缔结战略联盟确保甲流疫苗应急生产》，参见http://www.china.com.cn/news/txt/2009-06/05/content_17891119.htm。

"三同步"，来保证 A（H1N1）流感疫苗安全有效。① 7 月 22 日开始，疫苗经过现场检查、注册检验、审评审批等各个过程，开始进入临床试验。8 月 31 日，国家食品药品监管局药品审评中心召开首次 A（H1N1）流感疫苗专家审评会，北京科兴生物制品有限公司生产的 A（H1N1）流感裂解疫苗通过了专家技术审评。9 月 1 日后，各地多个学校出现聚集性疫情，疫情防控重点则转换成在稳定校园秩序防控的同时积极开展预防药物和甲型流感疫苗的接种工作。9 月 7 日，中国批签发第一批可以实施免疫接种的合格疫苗产品，使中国成为世界上第一个可以应用 A（H1N1）流感疫苗的国家。并在参加国庆游行的人员中首先启动疫苗接种。②

另外，在疫情监测上也运用到了新技术。如上海电信在浦东国际机场采用无线"全球眼"视频监控系统，通过监控点的 CD-MA 无线发射装置，将视频图像发送到监控平台。并且，每个"全球眼"都特别加载红外测温功能，以保证第一时间发现有发烧症状的病人。③

总体而言，相对 SARS 的应急管理来说，A（H1N1）的应急管理模式呈现出更有"预防—主动"的特征，可被看成是 SARS 后我国突发公共卫生事件应急管理模式转变方向的经典性案例。

---

① 钟振华：《甲流疫苗审批生产"三同步"，特审速度与国际接轨，保障质量任重道远》，《中国处方药》2009 年第 7 期。
② 周婷玉、刘奕湛：《中国将成为全球首个使用 A（H1N1）流感疫苗的国家》，参见 http://politics.people.com.cn/GB/10015808.html。
③ 王令飞：《"H1N1"来袭，信息化如何大显身手》，《上海信息化》2009 年第 7 期。

第六章　中国突发公共卫生事件
"预防—主动"型
管理模式的建构

第一节　突发公共卫生事件
"预防—主动"型
应急管理模式

通过前述研究，笔者认为，"预防—主动"型应急管理模式应该并且必然会成为我国未来突发公共卫生事件应急管理的主导管理模式。

一　SARS 和 A（H1N1）的应急管理模式的比较

综上所述，我国从 SARS 到 A（H1N1）事件应急管理模式的转变过程，是一个从"冲击—回应"型应急管理模式向"预防—主动"型应急管理模式转变的过程。这可以反映在以下几个方面。

（一）SARS 和 A（H1N1）的事件起因对比

要对 SARS 到 A（H1N1）事件的应急管理进行比较分析，首先应该明确两起事件的起因是否一致。应该说，两起事件的起因具有明显区别。

SARS 疫情起源于国内，新中国成立后没有相关管理先例，加上政府当时的主导政策是以经济建设为中心，地方政府官员的考核评定高度依赖政绩，在这样的背景条件下，地方政府官员在对疫情危害不明了，且缺乏专业知识、对疫情防控认知不清的情况下，选择隐匿疫情、发展经济是一个理性选择。然而，正因为这一"理性选择"，却为之后 SARS 危机的形成奠定了最初的基础。而 SARS 危机形成后，我国政府管理部门在国际国内社会的巨大压力下，为了尽快摆脱被动的困境，开始追究责任官员防控不力的责任，采取严格的防控措施进行防疫管理。因此，直接导致了我国应对 SARS 危机的应急管理体系成为一种"冲击—回应"型管理模式。

相对于 SARS 疫情源于国内，A（H1N1）疫情则源于国外，早在我国国内出现疫情之前，政府就已经开始了全力预防疫情流入的防控措施，因此，承认并防控疫情不仅不会危害官员的政绩，反而会成为官员政绩评定的一项重要内容，相关官员选择"全力以赴防控疫情发生发展"仍然是一个理性选择。因此，由于起因不同而导致我国政府应急管理系统产生不一样的管理模式，针对 A（H1N1）的应急管理形成了一种"预防—主动"型的应急管理模式。

因此，由于起因不同，导致我国政府选择了两种不同的应急管理方式，产生了显著不同的管理效果：针对 A（H1N1）事件的"预防—主动"型应急管理模式较之 SARS 危机时所运用的"冲击—回应"型应急管理模式更为高效。

（二）SARS 和 A（H1N1）的应急管理模式的比较

第一，SARS 和 A（H1N1）的应急管理体制的对比。

在具体管理体制方面，不论是中央政府与地方政府之间的关系，还是中央政府内部不同部门之间的关系方面，抑或是不同地方政府之间的关系，甚至是政府和社会、民众之间的关系，在 SARS 事件和 A（H1N1）事件中，均有不同的表现。

1. 中央政府和地方政府的关系

SARS 危机发生后，相关地方政府没有任何应对经验，SARS

疫情的性质不明、后果不明等因素导致了政府管理部门开始并没有采取正确的应对态度来对待这一危机。地方政府的主管部门首先对疫情进行了应对，在应对无效的情况下，地方政府才开始应对。再在地方政府应对持续无效的情况下，才终使中央政府在疫情发生已经 4 个月后才采取措施进行应对。这使得 SARS 事件转变成一场涉及社会、文化、经济等全方位的综合性社会危机。

相对于 SARS，A（H1N1）则不同，早在我国出现疫情之前，政府相关部门已经收到了来自世界卫生组织对于疫情严重程度和可能后果的警告，因此，政府相关部门对其性质和后果认识较早，加上 SARS 疫情应对的经验，我国中央政府在世界卫生组织发出疫情警告的第一时间就严阵以待，疏通中央政府和地方政府的管理关系，建立有序的、统一指挥协调系统进行应急管理，使我国应对 A（H1N1）的过程高效快速。

2. 中央政府各部门之间的关系

受传统计划经济管理模式的影响，在 SARS 危机发生时，我国的行政管理体系仍然强调分门别类地进行管理活动，缺乏相互合作的管理机制。例如，在 SARS 时期，由于统一指挥协调系统迟迟没有形成，导致各管理部门职能割裂，军队系统也没有及时整合进整体防控中，这些因素后来成为北京 SARS 疫情蔓延的最重要原因之一。

由于 SARS 危机应对的经验教训，这种状况在 A（H1N1）事件应对过程中得到很好的改善。中央统一指挥协调系统成立后，在第一时间就确立了由卫生部牵头、33 个部门参与的联防联控工作机制，军队系统也几乎是在第一时间就参与到联防联控工作中来，解决了中央各部门协调互助共同应对危机的问题。

3. 不同地方政府之间的关系

SARS 危机发生后，相关地方政府缺乏相关的应对经验，又受"经济发展为中心"的政策指导，使地方政府出于自身利益的考虑，选择了对外瞒报疫情真相。这一决策也促使地方间的协作机制不仅无法形成，反而相互抵触。在 SARS 疫情全国蔓延后，由于缺乏地方协作和资源共享机制，导致各地发生疫情后，均无法获得广东省卫生部门已经掌握的防疫经验，纷纷重复进行各自的应对试验，无形中拖延了各地对疫情有效的早期应对和防控。

在应对 A（H1N1）的过程中，由于中央政府第一时间就进行了统一领导和指挥并建立了各地共享防控资源信息的机制，有效地改变了 SARS 危机应对中的地区协作问题。同时，也没有发生各地因防堵疫情而出现交通、资源等流通受阻的情况，保障了应急管理的有序性和协作化运行。

4. 政府与社会、民众的关系

在 SARS 疫情发生初期，由于地方政府对信息报道进行了严格控制，取而代之的依托网络、手机等现代通信工具的小道消息大量无序地流传，社会恐慌加剧，严重阻碍了有效的应急管理措施的实施。由于信息闭塞，社会资源无法得到有效整合，同时也严重影响了政府的公信力，造成了社会、民众对政府管理部门的信任危机。

SARS 危机的经验教训促使政府对媒体的严格管制出现松动，最终通过的《中华人民共和国突发事件应对法》删除了原先草稿中"新闻媒体不得擅自发布突发事件信息"的规定，也为 SARS 之后的媒体面对危机时能够进行相对透明公开的信息传播提供了制度保证。这一政策在随后的 A（H1N1）流感的危机管理中发挥了重要作用。相对 SARS 而言，A（H1N1）流感事件的信息管理更加开放，早在疫情没有到达国内时，媒体就已经开始播报境外疫情的发生发展情况，并公布相关防疫处理治疗等方面的信息。这些转变帮助了社会各界尽早对疫情来袭做好充分的思想准备，也促使社会各界积极响应政府号召，配合政府措施，进行疫情的防控准备工作。官方及时的权威信息发布，还有助于抑制小道消息传播，降低社会恐慌情绪蔓延。这些都促成了我国针对 A（H1N1）流感的应急管理成功。

第二，SARS 和 A（H1N1）应急管理机制的对比。

1. 应急管理的动力机制

从动力机制来看，SARS 危机最初源自广东省内，我国对于 SARS 疫情的防控是在疫情扩散后，相关管理部门无效管理形成巨大的国际国内压力，在这一政治压力的基础上，我国中央政府果断应对，挽回政府在国际、国内的声誉，减少管理压力。

在 A（H1N1）应急管理过程中，我国政府一改 SARS 危机应对过程中的被动，在早期就采取了积极主动配合国际社会的应对措施，对疫情进行严格防控，获得了舆论广泛的理解和支持。

2. 应急管理的整合机制

从整合机制来看，SARS 危机发生后，由于疫情相关信息被隐匿，社会动员无法整合。初期由于统一领导和指挥系统缺失，导致管理组织间的协调管理和资源整合与共享难以形成。由于缺乏相应的整合机制，导致社会原子化倾向显著，小道消息频传，恐慌情绪剧增，政府公信力受到严重打击。直到 SARS 后期，在内外压力的影响下，形成了统一的指挥协调系统，放松相关信息管制，形成社会整合机制，才逐渐改变了之前应对疫情不力的情况。

鉴于 SARS 应急管理的经验教训，在应对 A（H1N1）的过程中，我国政府一开始就选择了信息公开，和国际社会通力合作，采取联防联控的工作机制，整合全社会资源，严阵以待，积极主动地对疫情进行严格防控，这就使得我国的 A（H1N1）应急管理效果显著。

3. 应急管理的激励机制

SARS 危机发生后，由于隐匿相关疫情信息的需要，激励机制也无须或无法运作。直到 4 月 20 日后，随着地方政府公开承认疫情的存在，承认前一阶段防疫工作的失误，并追究相关责任人的责任，SARS 危机应急管理的激励机制也随之生效。责任官员的去职，先进医务工作者的表彰，社会动员的启动。才使得我国应对 SARS 危机的应急管理真正进入高效应对的阶段。

在应对 A（H1N1）的过程中，由于我国政府一开始就公布了疫情信息，配合社会动员机制的运作和应急管理的相关法律实施，对相关防疫决策的执行采取了赏罚分明的激励，保障了相关防疫措施的执行，保障了我国应对 A（H1N1）应急管理的顺利进行并取得成功。

4. 应急管理的控制机制

SARS 危机发生后，由于疫情相关信息被隐匿，地方政府否认疫情的存在，因此各种控制措施也无法形成，直接导致了疫情的全球扩散。后来，在愈演愈烈的国际国内社会压力下，政府被迫承认疫情的严重性，对防控疫情的严厉控制措施也才得以启动。

在应对 A（H1N1）的过程中，早在我国出现疫情前，政府已经制定了严防死守防止疫情传入的防控措施，严阵以待，积极主动地对疫情进行严格防控。使我国得以延迟 A（H1N1）疫情的传入，为之后的应对争取了更多的准备时间。

5. 应急管理的保障机制

首先，在应急管理的法律建设方面。2003 年的 SARS 疫情爆发时，如何应对、处理此类突发事件，我国没有相应的法律，这在很大程度上导致相关部门和一些地方政府在应对时显得无所适从。当时，我国公共卫生领域的《传染病防治法》制定于 1989 年，许多条款已经落后。SARS 之后，我国政府意识到对突发公共卫生事件应急法律体系建设的紧迫性和重要性，先后修订了《传染病防治法》、《国境卫生检疫法》和《动物防疫法》，制定了《国家突发公共事件应急预案》、《突发事件应对法》和《突发公共卫生事件应急条例》。至此，法律体系的缺陷相继得以弥补，为应对 A（H1N1）流感提供了有力的法律保障。SARS 期间，我国采取的一系列强制隔离措施只是建立在民众理解和支持的基础上，而应对 A（H1N1）流感所采取的一系列措施均有相关的法律依据，[1] 确保了政策执行的力度。

---

① 《中国医药报》评论员：《从 SARS 到（A／）H1N1 看法律完善》，2009 年 6 月 13 日《中国医药报》。

其次，在物资供给方面。在 SARS 危机早期，由于缺乏统一指挥和协调系统，相关物资供给无法有序保障，加上之后由于管理上的问题导致交通线阻断等，进一步加剧了防疫物资运转的困难。人力资源方面，除了缺乏相关应急管理人才，由于早期缺乏对一线医护人员的保护，导致大量医务工作者纷纷病倒，而后续人员也没有必要的保障机制，防疫一线工作人员吃紧，加大了防疫的难度。而在应对 A（H1N1）的过程中，由于政府早在疫情发生前就已经布置了联防联控的工作机制，保障一线工作人员的供给充足和准备充分，这也为之后的应急管理打下坚实的基础。

再次，在专业技术方面。在 SARS 危机时期，由于社会缺乏相关的信息共享平台和激励机制，导致我国的 SARS 科研工作受阻，在占尽天时、地利之时，仍然在相关科研领域全盘皆输。鉴于 SARS 科研中的经验教训，我国在 A（H1N1）疫情发生后，科研机构在政府的引导下，积极和国际社会合作，政府管理机构也在相应方面给予保障，使我国在疫情发生较迟的状态下，仍然成为第一个使用疫苗防疫的国家，有效地减轻了我国后期对 A（H1N1）的防控管理压力。

二　发达国家公共卫生事件管理的借鉴

公共卫生应急管理在发达国家有许多成功的经验可以借鉴，例如，在美国，正当全球 20 多个国家和地区 SARS 疫情蔓延，相关部门手足无措之时，拥有 2.83 亿人口、外来移民既多又杂的美国，疫情基本没有发生扩散，且始终保持着"零"SARS 死亡纪录，最终确诊病例 75 人。在应对突发公共卫生事件中，有效的公共卫生基础系统功不可没，更突出的是美国疾病控制预防中心（CDC）在 SARS 和 A（H1N1）突发公共卫生事件中，始终执行着"预防—主动"的应急管理理念。

　　美国疾病控制预防中心（CDC）①是为解决在 2001 年"炭疽杆菌"事件中暴露出的卫生部门信息不畅的问题而建立的，是一个防御生物恐怖袭击的高技术指挥机构。2003 年 3 月 12 日，世界卫生组织首次在全球范围内发布"非典"疫情警报后，美国疾病控制预防中心的"应急工作中心"就开始启动，全天 24 小时连续运转，在美国各政府部门和各级地方卫生机构之间，以及同世界卫生组织等国际机构间实现即时信息收集、处理。三天后即 15 日，WHO 对刚暴发于亚洲的"非典"疫情发出全球警告的当天，尽管美国当时并没有出现病人，但是，作为美国指挥防疫和制订传染病防治方针的主要机构，疾病控制预防中心就紧急向全国的医院和医生发出了"非典"警报和防治指导方案，向美国各地区卫生部门发出了加强对 SARS 监控的工作指导守则，并确立了上下互通的快速通报机制。各级基层机构工作人员也积极响应，做好防护工作，医疗机构还在醒目处张贴警告标语。疾病控制预防中心还向公众普及通俗易懂且具有权威性的信息与建议以预防疫情传播与扩散。在其网站上，人们可以查阅到任何关于 SARS 的最新疫情通报、疾病的控制和检疫、患者诊断和治疗的方法、病人的运送和隔离、旅行者及相关人群的预防方式等大众有可能关心的信息。

　　此外，由于病例多为经旅行途径传染，美国疾病控制预防中心从 3 月中旬开始，在全美所有主要机场向乘客发放多种文字的紧急健康通告卡，要求入境者报告自己的健康状况，提醒出境者可能面临的风险及预防处理，机场也设置监控。针对美国巨大的人口流量，美国政府加强了对抵美飞机和轮船的检疫，在洛杉矶等地的 8 个国际机场建立了隔离中心。如 4 月 1 日，美国的电视

---

　　①　美国疾病控制预防中心（CDC）是美国卫生部下属三个分支机构之一，总部位于亚特兰大，开办于 1946 年，设有 12 个研究所，拥有近 8500 名雇员，雇员分布于 47 个州的卫生部门，雇员分属 170 个不同专业。《中国医药报》评论员：《从 SARS 到（A/）H1N1 看法律完善》，2009 年 6 月 13 日《中国医药报》。

新闻节目报道在美洲航空公司自东京经香港飞往加利福尼亚的一架客机上，有几位乘客出现了感冒症状，当客机在目的地降落后，加州卫生部门立刻对这几位被怀疑的乘客进行体检。其中有两位拒绝配合，因没有相关法律的支持而使政府十分无奈。这场风波让美国联邦卫生机构迅速向布什总统申请，索要防治"非典"的"强制隔离令"。4日，布什总统紧急签署了一份总统令，不仅把"非典"正式列为一项传染病，而且授权规定卫生部门官员有权力在当事人并不情愿的情况下，对被怀疑染病的美国公民进行强制隔离。① 国会也随即拨款 1600 万美元供疾病控制预防中心使用。

正因为有着较为完善的应急管理系统，并具有运行良好的机制，美国应对 SARS 的过程相当成功，有效控制了疫情的发生发展，并保持"零"死亡率。美国疾病控制预防中心系统也在 SARS 危机中表现出快速反应和有效运作，使美国的应急管理系统成为全世界在 SARS 后争相学习的应急管理系统之一。

早在 SARS 事件之前，我国卫生管理体制一直沿用苏联模式，"重治疗、轻防疫"的观念直到 SARS 危机后才开始真正得到改变。2003 年底开始，突发公共卫生医疗救治体系建设正式启动。大量资金被投入到中心城市之外，重点是改造中西部省市县三级传染病医院和紧急救援中心。总投资达到了 114 亿元，共支持 2306 个项目建设，3 年完成。SARS 过后，卫生部又快速规划建设全国"网络直报系统"，2004 年 1 月投入运行。2003～2005 年，中央财政又安排了公共卫生专项资金 92 亿元，用于支持突发公共卫生事件医疗救治体系、疾病信息网络体系、卫生执法监督体系、疾病预防控制体系建设和重大疾病预防控制工作。2006 年，公共卫生体系建设的投入又进一步加大，中央财政安排公共卫生专项资金 51 亿元。在巨资的保障下，2006 年底，卫生部宣

---

① 田薇：《非典缘何在美国难嚣张》，参见 http://www.biotech.org.cn/news/news/show.php? id = 3437，2003 年 4 月 27 日。

布中国疾病防控体系"基本建成"。中国的传染病疫情直报系统，目前已覆盖全国95%的县和70%的乡镇医疗机构，报告速度由过去的近1周提高到现在的0.8天，这套系统保证了传染病信息的快速传递。①

从国外的经验可以看出，以危机预防为主导的主动应对对于突发事件应急管理来说更为重要，也更易高效完成危机应对的管理目标。

三 "预防—主动"型应急管理是我国未来 应急管理主导模式

我国在 SARS 危机和 A（H1N1）事件应对后，开始认识到现代危机管理需要兼顾专业分工和综合协调，危机管理属于一种非常态的管理，不能按照条块分割来进行，因此，危机管理体制需要趋向集中统一，需要设置一个专门、协调性的综合防灾减灾部门。于是，在国家层面上，进行了危机管理体制与机制的改革。一方面，强调制定长期的战略和应急计划，重视危机的预防工作，加强对于危机前期预警与控制能力的建设，将危机预防和预警纳入政府的长期战略目标、规划与日常管理中，改变撞击式的"被动反应模式"为危机的"主动反应模式"。另一方面，建立具有会商决策功能的综合体系和常设性的危机管理综合协调部门，以及相应的专家支持等，而且在地方各级层面上也设立了相应的部门，危机处理过程中的协调性开始加强。这同时也反映了我国政府对应急管理工作从被动应对向主动预防的观念转变。在时间维度上，强化政策过程的作用，强调应急管理是对突发公共事件事前、事发、事中、事后的全过程管理；在空间维度上，促进政策集群的形成，强调建立不同政策之间的有机联系渠道，形成政

① 王婧：《从 SARS 到 A（H1N1），中国疾控体系升级》，《中国新闻周刊》2009年第 17 期。

策的扩散作用,将政府常态政策与应急政策相互配套、相互促进,由此,形成比较完整的"政策过程链"和"政策群"。[①]

通过以上对国内具体案例的比较和国外先进经验的借鉴,可以预见的是"预防—主动"型应急管理模式必将成为我国未来公共卫生应急管理的主导管理模式。

四 "冲击—回应"型与"预防—主动"型应急管理模式的比较

如前文所述,我国未来的应急管理模式应该是将走向"预防—主动"型应急管理。而"预防—主动"型应急管理模式对应于传统的"冲击—回应"型应急管理模式,无论是在理念上,还是在体制机制方面都具有显著不同(见表6-1)。

表6-1 "冲击—回应"型应急管理模式与
"预防—主动"型应急管理模式的比较

		"冲击—回应"型	"预防—主动"型
管理理念		强调事件发生后的应对	强调事件发生前的积极预防和主动应对
体制	中央与地方之间	缺乏统一应急管理指挥系统,中央和地方权责不清	有完善的统一应急管理指挥和协调系统,中央和地方权责分明
	政府内部不同部门之间	部门协调不易,部门管理分割运行	各部门间联防联控,分工协作应对危机
	不同地方政府之间	区域分隔,地方政府间缺乏沟通和合作途径	区域整合,地方政府间具有良好的沟通和合作渠道
	政府与社会、民众之间	政府与社会民众间缺乏合作、沟通,信任缺乏	政府与社会、民众间关系和谐,具有良好的合作、沟通途径,政府具有较高公信力

---

① 高小平:《建设中国特色的应急管理体系》,《中国应急管理》2009年第4期。

		"冲击—回应"型	"预防—主动"型
机制	动力机制	政治压力主导	专业制度化管理主导
	整合机制	信息沟通不良、社会动员能力低下	良好的信息沟通机制、动员机制、联防联控机制
	激励机制	运动式的奖惩管理机制	法制化的奖惩管理机制
	控制机制	运动式的隔离监控等管理措施	法制化的隔离监控等管理措施和快速反应能力
	保障机制	物资保障、人才培养、科研技术等保障机制滞后	充足的物资保障、人才培养先行、科研技术能力强大

第二节　中国突发公共卫生事件
应急管理体制的重构

　　从新中国成立开始到现在，我国应急管理模式的发展大致可以分为两个阶段。[①] 第一阶段为防灾减灾阶段，指 2003 年之前。主要是以防止和减少自然灾害的危害为目的，建立了一些专业性和兼业性的减灾机构，如担负减灾科技事业的气象局、水利部、农业部、林业部、地震局、海洋局、地矿部等部门。[②] 由于这一阶段主要面对的是单灾种，如地震、洪水灾害等，所以各部门大都是单独负责所辖领域的抢险救灾和灾害预防。《防洪法》和《防震减灾法》都是这一时期颁布的专门性法律。1990 年，加入"国际减灾十年"活动后，我国政府在灾害预防的理念上开始强调"综合减灾"，但并无实质性的制度实践。例如，当时负责推行综合减灾的"中国国际减灾委员会"（2005 年更名为"国家减灾委"）只是一个议事协调机构，并非政府职能部门，更无相关

---

① 高小平：《我国应急管理体系建设的历程》，《中国应急管理》2009 年第 4 期。
② 马宗晋、高庆华、高祥林等：《减灾事业的发展和综合减灾》，《自然灾害学报》2007 年第 1 期。

法律保障。2002 年，国家发布《安全生产法》，随后成立国家安全生产监督管理总局，生产领域的事故预防与应对开始被提到更为重要的位置。

第二阶段为综合应急管理阶段。2003 年，"非典"事件暴露了我国在应急管理上存在的问题，政府开始意识到单一灾种防灾减灾的传统体制难以应对各种新的威胁。在总结抗击"非典"的经验与教训的基础上，国家开始考虑如何系统地应对各类灾害，着手建立综合应急管理体系。在这套体系中，各类灾害被统一抽象为"突发事件"，各类灾害的预防与应对被统一抽象为"应急管理"，进而确立了突发事件应急管理的组织体系、一般程序、法律规范与行动方案，综合应急管理体系初步确立。治理主体由过去单一的政府变为由政府、企业、社会组织各方有序参与的合作集体;[1] 治理规范由过去单纯的国家法令变为法令、道德和社会及公民自主契约等并存;治理程序从仅考虑效率变为公平、民主和效率等并重;治理手段由单纯强调法治变为重视法治、德治和社会公民自觉自愿的合作相互补充;治理方向由单一的自上而下变为上下左右互动。[2]

突发公共卫生事件应急管理模式从"冲击—回应"型转向"预防—主动"型是一个长期的过程，在突发公共卫生事件应急管理体制建设上，需要从顶层推动、总体框架、纵向、横向等方面实施全方位推动。

一　顶层结构的改革推动应急管理体系的改革

《突发事件应对法》第四条对我国应急管理体制进行了总体表述：统一领导、综合协调、分类管理、分级负责、以属地管理

---

① 叶国文：《预警和救治：从"9·11"事件看政府危机管理》，《国际论坛》2002 年第 3 期。

② 薛澜、张强：《SARS 事件与中国危机管理体系建设》，《清华大学学报》(哲学社会科学版) 2003 年第 4 期。

为主。2003 年"SARS"之后，国家首先开始在国务院层面明确了应急责任主体及其权责关系。其中，指挥主体是国务院：国务院是突发事件应急管理工作的最高行政领导机构。在国务院总理领导下，通过国务院常务会议和国家相关突发事件应急指挥机构，负责突发事件的应急管理工作；必要时，派出国务院工作组指导有关工作。协调主体是国务院应急管理办公室：国务院办公厅设国务院应急管理办公室，履行值守应急、信息汇总和综合协调职责，发挥运转枢纽作用。行动主体是国务院各组成机构：国务院有关部门依据有关法律、行政法规和各自职责，负责相关类别突发公共事件的应急管理工作，具体负责相关类别的突发公共事件专项和部门应急预案的起草与实施，贯彻落实国务院有关决定事项。① 此外，为提高应急指挥的科学性，国务院还成立了相应的应急管理专家组，为应急管理提供决策建议，必要时参加突发事件的应急处置工作。

根据这样的设置，当发生四类突发事件时，国务院各组成机构均有相应的组织部门与其对应。例如，对于公共卫生事件：卫生部为传染病疫情、中毒事件的应急行动主体；农业部为动物疫情的应急行动主体；国家发展和改革委员会则负责对各类公共危机救援物资的统一调配和协调，负有综合协调管理职责等。

此外，《突发事件应对法》第八条规定：国务院在总理领导下研究、决定和部署特别重大突发事件的应对工作；根据实际需要，设立国家突发事件应急指挥机构，负责突发事件应对工作；必要时，国务院可以派出工作组指导有关工作。县级以上地方各级人民政府设立由本级人民政府主要负责人、相关部门负责人、驻当地中国人民解放军和中国人民武装警察部队有关负责人组成的突发事件应急指挥机构，统一领导、协调本级人民政府各有关部门和下级人民政府开展突发事件应对工作；根据实际需要，设

---

① 中华人民共和国中央政府：《国家应急管理工作组织体系》，参见 http://www.gov.cn/yjgl/2005 - 08/31/content_ 69625. htm。

立相关类别突发事件应急指挥机构，组织、协调、指挥突发事件应对工作。上级人民政府主管部门应当在各自职责范围内，指导、协助下级人民政府及其相应部门做好有关突发事件的应对工作。

在应急体制上，我国中央与地方行政管理体制存在高度同构现象，地方应急体制基本上是按照国务院应急管理体制的设计思路逐级进行建构，例如，省（直辖市、自治区）、市、县三级地方政府应急责任主体的设置几乎是完全复制了国务院的结构：各级人民政府负责应急指挥；在各级人民政府办公厅（室）成立应急管理办公室，负责应急协调工作，办公室一般设在政府值班室；各级政府组成机构对应负责各类突发公共事件的应急行动；成立应急管理专家组。因此，需要进行由行政管理机构顶层的改革推动应急管理体系的改革。

二　突发公共卫生事件应急管理总体框架

SARS 危机之后，突发公共卫生事件应急管理体制建设越来越受到政府部门的重视，从总体框架而言，主要包括从中央至地方各级政府的层面都建立了应急管理领导机构，应急工作由部门层面上升到整个政府的层面。

截至 2006 年年底，我国所有省份都成立了应急管理领导机构，30 个省（区、市）成立或者明确了办事机构（通常为应急办），96% 的市级政府、81% 的县级政府成立或者明确了办事机构。[①] 以浙江省为例，截至 2006 年年底，浙江省省级各类专项突发事件管理机构有 48 个，其中以正式文件批复成立的有 7 个，在有关预案中明确成立的有 41 个，涉及四大类型突发事件的应急管理，初步形成了以省政府为应急指挥中心，以 48 个专项突发

---

① 华建敏：《我国应急管理工作的几个问题》，《中国应急管理》2007 年第 12 期。

事件管理机构为支撑的应急管理组织体系。在省级以下层次上，浙江有 11 个市政府建立了政府应急管理办公室，其中 10 个市为专职应急管理办事机构，1 个市为非专职应急管理办事机构；90 个县（市、区）政府建立了应急管理办事机构，其中 59 个县（市、区）为专职应急管理办事机构，31 个县（市、区）为非专职应急管理办事机构。①

具体而言，我国确立了纵向上从中央到地方的五级行政管理体制（国家、省、市、县、乡），除乡级以外，国家、省、市、县四级政府均建立了以"一案三制"为核心的应急管理体系。这四级应急管理体系也分别对应于管理特别重大（Ⅰ）、重大（Ⅱ）、较大（Ⅲ）、一般（Ⅳ）四级突发公共事件（见表 6 - 1）。

表 6 - 1　我国突发事件分级及对应应急管理主体②

级别 应急组织	Ⅰ级突发事件 （特别重大）	Ⅱ级突发事件 （重大）	Ⅲ级突发事件 （较大）	Ⅳ级突发事件 （一般）
国　　家	√			
省　　级	√	√		
市　　级	√	√	√	
县（区）级	√	√	√	√

然而，笔者认为，现有的应急管理体系按照行政管理层级划分的四级或五级管理体制，不利于危机发生后应急管理的快速反应运行。由于管理层级过多，容易导致信息传递的过程加长，管理过于局部，不利于现代危机的整体应对。因此，笔者认为，应该适当减少管理层级，如建立纵向上的三级体制和横向上的五网协同来改革我国现行的应急管理系统。

---

① 郎佩娟、王传宏：《论我国政府突发公共事件管理机构》，《中国行政管理》2007 年第 11 期。

② 国务院：《国家突发公共事件总体应急预案》，《中国防汛抗旱》2006 年第 1 期。

三 突发公共卫生事件应急管理纵向三级管理

在对 SARS 危机应对过程进行反思后，我国在具体管理结构上确立了由国家、省、市、县、乡五级组成的从中央到地方的纵向行政管理体制。除乡级以外，国家、省、市、县四级政府均建立了以"一案三制"为核心的应急管理体系。在《中华人民共和国突发事件应对法》的第四条也对我国应急管理体制进行总体表述：统一领导、综合协调、分类管理、分级负责、以属地管理为主。[①] 但这样的规定在执行中并不一定会完全吻合。例如，在 SARS 事件之后不久发生的阜阳劣质奶粉事件。在这次事件中，由于当地卫生、工商、质检、药监等部门之间存在监管漏洞，放大了事件的危机反应和后果，最终导致 14 名婴儿死亡。人们看到，对于该案例相关应急处理并未超过阜阳市政府的能力上限，但是，对于由于人们对 SARS 公共卫生事件的伤痛记忆，以及该案例的严重社会后果，都促使安徽省、浙江省和国务院层面先后对此事件采取了相应的应急管理措施。

总体而言，我国政府管理部门的应急管理体制是在针对 SARS 事件的应急管理过程中得到逐步确定。现阶段我国突发事件一旦出现，事发地政府归口管理部门应立即行动，采取相应控制措施，将突发事件尽可能控制在萌芽状态；但是，如果一旦预知突发事件不太可能被相应地方政府所控制，上一级政府部门就应介入，尽快参与应急管理。这样的应急管理体制建设，在一定程度上加强了我国 SARS 后应对突发事件的应急管理能力。

但是，需要注意的是，在现阶段我国的应急管理体制建设上，中央与地方行政管理体制仍存在高度同构现象，地方应急体制基本上是按照国务院应急管理体制的设计思路逐级进行建构。如果突发事件发生在县级行政区域内，由县归口管理部门进行早

---

① 《中华人民共和国突发事件应对法》，2007 年 11 月 1 日《人民日报》。

期处置；当突发事件的社会后果升级，超出该部门的能力上限后，采取多部门合作应对；如果突发事件继续升级，超出多部门合作能力上限，由县级人民政府应对；如果突发事件继续升级，应急管理也依次递升，直至中央。但这样的过程又被认为会增加突发事件应对环节，所以《突发事件应对法》又规定，突发事件如果明显超出事发地人民政府能力上限，上级政府可直接响应，必要时事发地人民政府可以越级上报。但这在实际运用中是否会出现判断失误，产生由于危机认知失误而反应不足或过度的问题？

《突发事件应对法》中的相关规定，在一定程度上有助于相关应急管理主体在应急管理过程中快速理清各自的权力和管理权限，提升对突发性事件的快速反应能力。但不可避免地仍存在一些缺陷，如《突发事件应对法》对于突发事件应急管理的归口管理部门进行了严格设定，而突发事件和一般性事件在发生初期往往难以明确辨别，因而难以区分是应该进行平常管理还是应急管理。从目前来看，突发事件应对法只对县以上各级人民政府进行了授权。这就意味着，归口管理部门需要承担《突发事件应对法》规定的应急责任，却并不掌握额外的应急权力。从这种意义上讲，对于事发地归口管理部门而言，应急管理与平常管理的不同仅表现在信息报送、反应速度等应急责任上，并不能采取一般行政法制授权之外的措施。一旦突发事件超出了事发地归口管理部门的能力上限，应急责任就向事发地人民政府转移，如果突发事件的社会后果继续恶化，超出了事发地人民政府的能力上限，应急责任就向上一级人民政府转移。而各级政府"职责同构"的模式在危机应对中弊大于利，容易忽视地方政府的职责和义务，这些均不利于发挥地方自主性，而且还容易使中央政府的政策决策由于中间层次太多而变形走样，决策和执行相分离甚至相背离，最终造成集体不负责任的后果。且由于中间环节太多，容易造成信息传递漏损、资源浪费、政策走样等情形。

危机的发生往往起源于地方，如想对危机尽早应对，还应加强地方的自主性和责任性的制度设定，减少突发事件应急管理体系的管理层级，确立中央、省（直辖市、自治区）、市（地级市、县）三级纵向应急管理体制，减少应急管理的中间环节，减少信息传递环节，促进应急管理的快速反应、资源整合和高效应对。

随着我国改革开放进程的加快，社会主义市场经济体制逐渐完善，在对社会进行管理的过程中，原有管理体制的弊端逐渐显现，甚至已经开始影响我国政策的有效运行和持续发展。越来越需要政府在管理中划分必要的管理层次，赋予各级政府相对独立的、专门的权限，使它们在履行自己的职责时具有各自的权力、责任和义务，上下级之间、不同部门之间不能相互影响，抵消工作效率。因此，"职责同构"的模式需要突破，这已成为政府和学界的共识。给地方增加自主权，政府在处理中央与地方关系的过程中，最重要的就是需要解放思想、突破现有制度，但是制度改革不像经济改革，由于涉及面广泛且复杂，制度改革往往会遭到旧制度既得利益者的反对和阻碍。然而由于旧制度已经产生了很多负面影响，导致中央政府在2008年进行了大部制改革。今后，中央政府仍然要推动"权力下放"的改革，增加地方政府更多的自主权。

从这样的制度设定以及应急管理实效性来看，管理层级过多无疑在大的危机来临时，会增加中间环节，降低反应速度，延误最佳的应对时间。因此，从层级上来看，建设中央、省（自治区、直辖市）级、市县（地级市、县）级三级公共卫生应急管理行政管理体系即可满足要求，从而提高反应和管理的效果。因此，针对公共卫生危机事件而言，笔者认为，应该确立和强化中央CDC、省（自治区、直辖市）级CDC、市县（地级市、县）级CDC三级公共卫生应急管理机构。

首先，中央CDC应该是一个全国性的公共卫生应急事件管理机构。该机构定位为一个协调机构，协调全国多部门在危机发生后的联合行动，其在常规状态下可以是中央卫生部下属部门，主要负责收集和分析处理下属相关机构关于危机预警的相关信息，以及关注国外的疫情信息。在危机时主要负责处理特大型危机事件和遍及全国性或者需要整合全国资源进行应对的危机事件。笔者认为，在危机期间，该机构应该能够在公共卫生危机发生后立刻进行专业指导性行动。该机构应该具有超越卫生部之上的管理和协调权限，相应的管理和协调行动权限应该予以法律保障。

其次，省（自治区、直辖市）级 CDC。主要指省级以及部分特大型城市层面所设立的公共卫生应急管理机构，该机构是协调本省市级多部门在危机发生后联合行动的机构，在常规状态下，隶属于相应地区的卫生厅，主要负责收集和分析下级相关机构上报的公共卫生危机预警信息，并定期将所收集的信息和相关分析上报中央 CDC，执行中央 CDC 的决策并向下级相关部门传达。危机发生时主要负责处理大型危机事件和遍及全省或者需要整合全省资源进行应对的危机事件，执行并传达中央 CDC 关于危机应对的决策和意见，收集并及时上报关于具体危机的信息和反馈。

再次，市县（地级市、县）级 CDC。主要指县级以及一些小型城市的基层公共卫生应急管理机构，该机构是协调本区域内多部门在危机发生后联合行动的机构，在常规状态下，隶属于地区内的卫生局，主要负责收集和分析区域内的相关公共卫生危机预警信息，并定期将所收集的信息和相关分析材料上报省级 CDC，执行省级 CDC 的决策并具体执行。危机发生后，主要负责处理区域内的公共卫生危机事件和需要整合全区域内部资源进行协调应对的危机事件，并及时将相关具体信息和处理信息、反馈信息据实上报上一级 CDC。

总体而言，通过以上纵向三级的应急管理体制建设，建立遍及全国、有点有面的应急管理体制。

表6-2 我国公共卫生突发事件管理分级体系的重构

管理状态 \ 层级	中央 CDC（重大公共卫生危机事件）	省（自治区、直辖市）级 CDC（较大公共卫生危机事件）	市县（地级市、县）级 CDC（区域内公共卫生危机事件）
常规状态	机构隶属于中央卫生部，工作内容主要是收集和分析国内外关于公共卫生方面的信息，预防危机状态的发生。	机构隶属于省（特大城市）级卫生厅（局），工作内容主要是收集和分析省（市）内相关公共卫生信息，并定期向中央 CDC 上报相关信息和内容，并执行和传达中央 CDC 的决策和意见，预防危机状态的发生。	机构隶属于市县级卫生局，工作内容主要是收集和分析区域内相关公共卫生信息，并定期向省级 CDC 上报相关信息和内容，并具体执行省级 CDC 的决策和意见，预防危机状态的发生。
危机状态	具有协调和指导中央多部门应对危机的权限，可直接向党中央和国务院最高领导人汇报相关情况，负责处理重大公共卫生危机事件的信息处理、决策应对、部门协调、资源调配等方面的工作。	具有协调和指导省（特大城市）级范围内多部门应对危机的权限，直接对中央 CDC 负责，负责收集和处理省（市）级内部的相关卫生信息，负责执行和传达中央 CDC 的决策和意见，负责省（市）级内部发生的公共卫生危机事件的信息收集处理、决策应对、部门协调、资源调配等方面的工作。	具有协调和指导区域内多部门应对危机的权限，直接对省级 CDC 负责，负责区域内公共卫生事件的相关公共卫生信息收集及处理，负责执行和传达省级 CDC 的决策和意见，负责及时向省级 CDC 汇报公共卫生危机事件的信息收集处理、决策应对、部门协调、资源调配等方面的工作。
全国人大	提供 CDC 系统危机状态下行动权限的法律保障。		
党中央、国务院	提供 CDC 系统危机状态下行动权限的制度保障。		

该系统的具体管理内容可分为常规管理状态下和危机应急管

理状态下的不同管理内容和权限。人大对于行为权限给予具体法律保障，而党中央、国务院则提供系统危机状态下行动权限的制度保障。这样的管理层级，有利于将我国的危机应急管理体系增加制度化、专业化的管理要素，增加公共卫生危机预警和预防能力，并能更好地保证具体应急管理的快速反应性和专业技术性，降低危机发生的不确定性，将危机管理引入更多的常规管理要素。

四　突发公共卫生事件应急管理横向五网协同

除了以上三级纵向层面的管理体制，还包括横向的五网协同体制。"五网"是指全国公共卫生信息系统、全国公共卫生实验室快速诊断应急网络系统、现场流行病学调查控制机动队伍和网络系统、全国大都市医学应急网络系统、全国医药器械应急物品救援快速反应系统。

（一）全国公共卫生信息系统

该系统主要分布于中央CDC、省（特大城市）级CDC、县市级CDC三个层级中，负责具体收集全国各地的公共卫生信息。具体可包括国家应急中心、电子网络疾病监测报告系统、临床公共卫生沟通系统等。中央CDC的相关公共卫生信息工作者主要负责汇总全国的公共卫生信息并进行综合分析，必要时将其提交给决策部门提供决策依据；省（市）级CDC的相关公共卫生信息工作者主要负责汇总本省（市）内的公共卫生信息，进行相应分析，并及时将相关信息和分析结果上报中央CDC；县市级CDC中的相关公共卫生信息工作者，则主要侧重于收集区域内的公共卫生信息，进行初步分析，并将相关信息、分析结果和初步处理意见及时上报省级CDC。通过全国公共卫生信息系统的运转，完成收集、汇总、分析相关公共卫生信息的工作，做好公共卫生应急工作的预防预警工作，并为相关决策机构提供决策信息和分析数据。

（二）全国公共卫生实验室快速诊断应急网络系统

该系统应该是整合全国和各地医学实验室及科研单位医学技术力量的一个系统。该系统的建立不一定要在 CDC 行政管理系统内部确立相关机构，而是要和有实验室快速诊断能力的科研机构和实验室进行联合，建立一种合作关系，在需要的时候，能够快速进行实验室诊断，满足公共卫生研究的需要。而科研机构的联合也可按中央、省（特大城市）级、县市级三级层次进行。例如，中央 CDC 同全国最高级别的数家科研机构和实验室建立联合关系，并在需要时迅速开展相关实验室研究；省（市）级 CDC 同省（市）内最先进的数家科研机构和实验室建立联合关系，并在需要时迅速开展相关实验室研究；县市级 CDC 同区域内最先进的数家科研机构和实验室建立联合关系，并在需要时迅速开展相关实验室研究。

（三）现场流行病学调查控制机动队伍和网络系统

现场流行病学调查控制机动队伍和网络系统的建设对于公共卫生危机而言非常重要。任何一次公共卫生危机的应急处理，都离不开现场流行病学队伍的调查。因此，从中央 CDC、省（市）级 CDC 到县市级 CDC，均应该设立专门的现场流行病学调查机构，保证在第一时间就能对具体事件进行专业指导。另外，还需要建立和完善一支专业现场流行病学调查控制机动队伍，这支队伍可以由全国现场流行病学的专业人员组成，CDC 应建立相关网络系统将其纳入，在无公共卫生事件发生时这些人员可以隶属于相关科研机构和组织，但能够随时做好准备，在收到相关公共卫生信息的第一时间赶赴事件发生地点，对相关事件进行快速反应，确保获取现场相关公共卫生信息，并进行专业决策。其资金开支须由专项经费予以保障。

（四）全国大都市医学应急网络系统

由于大城市的公共卫生事件往往容易造成传播迅速、社会影响力较大的特点，所以应该在全国大城市内建立医学应急网络系统，保障大城市中的突发公共卫生事件的医疗救治工作。因此，该系统主要覆盖全国所有大型城市和地区，由中央政府或地方政府保障经费装备和补贴相关医疗机构，特别是针对传染病防治的医疗机构，保障每个医疗机构都有先进的应对设备，并对相关人员定期进行应急培训，一旦公共卫生事件发生，这些医院立刻转换成应急医院，主要负责公共卫生事件所涉人员的医疗救治工作。

（五）全国医药器械应急物品救援快速反应系统

应急物品应该由专门的储备中心进行储备，对于公共卫生应急管理系统而言，相关应急物资的保障也是至关重要的，这在历次公共卫生事件中均已得到证实。因此，在全国范围内，应该建立和完善医疗器械、药品、应急物品救援快速反应系统。具体办法可在国家指定的应急物资储备点储备相应的医药和急救用品，如疫苗、抗生素、解毒剂等，数量以能够保障受灾地区 10 ~ 12 小时内的供应为宜。除了具体的物资，还可以和相关科研机构及能够在公共卫生危机发生后即可进入科研和生产状态、提供物资保障的物资生产厂家进行合作，保障相关物资的后续供应。

综上所述，CDC 管理系统在常规状态下隶属于卫生管理部门，但其本身又具有独立运作性。在危机发生后，其更多的是一个综合协调管理部门，能够快速整合社会各方面资源进行专业化管理，应对突发公共卫生事件。

第三节　中国突发公共卫生事件
应急管理机制的转变

突发公共卫生事件的管理属于非常规性管理，而对于管理体制的建设，有利于从一定程度上将突发事件应急由非常规性管理向常规性管理的趋向发展，但是单纯依靠体制建设，不重视机制建设，也容易引起体制运转不良和低效。

因此，公共卫生事件应急管理体系的建设，除了注重应急管理体制的建设，还需要加强应急管理机制的建设。SARS 危机后，我国除了在突发公共卫生事件应急管理体制方面的转变之外，相关应急管理机制也发生了转变。在机制建设方面，协调有序、高效运作的应急机制正在形成，反应速度明显提高，形成了具有中国特色的应急机制。①

这表现在三个方面：一是，各级政府、部门应急平台建设步伐明显加快。不少城市整合 110、119、120 等应急资源，统一接报，分级分类处理，效率显著提高。二是，公众沟通、动员机制逐步形成。各地通过手机短信、电台广播等措施，使公众能够第一时间获得信息，提前应对灾害。三是，社会管理机制为应急管理奠定了良好基础。在社区、厂矿、农村等基层单位加强组织建设和日常管理，群防群控，为应急管理打下了坚实基础。

具体而言，根据《突发事件应对法》确立的我国应急机制主要包括：预防与准备机制；监测与预警机制；应急处置与救援机制；事后恢复与重建机制等。②

---

① 闪淳昌、周玲：《从 SARS 到大雪灾：中国应急管理体系建设的发展脉络及经验反思》，《甘肃社会科学》2008 年第 5 期。
② 汪永清：《〈突发事件应对法〉的几个问题》，《中国应急管理》2007 年第 12期。

一　预防与准备机制

预防与准备机制是我国应急法制建设方面最重要的成果——《突发事件应对法》规定的应急机制中最重要，也是排在首位的一个制度，具体包括应急预案制度、隐患调查与监控制度、应急能力提升制度、城乡规划制度、安全管理制度、应急管理培训制度，以及对人力资源、物资资源、财力资源、技术资源方面的应急资源保障制度等。这其中包括要加强专业与非专业应急救援队伍的合作，尤其规定了正规部队和武警、民兵组织也应当开展应急救援的专门训练等，相关细则均在《突发事件应对法》中有明确规定。[①]其中，在预案方面，我国应急预案体系主要由六部分组成：[②]一是总体应急预案，即国家突发公共事件总体应急预案，是国务院应对突发事件的综合性预案。二是专项应急预案，涉及自然灾害、事故灾难、公共卫生和社会安全事件等四类事件。三是部门应急预案，由国务院各个部门制订。四是地方应急预案，由省、地、县级政府制订的应急预案。五是企事业单位应急预案。六是重大活动应急预案，是指举办大型会议、展览和文化体育等重大活动，主办单位制订的应急预案。各级政府预案和各级政府行政法规具有同等效力。国家突发事件总体应急预案应具体由国务院制定，国务院还需负责组织国务院有关部门，根据各自职责和国务院相关应急预案制定专项应急预案和部门应急预案，地方政府也应该根据国务院的预案制定符合本地区实际情况的应急预案。

但是，由于《突发事件应对法》是我国第一部正式指导突发事件应对的法律，所以其中一些规定难免具有缺陷，例如，前述

---

① 《中华人民共和国突发事件应对法》，2007年11月1日《人民日报》。
② 国务院：《国家突发公共事件预案体系》，参见 http：//politics. people. com. cn/GB/8198/57347/57350/4021527. html。

规定没有阐述清楚危机状态下，军队和武警组织何时、以何种途径参与救援等工作的具体规定。因此，还需要进一步加强军队和武警如何参与救援工作的具体法律规定和支持，方能在危机发生的第一时间充分发挥军队和武警的积极作用。

二 监测与预警机制

在我国"一案三制"应急管理体系的架构中，预案工作是基础，是应急管理部门实施应急教育、预防、引导、操作等多方面工作的指南。通过制定预案将管理经验中带有规律性的做法进行总结、概括和提炼，形成有约束力的制度性条文，将"无备"转变为"有备"。成功的预案能够在危机发生后迅速增加确定性和有序性，对抗可能出现的不确定性和无序化。

SARS 危机后，我国政府重视"横向到边、纵向到底"的应急预案体系建设，也是政府应急管理理念由"冲击—回应"向"预防—主动"转变的起步。正因为是起步，目前的预案中仍存在一些问题，例如，一些预案格式、内容雷同，脱离本部门实际；预案文档冗长，查询使用困难；不同层次、不同类型的预案之间连接融合性不够，缺乏标准化交互程序；预案过于注重文本形式，而忽视培训、演练等预案管理内容，一些预案科技水平较低，先进方法应用不够。[①] 事实上，这些问题相互联系、互为因果，还需要进行进一步优化。

在监测机制方面，《突发事件应对法》中对信息收集、信息报告、信息评估分析和会商、信息监测等均进行了规定，确立了全国统一的突发事件信息系统；规定了在发生重大突发事件后，应立即向上级人民政府报告，并向上级人民政府有关部门、当地驻军和可能受到危害的毗邻或相关地区的人民政府通报；对于信

---

① 刘铁民：《突发公共事件应急预案编制与管理》，《中国应急管理》2007 年第 1 期。

息监测要实现互联互通，加强跨部门、跨地区的信息交流与情报合作。专业机构、监测网点和信息报告员应当及时向所在地人民政府及其有关主管部门报告突发事件信息。但是，同样在监测和预警的具体方面，仍然缺乏细致可行的规定，例如在中央政府未能参与统一指挥和协调的情况下，如何进行跨部门、跨地区的信息交流与情报合作等。

在预警机制方面，应急管理系统中的预警就是要对可能导致危机的各种风险因子进行监控，提前发现威胁并采取相应措施，对可能出现的危机进行预防。《突发事件应对法》规定我国的预警机制主要包括预警分级、警报发布、具体预防措施等制度。其中，参照美国的五级颜色预警系统设计，我国建立了四级颜色预警分级制度系统，从高到低分别用红、橙、黄、蓝色标示（见表6-3）。

表6-3　我国四级颜色预警系统①

颜色	级别	采取的行动
红	一级	①责令应急救援队伍、负有特定职责的人员进入待命状态，并动员后备人员做好参加应急救援和处置工作的准备； ②调集应急救援所需物资、设备、工具，准备应急设施和避难场所，并确保其处于良好状态、随时可以投入正常使用； ③加强对重点单位、重要部位和重要基础设施的安全保卫，维护社会治安秩序； ④采取必要措施，确保交通、通信、供水、排水、供电、供气、供热等公共设施的安全和正常运行；
橙	二级	⑤及时向社会发布有关采取特定措施避免或者减轻危害的建议、劝告； ⑥转移、疏散或者撤离易受突发事件危害的人员并予以妥善安置，转移重要财产； ⑦关闭或者限制使用易受突发事件危害的场所，控制或者限制容易导致危害扩大的公共场所的活动； ⑧法律、法规、规章规定的其他必要的防范性、保护性措施。

---

① 《中华人民共和国突发事件应对法》，2007年11月1日《人民日报》。

颜色	级别	采取的行动
黄	三级	①启动应急预案； ②责令有关部门、专业机构、监测网点和负有特定职责的人员及时收集、报告有关信息，向社会公布反映突发事件信息的渠道，加强对突发事件发生、发展情况的监测、预报和预警工作； ③组织有关部门和机构、专业技术人员、有关专家学者，随时对突发事件信息进行分析评估，预测发生突发事件可能性的大小、影响范围和强度以及可能发生的突发事件的级别；
蓝	四级	④定时向社会发布与公众有关的突发事件预测信息和分析评估结果，并对相关信息的报道工作进行管理； ⑤及时按照有关规定向社会发布可能受到突发事件危害的警告，宣传避免、减轻危害的常识，公布咨询电话。

　　总体而言，我国现有的危机管理体系，更注重事件发生后的快速反应，对于预警的实际可操作性和实用性方面的关注度较欠缺，导致预案在具体危机应急管理实践上往往不能产生预期的效果。

　　因此，迫切需要加强监测预警系统的建设，及时、准确地发布突发公共卫生事件预警信息。在具体措施上，进一步完善中央、省（特大城市）、县市三级传染病、不明原因疾病等突发公共卫生事件监测和信息报告网络系统，加强全国突发公共卫生事件和救灾防病信息报告管理系统建设，提高突发公共卫生事件信息报告的准确性和时效性。在切实保障生物安全的基础上，充分利用现有资源，加大投入，加强实验室装备建设，建立健全全国实验室网络体系，切实增强实验室应急快速检测和鉴定能力。进一步完善卫生应急决策专业技术化指挥体系，构建政府应急平台互联互通，实现卫生应急相关信息资源的整合、传输与共享，使各部门均可全面及时地掌握突发公共卫生事件和卫生资源等有关信息，提高应对突发公共卫生事件的决策指挥和快速反应能力。

三 应急处置与救援机制

关于应急处置与救援制度,《突发事件应对法》从政府、单位和公民个人三个层次分别作出了具体的行为规定,例如《突发事件应对法》第49条、第50条规定,对于自然灾害、事故灾难或公共卫生事件发生后,政府需要进行的管理行为包括救助措施、控制措施、保障措施、保护措施等,对于严重危害社会治安秩序的事件发生时,公安机关应当立即依法出动警力,根据现场情况依法采取相应的强制性措施,尽快使社会秩序恢复正常;相关单位也要采取包括救助、控制等方面的措施,并须同时向所在地县级人民政府报告,并应当服从人民政府发布的决定、命令,配合人民政府采取的应急处置措施,做好本单位的应急救援工作,并组织人员参加所在地的应急救援和处置工作;而公民个人则应当服从人民政府、居民委员会、村民委员会或者所属单位的指挥和安排,配合人民政府采取的应急处置措施,积极参加应急救援工作,协助维护社会秩序。

此外,《突发事件应对法》第52条还规定:当发生突发事件严重影响国民经济正常运行时,国务院或者国务院授权的有关主管部门可以采取保障、控制等必要的应急措施,保障人民群众的基本生活需要,最大限度地减轻突发事件的影响。该条确立了国务院对重大突发危机事件的领导和指挥权。

总体而言,相比2005年发布的《国家突发公共事件总体应急预案》,《突发事件应对法》所确立的应急机制要详细、系统得多,也缓解了之前由于我国相应管理立法进程的滞后、不得不先以各种预案来解决法律尚未出台前的法律关系状态。但是,《突发事件应对法》所确立的这套应急管理机制只是应急管理制度的基本框架,在应急管理的实践中,尚需针对不同地区的实际情况,具体地进行运作。例如,在历次救援中发挥重要作用的军队系统,究竟于何时和如何参与救援行动,仍然没有具体的相关法律规定，也就是说，军队的参与仍需在危机惊动中央高层后，由中央军委发布行动命令才可参与，那么对于一些初期并没有达到严重级别的危机，仍可能存在必要措施应对延迟和地方、军队分治的局面。因此，这一机制框架还存在着一定的完善空间。

特别是在现代危机应急管理过程中，如果能够加入更多的系统本身的制度化管理，使应急管理具有更多的技术性、科学性和制度性，加强应急管理过程中的有序化程度，加强管理过程中的确定性因素，使应急管理本身达到事半功倍的效果。因此，现代应急管理制度的建设应该更加强调制度化管理的重要性，赋予行政管理体系本身更多的技术管理权限，深入参与到技术管理领域。

对于中国新型应急管理处置与救援机制的建设而言，不仅仅要关注处置与救援机制是否制定得严厉和完美，更应该考虑具体处置与救援机制的民间理解力和配合度。要选择具体的、更具可行性的处置与救援措施对相应事件进行应急管理才能够更加有效，而这既需要具体政策决策部门和政策执行部门之间的沟通，更需要决策部门、执行部门和相应被管理对象之间建立良好的沟通，使得相关被管理者对相应处置与救援措施具有更加明确的理解和愿意配合，才能更好地保障相应处置与救援机制的执行效果。

四　事后恢复与重建机制

《突发事件应对法》还规定了恢复与重建制度，具体包括：停止执行应急处置措施，并采取或者继续实施必要措施，防止发生次生、衍生事件；对损失进行评估，制定恢复重建计划，组织受影响地区尽快恢复生产、生活、工作和社会秩序等；上一级人民政府应当根据实际情况，提供或组织其他地区提供资金、物资支持和人员技术等指导和支援；国务院根据受突发事件影响地区遭受损失的情况，制定扶持该地区有关行业发展的优惠政策等。

　　总体而言，应急管理中恢复与重建机制是一个长期的过程，对于人们摆脱危机的影响是非常重要的。因为重大危机事件往往会给当事人留下难以磨灭的损伤和创伤，这种损伤包括两个方面：一个是财物的损伤；另一个是生理心理损伤。首先在财务损失方面，危机发生后，由于周围舆论声援、管理系统的关注，这种损失的严重性及对个体的影响往往容易被忽视，而当危机进入恢复阶段，这种损失开始逐渐显现，特别是在危机后如果受害公众身体健康状况影响到恢复正常生活的能力，那么更容易加剧这种伤害。其次在受害者生理心理方面，危机刚刚发生后，由于国家应急管理体系的介入，应急管理行为的实施，人体也处于应激状态，对于危机事件后本身的个体心理、生理损伤的严重性往往容易认识不够，在应急管理阶段结束后，当受害者个体恢复平静的正常生活状态后，往往更容易陷入自身损失的不适应与痛苦中。正因为社会强烈需要危机应对，建立长效的事后恢复和重建机制就显得非常重要。这具体包括心理治疗和干预机制、增强受害者恢复正常生活状态的技术和其他保障等。如果忽视长效的事后恢复和重建机制的建设和完善，很容易影响整个应急管理的效果，并容易诱发新的危机。

　　除了对个体恢复的长效机制之外，还应更关注社会方面的恢复与重建机制。例如，应该注重防范社会风险能力建设。在全球化背景下，经济结构、就业结构和人口结构都发生了很大变化，特别是人们所面临的风险将会越来越大且呈现多样化，以各种形式表现出来。正是在这种背景下，防范社会风险能力建设不仅是关注向个人提供物品或服务，而且更应关注社区和社会以及更广阔的社会进步和社会结构变化。

　　此外，还应建立突发公共卫生事件管理评估制度。

　　对于突发公共卫生事件的管理而言，评估制度也非常重要，评估制度的完善有助于对相关应急管理程序进行科学的调整，便于危机后总结经验教训，防范类似的危机重现。同时，评估制度应该贯穿于突发公共卫生事件应急管理的全过程。

第一，对突发公共卫生事件应急预案的评估。包括对各级总体预案和专项预案等全方位的预案进行评估，找出现行预案中存在的问题，及时进行修正，保证预案的整体性、预防性、可行性和时效性。

第二，对突发公共卫生事件应急管理过程的评估。管理过程中包括信息收集、方案决策、计划执行、监督反馈等四个不同的管理阶段。通过对具体应急管理过程的评估，及时发现管理过程中存在的问题和不足，进行及时改正，既有助于在管理过程中及时纠错、纠偏，防止危机的进一步扩散，也有助于资源配置整合，具体包括人员和物资两方面的资源整合。评估行动本身也是一个进一步收集应急管理信息，促进危机决策的快速有效行动。因此，对于突发公共卫生事件，需要加强对应急过程的评估，为今后的应急管理和危机应对积累成功经验及失败教训，保障应急管理的正确性、方向性、成功性和逐渐完善性。

第三，对应急专项资金、物资准备的评估。应急物资是保障应急管理能否成功的物质基础，在应急状态下，往往容易出现物资、资金不足和浪费两方面的问题，因此，加强应急专项资金、物资准备的评估有助于保障应急物资准备和使用的科学性、合理性、高效性和充足性。

加强对危机的评估，有助于了解其背后的社会风险因子，有助于社会管理者认识社会风险因子的存在及其破坏性，并将其纳入平时的常态社会管理，有效地预防相关风险因子的生成，降低其破坏性，从根本上预防危机的发生。

在恢复与重建机制建设方面，还需要加强与完善突发公共卫生事件中的官员问责制度。官员问责制，是指对相关管理官员的行为和后果进行追究责任的制度。其实质是通过各种形式的责任约束，限制和规范官员的权力和行为，最终达到权为民所用的目的。官员问责制是现代政府强化和明确责任，改善政府管理的一种有效制度。我国于 1982 年以宪法的形式确立了行政首长负责制。行政首长负责制的确立，对改变之前行政机关中责任不清、推诿扯皮、人浮于事、效率低下的状况起到了一定的积极作用。但仍存在问题，如：公共事务的决策效果直接依赖于行政首长的个人能力；加上当前对行政首长负责制的法治化程度较低，相关的立法工作相当薄弱，进展也十分缓慢，一些规定还停留在批示、决议、决定上，行政首长的权力与义务、责任不清，权力的无限制性极易导致权力滥用，独断专行，受传统家长制的影响，成为"家长式人物"等。

这种情况在应对危机的过程中也长期存在，直到 2003 年 4 月，在反思 SARS 暴发初期地方政府应急决策失败的过程中，政府对我国的应急管理制度开始了有史以来第一次较为全面的重视和改革。改革的结果使我国的应急管理体制和机制建设基本形成，我国的应急管理体系开始向各级政府和全社会逐渐延伸。此后，我国政府应对危机的能力有了明显增强，体现了危机应对中集中领导、统一指挥、反应灵敏、运转高效的工作机制。今后，要让问责制成为全方位有效监控的制度，还需要做好以下几个方面的改革。

首先，应加强信息公开，构建一个内外并举、无处不在的监督网络。一方面，作为内部监督和责任追究制度，问责制要通过不断完善和解决落实不力的问题，使之充分发挥作用；另一方面，要为社会各界和新闻舆论的监督提供方便，对突发公共卫生事件管理中的失职渎职行为，有错必纠，有责必究。

其次，要有效问责，明确界定工作责任，避免因权责不明而无法问责，更重要的是，问责过程要增加透明度，一视同仁，一问到底，避免出现偏袒姑息的行为。

最后，问责制还要成为根治失职渎职顽疾的长效药，实现制度化常态化，贯穿到突发公共卫生事件管理中。严格执行突发公共卫生事件管理问责制，更大的意义在于让管理者和决策者有"风险意识"，提高责任意识、法治意识、民本意识，认认真真履行职责，使突发公共卫生事件的管理更主动更有效。

第四节 中国突发公共卫生事件
应急管理体系的整合

公共卫生事件应急管理从根本上说是一个统一的体系，这个体系的成功运作还需要对整个管理体系内部进行体制和机制的集成。具体包括三个方面：预防先行与主动应急的整合、卫生系统与跨卫生系统信息和资源的整合、政府主导与 NGO 参与的整合。

一 预防先行与主动应急的整合

效果最好的应急管理就是要有效地对危机的发生进行预防。危机管理重点内涵应该包括：危机预防、危机处理、危机沟通与危机善后等几个方面。其中最重要的管理环节应该是危机预防，危机预防的完善与否将关系到危机处理的成本和支付的代价。

在 SARS 危机应对过程中，危机预防做得最好的国家应该是美国，早在疫情刚刚被外界知晓开始，美国的疾控中心就开始启动，尽管当时美国还没有出现疫情，但是疾控中心已经开始关注亚洲出现的"非典"疫情，疾控中心 24 小时连续运转，在美国各政府部门和各级地方机构之间，以及同世界卫生组织等国际机构之间，实现了即时信息收集、处理。

我国应急管理体系在设计上参照了"美国模式"、"日本模式"和"俄罗斯模式"的部分经验，但也有一些保留。美国模式的总体特征为：行政首长领导，中央协调，地方负责；俄罗斯模式的总体特征为：国家首脑为核心，联席会议为平台，相应部门为主力；日本模式的总体特征为：行政首脑为指挥、综合机构协调联络、地方政府具体实施。这三种模式的共同特点为：行政首长担任最高领导；应急委员会或联席会议辅助决策；常设的应急管理机构处理日常事务；地方政府为操作主体等。① 其中，最重要的经验就是建立专门的机构统一应对突发事件，这也是"9·11"后美国应急管理体制最根本的变化——成立国土安全部统筹应急管理事务。相比之下，我国由国务院总理担任最高领导，国务院常务会议进行集体决策，地方政府实施属地管理，在这些方面都类似于上述三种模式，但并未建立专门的应急管理机构，这又有别于上述三种模式。相比于"非典"之前，我国应急管理体制的主要变化有两个：一是在国务院办公厅内部新设了一个专司综合协调的机构——国务院应急办；二是对国务院常务会议和国务院组成机构的应急权责关系进行了明确。

在应急机构改革的前提下，国务院在我国 A（H1N1）疫情发生之前就极其重视疫情发生和变化的走向，并开展了一系列的预防工作，直接导致我国针对 A（H1N1）流感疫情的防控更为主动积极，导致了我国相关的应急管理的成功。由此可见，预防和主动应急本身就是相辅相成的，主动应急的首要特征就是危机预防工作的开展。

因此，我国新型应急管理系统的应急机制建设，除了应重视突发事件发生后的快速反应能力培养之外，还需加强对危机预防能力的培养。具体而言，需要加强危机信息收集、危机信息甄别、危机信息评估等方面的工作，当危机的发生不可避免时，应该尽早进行危机应对计划，确保对危机发生尽早尽快地进行应急管理，避免危机的扩散。针对已经出现的突发公共卫生事件，如果有完备的危机预防机制和信息收集分析系统，在突发公共卫生事件发生后，能够使管理部门掌握更多的危机信息，增加应急管理的确定性，更容易抓住危机处理的关键和重点，制定更为科学、理性的管理制度对危机进行管理和控制，更容易使突发公共卫生事件应急管理获得事半功倍的效果。

---

① 中国行政管理学会课题组：《政府应急管理机制研究》，《中国行政管理》2005 年第 1 期。

二 卫生系统与跨卫生系统的整合

应急管理过程中的整合主要是指在应急管理过程中能够协调各方信息、资源，整合各方利益诉求。卫生系统与跨卫生系统信息和资源的整合是"预防—主动"型应急管理模式的重要组成部分。例如，在我国应对 A（H1N1）流感疫情的应急管理中，联防联控机制所带来的巨大作用有目共睹。具体包括卫生系统与传播媒介的联合，与其他非卫生系统的政府组织部门联合，与相关科学技术联合等。

首先，卫生系统与传播媒介的联合。我国在应对 A（H1N1）流感疫情的过程中，转变了以前对大众传播媒介的严格限制，在信息发布、危机沟通方面将大众传播媒体整合进整个应急管理体系中，这样做的结果有效地降低了小道消息流传的可能性，也降低了面对危机的社会恐慌程度，且让群众信任并积极执行政府的举措。

不管是建立良好的沟通机制，还是健全积极的动员机制，传播媒体的作用都是至关重要的。随着现代网络技术的发展，以网络为媒介的信息传播在我国已经成为一个不可忽视的新的舆论阵地，它将传统媒体与受众的单向传播关系转变为双向或多向互动的传播关系。其互动性、开放性、民主性、公开性、自由性等方面较之传统大众传播媒介，起到越来越重要的作用。由于这些特性，网络媒介的表现力与感染力更为突出。对一些重大事件，特别是一些危机事件，网络媒体都站到了主流媒体的行列。中国互联网络信息中心（CNNIC）编撰的《第 23 次中国互联网络发展状况统计报告》显示：截至 2008 年年底，中国网民规模达到 2.98 亿人，居世界第一，网络新闻用户达到 2.34 亿人，较 2007 年增长 41.9%，互联网普及率达 22.6%，略高于全球平均水平（21.9%）。[①]

---

① 中国互联网络信息中心：《第 23 次中国互联网络发展状况统计报告》，参见 http://www.cnnic.cn/html/Dir/2009/01/12/5447.htm。

除了保证网络媒体的良好运行秩序，还需发展电子政务技术。由国家信息中心组织编撰的 2007 年电子政务蓝皮书《中国电子政务发展报告 NO.4》指出，2006 年，中央政府各门户网站相继开通，到 2006 年年底，部委、省级、地市级政府网站拥有率超过 90%，县级政府网站拥有率超过 80%，各级政府网站平均拥有率达到 85.6%，比 2005 年上升 4.5 个百分点，标志着中国政府网站层级体系的架构已经基本形成。同时，各级政府网站信息发布的及时性、准确性都在不断提高，在线服务数量增长快速。[①] 但是，我国的电子政务发展刚刚起步，仍然存在着以下不足：政府系统内部站点之间信息资源共享程度还较低，信息失真、不对称现象严重，而且信息公开制度不够完善，面向公众的信息服务项目少，信息适用性不强，更新速度慢，等等。

因此，对于我国新型应急管理体系中的整合必须包括政府对各种媒体的整合，特别是整合新媒体的影响力。这些建设本身应该建立在更加开放的政府信息管理制度的基础上。因为媒体的健康发展有利于在应急管理过程中建立危机沟通渠道，增加应急管理过程中的确定性因素，在现代社会中有效降低危机恐慌。当然，媒体的开放应该也需要有序性发展，避免陷入台湾地区 SARS 应急管理过程中的"新闻性恐慌"[②] 中。具体来说，在针对具体突发事件的应急管理过程中，提供足够的信息让新闻从业人员更加了解事情的真相；或者对相关新闻从业人员进行专业知识培训，使其能够进行更具专业性的报道，为社会和公众提供更加准确和客观的信息；提升媒体工作者的职业道德，使其更好地发挥传播媒介的积极作用。

总体而言，在 A（H1N1）流感的报道中，传播媒介发挥了积极作用，例如，面对突发事件，地方媒体在报道中的框架设置

---

① 郭济:《政府应急管理实务》，中共中央党校出版社，2004。
② 特指台湾 SARS 危机过程中由于大量过分夸张的负面信息报道所产生的社会恐慌。——作者注

方面差异并不明显，从总体上看，40 余家媒体的评论话语都表现出高度的统一性，而且评论基调保持了前后一致性，充分体现出鲜明的导向性，有力地调动了公众的注意力，控制、减轻和消除事件引起的严重社会危害，减少负面效应的扩大与传播，促进了危机的化解。[①] 但是仍有需要改进的地方，如对民众如何防范疫情的建议显得相对较少。另外，过分统一的信息既不能满足受众多样性的信息需求，也会让受众因为过多的信息冗余而感到接受疲劳。[②] 这其中的度如何把握，需要在今后的公共卫生应急管理过程中引起重视、继续探索。

其次，卫生系统与其他非卫生系统的政府组织部门的联合。应急管理往往需要耗费大量的人力、物力，因此，保障足够的人力、物力资源的供给是应急管理的基础。在应对 SARS 的过程中，美国、新加坡等国政府均提供了充足的物资保障和人力资源供给。如美国疾控中心有大量专业人员进行各种专业化管理；新加坡在疫情十分严峻的情况下，仍然保障防疫一线拥有充足的防疫物资供给，新加坡财政部还给予需要进行隔离的公民相应的财政补贴，让公民能够自觉配合相关措施的实施。

而我国在 SARS 期间，直到进入 2003 年 4 月中下旬后才开始高度关注 SARS 疫情，如为了防止疫情向农村偏远地区扩散，宣布对确诊病例、疑似病例进行免费医疗，使大量原本看不起病的打工者纷纷走进规定的医疗机构，自觉执行相关隔离措施。政府在 SARS 应对期间还提供了大量资金帮助偏远贫困地区农村加强公共卫生系统的建设。一些生产消毒液和防护服的单位也响应政府号召，加班加点地赶制相关产品提供全社会的消毒防疫之用。

这种被动状况在我国应对 A（H1N1）流感的过程中大为改

---

① 陈力峰、陈新勇：《公共危机中媒体的责任担当：以阻击"A（H1N1）流感"为例》，《今传媒》2009 年第 7 期。
② 王卓、武文颖：《地方媒体突发事件报道研究》，《新闻世界》2010 年第 1 期。

善。如《突发事件应对法》第26条、27条、28条、36条等均确立了应急人力资源的保障机制；第32条确立了应急物资储备机制；第31条、34条、35条确立了应急管理财力资源的保障机制；第33条、36条确立了应急通信与应急技术、设备保障机制。总体而言，当我国危机发生后政府进行应急管理时，各种物资的提供主要由以下各个部门负责（见表6-4）。

表6-4　政府危机管理保障职能分配框架

保障职能	牵头机构	辅助机构
人力资源	公安、消防、武警、医疗部门	林业、水利、交通、地震、安全监督部门等
财力资源	财政部门	发改委、民政部门等
物资资源	发改委、商务部门	民政、财政、食品药品监督管理、工商部门等
交通运输	交通、铁道、民航部门	公安部门等
医疗卫生	医疗卫生部门	红十字会、农业、食品药品监督管理、中医药等
治安维护	公安机关和武警部队	工商、税务、司法部门等
通信与信息	信息产业部门	公安部门等
公共设施	建设部门	水利、发改委、环保、医疗卫生、安全生产监督部门等
公共关系	文化宣传、广播电视、新闻出版部门	民政部门等
技术支撑	科技部门	社科院、研究室等
军　　队	国务院请求中央军委调用军队，强调军民结合的原则	

资料来源：薛澜、钟开彬《转型期中国风险管理面临的挑战和对策》，《科技中国》2005年第10期。

如表6-4所示，救援工作如果需要动用部队资源，则由国务院向国家军委主席申请，其他以公安、消防、武警、医疗等部门参与，林业、水利等技术部门提供技术支持；财力由财政部门支撑，其他由发改委、民政等部门支持；物资资源由发改委、商务部门负责牵头；医疗、科技、公共设施、文化宣传等均由各相关技术管理部门负责，治安由公安机关和武警部队等负责。

现代危机的发生往往涉及多个领域的问题，这些管理所涉及的不同部门往往又处于我国条块分割的行政管理体系中，加上危机发生后的种种不便，极易造成各种资源供应不足的情况发生。而这样的职能设置有效地保障了我国在面对 A（H1N1）流感疫情的应急管理过程中的人力和物资保障，这也是多部门联合协作的成果。

再次，卫生系统和科学技术界的联合对公共卫生危机的应急管理至关重要。SARS 危机过程中，由于卫生系统与科学技术界缺乏联合，使得我国在极为有利的情况下失去了关于 SARS 科研的先机。而在面对 A（H1N1）流感危机时，由于在国务院的指导协调下，我国的科研工作改变了过去体制管理僵化的缺陷，建立了共通的信息共享、信息发布平台，使我国科研机构在并不占优势的情况下，却因科研机构间建立了更加竞争互助的关系，使我国的科研攻关屡战告捷，并最终成为第一个使用 A（H1N1）流感疫苗的国家，正因为科研系统和卫生系统进行了更为紧密的联合，才促成我国 A（H1N1）流感应急管理取得了一系列成绩。

三 政府主导与社会参与的整合

现代公共危机应急管理活动被认为是一个以政府为主导的，由政府组织、非政府组织、公民共同参与的行动体系。在公共危机管理中，政府仍凭借其权威、资源上的优势占据公共危机管理的主体地位，但是，从各种危机管理案例中可以看到，如果仅凭政府单一主体进行危机管理，难免造成危机管理过程中行为失范、效率低下、公共产品供给不足、信息不完全等"政府失灵"的现象。这说明仅仅依靠政府来完成公共危机管理显然不够。公共危机的"公共性"，决定了独立于政府之外的正在发展和逐步成熟的非政府组织，以其创新优势、公平优势、适应性优势、效率优势、沟通优势等，可以在公共危机管理中发挥积极作用，配合政府部门进行更为有效、合理的公共危机管理。

　　大系统理论及西方社会治理理论和实践的演进，将危机管理的研究推进到全面危机管理阶段。所谓全面危机管理，就是在政治领导人的支持和关注下，通过法律、制度和政策的作用，在各种资源支持系统下，通过整合的组织和社会协作，通过全程的危机管理，提升危机管理的能力，以有效地预防、应对、化解和消弭各种危机。① 在面临国家紧急状态或重大灾难时，美国危机管理体系之所以能够有机协调、高效运作，关键就在于它拥有全面的危机应对网络。② 该系统网络不仅包括上文所述完备的危机应对计划和高效的核心机构，还包括志愿者组织、私人机构、国际资源等丰富资源。因此，危机管理不能仅仅依靠管理者，还需要公民个人、社会团体及区域政府和跨国组织之间的通力合作。

　　改革开放以来，伴随我国社会的发展，NGO 即民间组织逐渐增多，成为社会经济发展中不可忽视的力量。例如，2008 年四川汶川地震灾后救助中，NGO 释放了强大的行动能力，民间组织及志愿者以前所未有的态势登场，是"民间力量的第一次集体亮相"。③ 据不完全统计，奔赴四川一线参与救灾的民间组织有 300多家，介入的志愿者更达到 300 万人左右。④

　　非政府组织在我国危机管理中的作用，按照危机演进的不同阶段可以分为：在危机发生前的预警阶段，主要是向公众宣传危机意识，进行危机教育，以及运用自身的技术来检测、收集各种危机信息等；当危机发生不可避免时，非政府组织可以帮助筹集

----

① 张成福：《公共危机管理：全面整合的模式与中国的战略选择》，《中国行政管理》2003 年第 7 期。
② 薛澜、钟开斌、张强：《美国危机管理体系的结构》，《世界经济与政治论坛》2003 年第 5 期。
③ 林闽钢：《灾害救助中的 NGO 参与及其管理》，《中国行政管理》2010 年第 7期。
④ 包丽敏：《谁来执掌 760 亿元地震捐赠？》，参见 http://zqb. cyol. com/content/2009 - 08/12/content_ 2800866. htm。

相关物资、募集捐款和招募人力资本等，参与提供相应的心理救助和各种人道主义救援，以及监督政府部门救助行动的正确与否，并提出相应建议等；在危机的善后阶段，非政府组织可以参与灾区重建，危机后相关人员的心理救助等，帮助受灾的人们和地区早日从创伤中得以恢复等。

伴随 SARS 的经验教训和我国当前的社会发展背景，人们已经意识到仅仅依靠政府的力量是很难做到危机应对的高效、快速、协调、灵活的，而各类非政府组织、企业以及公众自身的危机意识、危机预防能力和危机应对水平便成为决定政府危机管理质量的重要因素。因此，在强调政府部门危机管理的快速反应性、责任性、透明性和合法性等原则的同时，也必须强调政府危机管理系统中的参与主体的多元性，最大可能地吸纳各种社会力量，调动各种社会资源共同应对危机，形成社会整体的危机应对网络。

在应对 A（H1N1）流感的过程中，我国政府已经开始和非政府组织合作。不论是在疫情信息、决策处理过程中，还是在疫苗研制过程中，到处都可以看到中国政府和世界卫生组织等非政府组织的紧密合作。但是比较遗憾的是，由于我国国内的非政府组织发展刚刚开始，在应对疫情这种技术性较强的应急管理过程中，国内 NGO 的力量并没有像汶川地震灾后救助过程中展现得那么显著。

危机管理从总体上看是对一个国家社会应对能力的综合考验。形成完善的危机管理体系，首先必须在全社会树立正确的危机意识，确立良好的民众心理与实际应对能力。以美国的志愿者组织为例，"9·11"事件发生后，美国红十字会在东部沿海各城市收集大量的血液，向华盛顿、纽约派遣空中救援小组，设立临时的救护中心，并筹集捐款 5.47 亿美元；社区血源中心全国协会也向纽约市各大医院紧急输送了大量的血液。

需要强调的是，危机管理除了需要建立一套完善的管理体系外，还需要从更基础的层面完善危机管理。从根本上说，单纯的危机管理体系并不能保证社会的全然无忧，危机管理的成败取决于公共治理结构的优化和社会的协调发展。治理主体由过去单一的政府变为由政府、企业和社会组织各方有序参与的合作集体。这直接关系到风险的防范和风险管理责任的配置。具体包括三方面内容。[①]

第一，建构风险共担的治理机制。在当今世界，现代风险已经超出了工业社会的控制力，风险也因此成为进行政治和社会动员的最强符号。因此，应该在政府、企业、社区、非营利组织之间构筑起共同治理风险的网络联系和信任关系，充分动员一切社会力量，共同应对未来可能发生的风险。在现代社会，政府、市场和市民社会（或社群）之间应该保持某种平衡，全社会都应参与到对风险的界定、讨论和决策中，而参与的扩大和深入会使更多的公众了解可行的应对方案。

第二，要加强政府的适应性。面对现代风险，必须从时时处处入手，避免风险扩散，避免由可能性风险转化成后果严重的风险。政府的适应性目标是就地及时解决问题，政府首先要明确自己的职能范围，重新界定在社会事务管理上的目标函数，重视应对政策的积极性和预防性，针对可能出现的社会风险采取灵活的治理，使政府精力更多地用在防患于未然。

第三，发挥政府在治理体系中的领航作用。在社会转型期，我国经济社会发展面临的矛盾和问题可能更复杂、更突出，经济成分、利益主体、组织形式、分配方式、价值取向等日趋多元化。多元化本身可能使社会充满生机和活力，也可能使社会充满风险。我国社会从某种程度上说正处于一个高风险时期，教育、卫生、就业、分配、社会保障、社会管理等方面存在的各种问题和矛盾成为不和谐的主要因素。如何将多元力量整合凝聚起来抵御社会风险，一个关键的因素就是强有力的政府。没有政府的主导，没有一个获得社会认同的统一力量，难以实现社会的和谐。同样，抵御社会风

---

① 童文莹、林闽钢：《转型期我国体制型风险的成因及其治理》，《社会科学研究》2009 年第 5 期。

险是一个系统工程，需要政府、市场、公民等都在其中发挥作用。但是，只有政府才能通过公共政策对全社会进行有效的利益协调，使各利益主体各尽其能、各享其成、各得其所。

因此，要想建立和完善"预防—主动"型的应急管理模式，就需要进一步发展整合 NGO 的制度规定，使其在应急管理过程中，发挥更加灵活积极的作用。首先，NGO 可以通过新闻媒介、文艺演出等多种形式广泛开展宣传、教育活动，增强广大民众的危机意识，加强中小学校的危机教育，开展不同层次的应急专业教育，提供自救互助的安全常识，组织区域范围内的预演，加强民众应对危机的自救互助实践能力等。其次，NGO 中有大量的科研机构、环境组织、卫生组织和一些专业协会，具有专业技术优势，可以运用自身技术优势，监测、收集各种前危机信息，并进行分析、加工和做出科学判断，协助危机预警。再次，NGO 可以通过自己与政府、社区、企业单位建立的良好沟通机制为危机沟通服务，参与社会动员与救助，如提供灾民的心理援助和物质帮助等慈善捐助等。NGO 还可以在一定程度上督促政府的信息公开化、明朗化，监督政府的行为等。

综上所述，不论是从事件起因，还是应急管理模式比较方面分析，我国从 SARS 到 A（H1N1）事件的突发公共卫生事件应急管理模式的转变，可以视为"冲击—回应"型应急管理模式向"预防—主动"型应急管理模式的转变过程。这一过程正处于发展阶段，并未完全定型，因此，可借鉴发达国家的发展经验，促进发达国家经验与我国本土经验更好地融合，促进我国"预防—主动"型突发公共卫生事件应急管理模式的发展与成熟。具体而言，在突发公共卫生事件应急管理体制建设上，需要从顶层推动、总体框架、纵向、横向等方面来全方位推动；应急管理机制建设的重点包括：预防与准备机制，监测与预警机制，应急处置与救援机制，事后恢复与重建机制等。然而，公共卫生事件应急管理从根本上说是一个统一的体系，这个体系的成功运作离不开整个管理体系内部良好的体制和机制集成，重点包括：预防先行与主动应急的整合、卫生系统与跨卫生系统信息和资源的整合、政府主导与 NGO 参与的整合等。

　　只有确立"预防—主动"型应急管理模式，发展更为完善的应急管理体系，才能增加风险信息沟通，抵御信息认知缺乏，更好地避免风险的诱发因素，更有效地应对社会风险，针对社会突发公共卫生事件的管理才能发挥最佳的效果。

参考文献

一　中文文献

（一）著作

安东尼·吉登斯：《失控的世界》，周红云译，江西人民出版社，2001。

安东尼·吉登斯：《现代性与自我认同》，赵旭东、方文译，三联书店，1998。

波尔·吉利兰、理查德·基姆斯：《危机干预策略》，肖水源等译，中国轻工业出版社，2003。

戴维·奥斯本、特德·盖布勒：《改革政府：企业精神如何改革公营部门》，周敦仁等译，上海译文出版社，1996。

弗兰克·H. 赖特：《风险、不确定性与利润》，王湿、许荣译，商务印书馆，2007。

罗伯特·希斯：《危机管理》，王成、宋炳辉、金瑛译，中信出版社，2001。

诺曼·R. 奥古斯丁等：《危机管理》，北京新华信商业风险管理有限责任公司译，中国人民大学出版社，2001。

乌尔里希·贝克：《风险社会》，何博闻译，译林出版社，2004。

伊恩·I. 米特罗夫：《危机防范与对策》，燕清联合传媒管理咨询中心译，电子工业出版社，2004。

两秉中、潘国驹、唐世平：《迎向风暴》，新加坡世界科技出版公司，2003。

詹中原：《危机管理——理论架构》，台北联经出版社，2004。

张金坚主编《从危机管理角度看 SARS 防疫应变计划》，台北合记图书出版社，2003。

赵永茂等：《府际关系》，台北元照出版社，2001。

《财经》杂志编辑部：《SARS 调查：一场空前灾难的全景实录》，中国社会科学出版社，2003。

《学习时报》编辑部：《国家与政府的危机管理》，江西人民出版社，2003。

陈锦治、王旭辉、杨敬等：《突发公共卫生事件预防与应急处理》，东南大学出版社，2005。

迟福林：《警钟——中国：SARS 危机与制度变革》，民主与建设出版社，2003。

冯惠玲：《公共危机启示录——对 SARS 的多维审视》，中国人民大学出版社，2003。

复旦大学国际关系与公共事务学院：《复旦公共行政评论：危机、安全与公共治理》（第三辑），上海人民出版社，2007。

郭济、高小平：《中央和大城市应急管理机制建设》，中国人民大学出版社，2005。

郭济：《政府应急管理实务》，中共中央党校出版社，2004。

胡鞍钢：《透视 SARS：健康与发展》，清华大学出版社，2003。

胡平：《国际冲突分析与危机管理研究》，军事谊文出版社，1993。

刘尚希、贾康：《公共财政与公共危机：非典引发的思考》，中国财政经济出版社，2004。

林闽钢：《社会政策：全球本地化视角的研究》，中国劳动社会保障出版社，2007。

潘光：《当代国际危机研究》，中国社会科学出版社，1989。

童星、张海波：《中国转型期的社会风险及识别——理论探讨与经验研究》，南京大学出版社，2007。

童星：《社会管理学概论》，南京大学出版社，1991。

吴江：《公共危机管理能力》，国家行政学院出版社，2005。

武汉大学发展研究院 SARS 研究课题组编《SARS 挑战中国：SARS 时疫对中国改革与发展的影响》，武汉大学出版社，2003。

许文惠、张成福：《危机状态下的政府管理》，人民出版社，1998。

薛澜、张强、钟开斌：《危机管理——转型期中国面临的挑战》，清华大学出版社，2003。

薛晓源、周战超：《全球化与风险社会》，社会科学文献出版社，2005。

杨开忠、陆军等：《国外公共卫生突发事件管理要览》，中国城市出版社，2003。

杨雪冬等：《风险社会与秩序重建》，社会科学文献出版社，2006。

赵成根：《国外大城市危机管理模式研究》，北京大学出版社，2006。

郑杭生：《社会学概论新修》，中国人民大学出版社，2003。

朱德武：《危机管理：面对突发事件的抉择》，广东经济出版社，2002。

（二）期刊论文

乌尔里希·贝克：《"9·11"事件后的全球风险社会》，《马克思主义与现实》2004 年第 2 期。

陈德升：《两岸 SARS 危机管理比较：政经体制面分析》，《远景基金会季刊》2005 年第 4 期。

郑永年、黎良福：《SARS 与中国政治制度的危机管理》，《远景基金会季刊》2004 年第 4 期。

周桂田：《在地化风险之实践与理论缺口——迟滞型高科技风险社会》，《台湾社会研究季刊》2002 年 3 月号。

曹广文：《大力加强我国公共卫生突发事件主动检测系统的

研究》,《第二军医大学学报》2004 年第 3 期。

曹广文:《突发公共卫生事件应急反应基础建设及其应急管理》,《公共管理学报》2004 年第 5 期。

曾宪植:《从抗击非典看健全我国经济应急反应机制的迫切性》,《新视野》2003 年第 5 期。

陈安、上官艳秋、倪惠荟:《现代应急管理体制设计研究》,《中国行政管理》2008 年第 8 期。

丁柏铨、郭元:《在政府、新闻传媒、公众关系视野中观照甲型 H1N1 流感事件》,《今传媒》2009 年第 8 期。

丁柏铨:《论灾难事件中政府、新闻传媒、公众的关系》,《新闻界》2006 年第 1 期。

高建国、贾燕、李保俊、李成:《国家救灾物资储备的历史和现状》,《国际地震动态》2005 年第 4 期。

高小平:《建设中国特色的应急管理体系》,《中国应急管理》2009 年第 4 期。

高志胜:《突发公共卫生事件中卫生部门的作用探讨》,《中国食品卫生杂志》2004 年第 6 期。

葛荃:《SARS 对中国政治的影响与对策》,《南开学报》(哲学社会科学版)2003 年第 4 期。

国务院:《国家突发公共事件总体应急预案》,《中国防汛抗旱》2006 年第 1 期。

国务院应急管理办公室:《2006 年我国突发公共事件应对情况》,《中国应急管理》2007 年第 7 期。

赫广义:《中国纵向间政府"职责同构"模式解析》,《河南师范大学学报》(哲学社会科学版)2005 年第 3 期。

洪涛、王健伟、阮力等:《电镜观察从非典型肺炎患者尸检标本中发现衣原体样和冠状病毒样颗粒》,《中华医学杂志》2003 年第 8 期。

花菊香:《突发公共卫生事件的应对策略探讨——多部门合作模式的社会工作介入研究》,《学术论坛》2004 年第 4 期。

华建敏：《我国应急管理工作的几个问题》，《中国应急管理》2007 年第 12 期。

黄健始：《突发公共卫生事件预警系统建设框架思路》，《中华医学杂志》2005 年第 9 期。

姜长斌：《论十月革命的道路和斯大林模式若干问题》，《史学理论》1988 年第 3 期。

郎佩娟、王传宏：《论我国政府突发公共事件管理机构》，《中国行政管理》2007 年第 11 期。

黎莉：《危机报道的框架分析——以分析 H1N1 流感报道为例分析》，《东南传播》2009 年第 7 期。

黎映桃、胡铁民：《紧急状态与行政权的能动舒展》，《理论与改革》2003 年第 5 期。

李传军：《复杂和不确定性条件下的危机管理》，《行政论坛》2007 年第 4 期。

李晖：《从导向需求看舆论引导的对策创新——以"甲型 H1N1 流感"事件为例》，《新闻记者》2009 年第 7 期。

李惠：《试论应对突发公共卫生事件的法治建设》，《法律与医学杂志》2004 年第 2 期。

李文钊：《从非典到甲型流感中国走了多远》，2009 年 5 月 18 日《新京报》。

林龙：《政府、公众、媒体关系与新时期政府危机管理——由非典型肺炎事件引发的思考》，《政治学研究》2003 年第 3 期。

林闻钢、许金梁：《中国转型期食品安全问题的政府规制研究》，《中国行政管理》2008 年第 10 期。

刘高岑：《SARS 病原的发现过程及其对中国科学家的启示》，《科学学研究》2004 年第 2 期。

刘铁民：《突发公共事件应急预案编制与管理》，《中国应急管理》2007 年第 1 期。

刘晓峰、刘宇会：《试论我国危机管理体系的构建》，《哈尔滨商业大学学报》（社会科学版）2007 年第 1 期。

刘颖：《美国缘何 SARS 没有死亡》，《中国健康月刊》2003年第 7 期。

罗乐宣、冯占春、张剑：《医疗机构在突发公共卫生事件应急反应体系中的地位》，《中国医院管理》2004 年第 3 期。

马宗晋、高庆华、高祥林等：《减灾事业的发展和综合减灾》，《自然灾害学报》2007 年第 1 期。

莫纪宏：《紧急权力与紧急状态立法》，《前线》2004 年第 5 期。

莫纪宏：《应急法制和管理迫切需要加以统一》，《绿叶》2008 年第 3 期。

彭宗超、钟开斌、喻彤钰：《我国微机决策机制的转型特点与未来的选择分析》，《中国行政管理》2005 年第 6 期。

清华大学危机管理研究中心 SARS 应急课题组：《美国突发公共卫生事件的应急管理》，《国情报告》2003 年第 8 期。

清华大学危机管理研究中心 SARS 应急课题组：《突发公共卫生事件的应急管理——美国与中国的案例》，《世界知识》2003 年第 10 期。

任兆璋、贾肖明：《SARS 向我国政府危机管理机制提出挑战》，《改革与理论》2003 年第 7 期。

史培军、刘婧、徐亚骏：《区域综合安全管理模式及中国综合公共安全管理对策》，《自然灾害学报》2006 年第 6 期。

史培军等：《建立中国综合风险管理体系》，《中国减灾》2005 年第 1 期。

孙菊枝：《紧急状态下的公共卫生法律法规建设》，《中国公共卫生》2003 年第 10 期。

孙铭心、王娟、刘善华、王广余：《从危机处理到危机管理》，《城市减灾》2008 年第 1 期。

田义祥：《军队在国家应急管理中的重要作用》，《中国应急救援》2007 年第 2 期。

童文莹、林闻钢：《转型期我国体制型风险的成因及其治理》，《社会科学研究》2009 年第 5 期。

汪永清：《〈突发事件应对法〉的几个问题》，《中国应急管理》2007 年第 12 期。

王宏伟：《美国应急管理的发展与演变》，《国外社会科学》2007 年第 2 期。

王乐夫、马骏、郭正林：《公共部门危机管理体制：以非典型肺炎事件为例》，《中国行政管理》2003 年第 7 期。

王名、贾西津：《中国 NGO 的发展分析》，《管理世界》2002 年第 8 期。

王子军：《建立突发公共卫生事件应急处理物资储备机制的探讨》，《中国公共卫生管理》2004 年第 6 期。

吴家华：《从非典病毒与卡特里娜飓风看中美两国的政府危机管理》，《甘肃社会科学》2006 年第 1 期。

吴兴军：《公共危机管理的基本特征与机制构建》，《华东经济管理》2004 年第 3 期。

徐鹏、罗力、郝模等：《突发公共卫生事件的监测、预测及预警工作的质量控制指标研究》，《公共卫生与预防医学》2006 年第 3 期。

薛澜、张强、钟开斌：《防范与重构：从 SARS 事件看转型期中国的危机管理》，《改革》2003 年第 3 期。

薛澜、张强、钟开斌：《美国危机管理体系的结构》，《世界经济与政治论坛》2003 年第 5 期。

薛澜、张强、钟开斌：《危机管理：转型期中国面临的挑战》，《中国软科学》2003 年第 4 期。

薛澜、张强：《SARS 事件与中国危机管理体系建设》，《清华大学学报》（哲学社会科学版）2003 年第 4 期。

薛澜、张强：《SARS 危机反思：SARS 险局与中国治理转型》，《中国评论》2003 年 6 月。

薛澜、钟开彬：《转型期中国风险管理面临的挑战和对策》，《科技中国》2005 年第 10 期。

薛澜、钟开斌：《国家应急管理体制建设：挑战与重构》，《改革》2005 年第 3 期。

薛澜、钟开斌：《突发公共事件分类、分级与分期：应急体制的管理基础》，《中国行政管理》2005 年第 2 期。

薛澜、周玲、朱琴：《风险治理：完善与提升国家公共安全管理的基石》，《江苏社会科学》2008 年第 6 期。

严强：《公共行政的府际关系研究》，《江海学刊》2008 年第 5 期。

严强：《社会转型历程与政策范式演变》，《南京社会科学》2007 年第 5 期。

杨术、张晓磊：《构建突发事件的公共财政应对机制》，《攀登》2007 年第 1 期。

叶国文：《非常态政府能力：法治政府的逻辑》，《理论与改革》2004 年第 3 期。

叶国文：《预警和救治：从"9·11"事件看政府危机管理》，《国际论坛》2002 年第 3 期。

叶婧：《政府危机管理问题探讨》，《行政与法》2003 年第 1 期。

于安：《制定〈突发事件应对法〉的理论框架》，《法学杂志》2006 年第 4 期。

张成福：《公共危机管理：全面整合的模式与中国的战略选择》，《中国行政管理》2003 年第 7 期。

张传香：《美国媒体对甲型 H1N1 流感疫情报道分析》，《新闻与素养》2009 年第 7 期。

张国清：《公共危机管理和政府责任——以 SARS 疫情治理为例》，《管理世界》2003 年第 12 期。

张洁、张宝马、丁卫军等：《论突发公共卫生事件应急中卫生监督机构的职责》，《江苏预防医学》2003 年第 4 期。

张鹏飞：《一样的公共卫生事件不一样的公众心理——从非典到甲流看我国公众心理的嬗变》，《理论探讨》2009 年第

22 期。

张小明、李琰：《信息技术在公共危机管理中的应用研究：论公共危机信息管理系统构建》，《术语标准化与信息技术》2007年第 1 期。

张小明：《从 SARS 事件看公共部门危机管理机制设计》，《北京科技大学学报》（社会科学版）2003 年第 3 期。

张晓新、张黎明、石梅：《美国急性传染病的预防控制体系》，《中国医院》2003 年第 7 期。

张再生：《从 SARS 看公共管理与公共政策转型》，《中国人口·资源与环境》2003 年第 4 期。

中国行政管理学会课题组：《政府应急管理机制研究》，《中国行政管理》2005 年第 1 期。

中国科学院学部《我国突发性公共卫生事件应对策略》咨询组：《关于加强公共卫生体系建设及应对突发事件的建议》，《中国科学院院刊》2004 年第 1 期。

钟开彬：《事故瞒报的运作逻辑》，《公共管理学报》2005 年第 2 期。

周晓虹：《传播的畸变：对"SARS"传言的一种社会心理学分析》，《社会学研究》2003 年第 6 期。

周运清：《SARS 危机对中国政府及其公信力的影响》，《武汉大学学报》（社会科学版）2003 年第 4 期。

朱颖、刘祎：《从"非典"到"甲型 H1N1 流感"——中国政府信息公开的变迁》，《东南传播》2009 年第 9 期。

（三）学位论文

蔡全才：《传染性非典型肺炎传播规律及其防治研究》，复旦大学 2004 年博士学位论文。

胡国清：《我国突发公共卫生事件应对能力评价体系研究》，中南大学 2006 年博士学位论文。

蒋相辉：《突发公共卫生事件应急管理研究》，同济大学 2007

年硕士学位论文。

林士凯：《从 SARS 事件看府际关系与危机管理：以中央政府与台北市政府为例》，台湾"中国文化大学"2006 年硕士学位论文。

刘懿玲：《新加坡与台湾 SARS 疫情危机管理之比较》，台湾"国立中山大学"2006 年硕士学位论文。

宋玟萱：《危机管理：台湾 SARS 个案探讨》，台湾科技管理研究所 2004 年硕士学位论文。

王丽虹：《我国中央与直辖市府际关系之发展与展望》，台北"国立暨南大学"2004 年硕士学位论文。

夏义堃：《公共信息资源的多元化管理体制研究》，武汉大学 2005 年博士学位论文。

杨荣泉：《我国防疫政策之研究：以 SARS 危机管理及因应政策为例》，台湾"国立东华大学"2003 年硕士学位论文。

于竞进：《我国疾病预防控制体系建设研究：困境、策略、措施》，复旦大学 2006 年博士学位论文。

张海波：《中国转型期公共危机治理研究：理论模型与本土经验》，南京大学 2008 年博士学位论文。

赵路平：《公共危机传播中的政府、媒体、公众关系研究》，复旦大学 2007 年博士学位论文。

二　外文文献

Dominic Golding, Sheldon Krimsky, 1992, *Social Theories of Risk*, Praeger Press.

Douglas, Mary and Wildavsky, Aaron, 1982, *Risk and Culture - The Selection of Technological and Environmental Dangers*, University of California Press.

Irving L. Janis, 1989, *Crucial Decision: Leadership in Policy-making and Crisis Management*, New York: The Free Press.

Martin Enserink, 2003, SARS in China: China's Missed Chance, Science, Volume 301. pp. 294 - 296.

Niklas Luhmann, 1991, *Risk: A Sociological Theory*, Aldine Transaction.

Paul Caulford, 2003, "SARS: aftermath of an outbreak", *The Lancet Extreme medicine*. Volume 362, Issue null, pp. 82 - 83.

Piet Strydom, 2002, *Risk: Environment and Society*, Buckingham: Open University Press.

Robert J, Jackson, 1976, *Crisis Management and Policy - making: An Exploration of Theory and Research*, in Richard Rose (ed.), The Dynamics of Public Policy, Beverly Hills: Sage Publication.

Steven Fink, 1986, *Crisis Management: Planning for the Inevitable*, New York: American Management Association.

附录　既往相关研究

社会转型时期我国医患关系"集体不信任"现象研究

摘　要：目前医患间出现信任危机已成为社会共识，本文通过分析医患信任产生的基本机制以及我国现阶段医患"集体不信任"现象的产生因素，试图在此基础上提出改进措施。

关键词：医患关系　专家权威　信任　社会转型　社会风险　卫生政策

目前我国的社会发展正处于全面转型时期，医患间集体不信任现象普遍，医患关系"滑坡"已经引起全社会的广泛关注。吉登斯将现代社会的风险分为"外部风险"和"人为风险"两种，前者是指"来自外部的、因为传统或者自然的不变性和固定性所带来的风险"；后者指"我们不断发展的对这个世界的影响所产生的风险"。现代社会中，外部风险占主导地位转变为人为风险占主要地位。① 现代社会风险不会单独存在，如果取消了行动就不会冒风险，现代社会的风险更具有主体性特征。② 恰当的信任对于规避现代风险可以起到重要的作用。因此对信任的研究可以促使我们更好地预防现代社会风险，同样对医疗信任的研究也有

---

① 〔英〕安东尼·吉登斯：《失控的世界》，周红云译，江西人民出版社，2001。
② 杨雪东：《风险社会与秩序重建》，社会科学文献出版社，2006。

助于更好地掌控医疗风险从而预防风险的发生，促进医疗卫生行业的健康发展、最大限度地实现全体社会成员的健康利益。

一 作为制度信任的医患关系表达

"医患关系"可以有广义与狭义两种不同的理解，狭义的医患关系是指医师与其所诊治的患者之间特定的医患个体之间的关系；广义的医患关系中的"医"是指以医师为主体的医务工作者一方的群体，包括医生、护士、医技人员、医务行政管理人员等；"患"是指以患者为中心的医疗资源使用者一方的群体，包括与患者有直接或间接关系的患者家属、亲属、监护人及其所在工作部门、单位等。因此，从广义上说，医患关系是一种"医"与"患"之间的互动和面对的关系，是社会互动关系的一种，是指以医师为主体的医务人员群体同以患者为中心的群体在诊断、治疗、护理等过程中所建立的特殊人际关系，它以其所处的社会经济和文化等为背景缔结而成，能够反映其所处时代经济、文化、道德、伦理、法律等相关内容。

"医患信任"是指医患互动过程中，双方基于相互诚实守信的合作诚意，在交往过程中期待从对方处获得某种回报的一种心态。医生相信患者会尊重自己的劳动成果，并积极配合医生治疗疾病；患者相信医生能理解自己的病痛，运用医学技术，最大程度的使自己恢复健康、减轻病痛。

卢曼将信任分为人际信任和制度信任，[①] 前者建立在熟悉度及人际间的感情联系基础上，后者是外在的，以法律的惩罚或预防机制来降低社会交往的复杂性。克雷默等将信任分为制度信任（系统信任）和非制度信任。制度信任是建立在正式的、合法的社会规章制度基础上，依靠法制系统、制度系统形成的人类信任关系，属于强制性约束；非制度信任是依据伦理道德规范建立起

---

① Luhmann, N, 1979, Trust and Power, Chichester: Wiley.

来的信任关系，凸显道德信仰支配下的自觉遵守。

信任产生机制分为两类：一类为导源于人际关系的信任，简称人际信任，是指对与自己有先天血缘关系和通过后天的社会生活建立某种特殊关系的人给予的信任。另一类为导源于制度的信任，简称制度信任，它是依赖社会制度规范、法律法规保障和约束力的信任。在人类社会发展的不同阶段、不同社会文化环境中，信任的构成和特点也不同。在传统社会，以人际信任为主；在现代社会，以制度信任为主。

中国传统社会中的信任主要是基于人际信任而产生。传统中国是以农耕经济为特征的乡土社会，这样的社会形态要求有一个相对稳定的生活环境，因此人们重视血缘、地缘的关系，并发展出一套礼仪来规范关系。中国传统社会还有一套基于血缘、地缘信任来协调交往关系的乡规民约。人们基本上都会按照既定的行为模式进行社会交往，因而冲突很少发生。即使发生了冲突，人们也可以借助乡规民约、借助民间力量加以解决。① 因此中国传统社会中的信任可以不需要借助法律的约束。亚当·B.赛里格曼认为传统社会是建立在熟悉与相互强化的亲缘义务基础上的高度信任的社会，因其义务、责任和共同性系统明晰可见并缺少变化，因而对行为预期的可预测度高，但在熟悉与相互强化的亲缘义务系统之外则不可预测。不可预测即意味着风险，不过由于传统社会的本质，这种风险发生的行为概率相对较小，而现代社会与传统社会相比，那种由熟悉和亲缘来确立义务与责任的身份关系，因社会分工和社会阶层的分化转变为由法律等社会规范来确立的契约关系。在社会转型期，当法律等社会规范缺乏或执行不力时，对行为的预期就会存在相当高的风险。②

现代社会，制度信任起着越来越重要的作用，我国目前的社

---

① 童星等：《网络与社会交往》，贵州人民出版社，2002。
② 亚当·B.赛里格曼：《信任与公民社会》，载于陈家刚编译《马克思主义与现实》，2002。

会诚信问题主要针对的是制度信任。制度信任是我们得以信任陌生人的基础，它不像人际信任以关系和人情为基础，而是通过在社会中建立正式的规章、制度和法律等。如果人们未按正式的规章制度和法律条文去做，则会受到惩罚，增加行动成本，因此理性人不采取失信行为。在这样的制度约束下，陌生人（或组织）的行为变得具有可预见性，由此可降低社会交往或合作的不确定性，使信任陌生人的风险成本降低，使陌生人之间的信任得以实现。

基于对以上信任的理解，本文所关注的医患信任主要是基于制度信任。

二 作为医疗服务的医患关系表达

帕森斯认为病人角色是一种制度化的社会角色，包含四个方面：个体对他的健康状况不负有责任；患病个体免于承担日常任务和角色义务；患病个体想要恢复健康；患病个体寻求帮助。[①] 正因为患者没有能力解决自身的不健康状态，他需要寻求外在的帮助，但他为什么会信任医生、求助医疗机构呢？本文认为，这种现象首先是社会化的结果。

通过不断的社会化，"生病去医院"被逐渐固定并保持，形成一种习惯，当人们再遇到相似的情境时，会不假思索的重复这一行动，而不进行其他选择。"习惯"作为个体行事方式的重复或复制，能使人免去在相似情况下选择一种行为方式所涉及的信息搜寻和理性计算的负担。[②] 安东尼·吉登斯认为人的生活需要一定的本体性安全感和信任感，而这种感受得以实现的基本机制是人们生活中习以为常的惯例。[③]

① F. D. 沃林斯基：《健康社会学》，社会科学文献出版社，1999。
② 童星：《现代社会学理论新编》，南京大学出版社，2003。
③ 安东尼·吉登斯：《现代性与自我认同》，赵旭东等译，三联书店，1998。

在形成生病就医的习惯的基础上，人们也不是完全按"习惯"的趋势行动，特别是在医患沟通已经出现问题的现阶段，为什么人们生病时还是会选择生病就医呢？这也是行动者理性算计的结果。

杨国枢认为，不同关系基础的人，所进行的人际互动类型与互动法则是不同的：对亲人而言，遵循的是角色义务与责任的法则；对熟人而言，遵循的是人情的法则；对具有类似身份的生人而言，遵循的是带有一些情感的功利法则；对没有共同身份的生人而言，则遵循完全的功利法则。[①] 显而易见，大多数情况下，医患关系间不是亲人、熟人或者具有相似身份的人之间的互动，这样的关系更应是遵循功利法则。

人体是复杂的，医患关系就其本质而言是以医疗技术为桥梁的，也就是说医疗行业具有医疗知识方面的专业权威。"医"是医患互动过程中医疗知识的占有者，处于明显优势地位。由于获得医疗知识需要经过长时间的专门学习和临床实践才能实现，使得医疗知识并不是随随便便就能获得的。在这样的情况下，当人们生病时，如果想恢复健康，就必须需要求助于掌握医学知识的人或机构，因为这样行动最可能成本最小地尽快脱离病痛折磨，尽早恢复健康，因此求医行为也是患者一种理性算计的结果。患者通过理性的计算，认为信任医生可以给自己带来利益，解决自己的病痛，带来健康，如果算计后认为求医行为给自己带来的损失可能较小，或自己能够承受，那么患者会选择信任医生；而同样的道理，如果医生通过算计，认为自己通过医患互动能够获得利益，比如自我实现的满足、自我价值的体现、工作带来的经济利益实现等，认为患者给自己带来损害的可能性比较小，那么医生便会选择信任患者。

---

① 杨国枢：《中国人的社会取向：社会互动的观点》，载于杨国枢、余安邦《中国人的心理与行为：理论与方法篇（一九九二)》，台北桂冠图书公司，1993。

通过以上的分析，可以看出医疗行业具有外界不能轻易获得的医疗资源和医学知识，具有行业权威性。相对于人们的健康利益来说，医疗行业对患者的服务具有不可替代性的特征。

三 医患关系信任产生机制

诺斯认为，在人们的信息和计算能力有限的条件下，人们之间的相互信任降低了人们相互作用的交易成本。[①] 卢曼（Luhmanm）认为"信任可以减少社会交往的复杂性"。这里的信任都涉及一个成本的问题。理性选择理论认为人是理性的，决定信任的关键是能否获得有关对方动机和能力的充分可靠信息，只有在信任别人可能使自己受益的情况下，他才会信任别人。[②] 而在我国现阶段医患互动过程中，患者作为信息弱势的一方，多数情况下无法获得有关对方的充分、可靠的信息，因此对于信任成本的判断也就无法具有客观的态度。这样的方法显然并不适合分析我国医患信任的产生。尽管这样的理论能够揭示一些小范围内的医患互动中的一些现象，如"送红包"、"找熟人"等。它们是基于行动者理性算计下，面对现今医患关系现状不理想的情况，为了提高自己的收益（包括经济利益和非经济利益），经过权衡后作出的行动结果。通过"送红包"、"找熟人"，在医患互动这种陌生人交往中加入熟人交往的因素，增加感情或人情投资，将"外人"转变为"自己人"而产生信任。这也是当个体面对大范围下的医患信任缺乏或者说是信任机制不健全的情况时，为了满足自己的健康需求与利益，通过人际信任来解决制度信任问题的权宜之计。但这种行为不属于普遍范围下的医患信任产生。

本文关心的是更具普遍意义的医患信任产生机制。而制度信

---

① 道格拉斯·C. 诺斯：《制度、制度变迁与经济绩效》，刘守英译，上海三联书店出版社，1994。

② J. S. 科尔曼：《社会理论的基础》，邓方译，社会科学文献出版社，1990。

任是建立在正式的、合法的社会规章制度基础上，依靠法制系统、制度系统的约束而产生的信任。

中国传统社会是一个乡土社会，尽管传统社会的很多因素依然影响着现阶段的中国社会，但是在中国改革开放、全球化浪潮的冲击下，中国社会正经历着巨大变迁，社会格局产生了很大变化，很多地区已逐渐形成现代社会格局。而现代社会信任以制度信任为主，人际信任越来越退居次要地位。现代医学模式是适应于现代社会发展格局的，比如成为一名医疗行业从业人员需要经过多年的正规医学培训并获得国家颁发的资格证书，医疗机构（特别是相对大型的机构）是面对陌生人的医疗服务机构，并且医疗机构内部有严格的分工合作制度等等，这些无不反映着现代社会特征。因此，在这样的情况下，制度信任更是现代医患关系信任的产生基础。制度信任是我们得以信任陌生人的基础。它通过在社会中建立正式的规章、制度和法律等对人们的行为进行约束，通过实行惩罚机制，增加行动者的行动成本。在这样的制度约束下，陌生人（或组织）的行为变得更具有可预见性，交往中的不确定性降低，使信任陌生人的风险成本降低，信任得以产生。

此外，患者对医生的信任还来自于医学专业权威的作用。医患互动以医疗技术为桥梁，医生的职责就是对来到他面前的患病个体行使医学手段使他们尽可能恢复到健康的状态。[①] 布劳认为权力的获得具有四种必要条件：第一，对于他人能够提供给自己的作为交换的利益保持冷淡；第二，对于别人需要的东西加以垄断；第三，防止其他人为满足他们的需要而形成强制力量；第四，别人需要他所能提供的利益。[②] 因此，在医患互动过程中，相对于患者而言，"医"掌握的信息更多、掌握的资源更有价值，

---

① F. D. 沃林斯基：《健康社会学》，孙牧虹等译，社会科学文献出版社，1999。
② P. 布劳：《社会生活中的交换与权力》，张非、张黎勤译，华夏出版社，1988。

在互动中更占有主导地位，更具有权力优势。患者对医生的信任并不是针对具体的医务工作者，而是信任他们代表的行业权威。即医生对病人具有权威性，而这种权威性是由医学科学带来的，因为医学行业的专业性太强，外人不易涉足。

在希波克拉底誓言中提到："凡我所知，无论口授书传，俱传之吾与吾师之子及发誓遵守此约之生徒，此外不传与他人。"在中国医学史上，也有家传授业的传统，甚至有传男不传女的规定。就算是现代，不管国内国外，医学类的职业资格证书依然需要花费多年的教育并达到一定标准才能获得。这些都说明了医学知识的不公开性，医学行业内对行业外具有一定的垄断性、封闭性。功能的高度分化，导致公众与专家系统间信息的不对称，因此，公众对专家系统或公共权威的信任是一方"依赖"另一方的非平等信任关系。包含在现代制度中的信任模式，就其性质而言，实际上建立在对"知识基础"的模糊不清和片面理解之上。①

正因为医学信息的难以获得、医学资源的稀缺、医疗服务就具有了某种神圣性的特征，因此，当人们患病面对医生时，无从选择是否信任医生，而只能采取信任的措施。

四 制度信任的保障制度

现代社会制度信任起着越来越重要的作用，制度信任是我们得以信任陌生人的基础，它不像人际信任以关系和人情为基础，而是通过在社会中建立正式的规章、制度和法律等，如果人们未按正式的规章制度和法律条文去做，则会受到惩罚，增加行动成本，因此理性人不采取失信行为。在这样的制度约束下，陌生人（或组织）的行为变得具有可预见性，由此可降低社会交往或合作的不确定性，使信任陌生人的风险成本降低，使陌生人之间的信任得以实现。

---

① 安东尼·吉登斯：《现代性的后果》，天禾译，译林出版社，2000。

　　医患信任属于制度信任，这种医患信任如果能够实现，就需要有完善的相关正规规章制度和法律条文作保证，比如医生、患者的行动都要有相关的法律法规作为参照，如果一旦发现有违反者，就会受到相应的惩罚，在这样的制度约束下，医患双方失信行为的成本加大，信任对方的风险成本降低，因此双方基于此，彼此的行为更具有可预见性，医患信任才能真正实现。根据这样的观点，就可以得出医患不信任产生的图谱（见图1）。

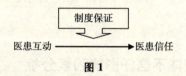

图1

　　中国传统社会中的信任主要是基于人际信任而产生。也就是说"随着人际交往的进展，双方表达了自己的老实、诚意和诚心，关系保证了交往各阶段所需要的信任。关系意味着相互的义务，回报性的义务是关系的核心因素。一个人如果不履行自己的义务，不仅会受到别人的谴责，还可能失去关系网及其中包含的社会资源"。① 因此中国传统社会中的信任可以不需要借助法律的约束。

　　现代社会与传统社会相比，那种由熟悉和亲缘来确立义务与责任的身份关系因社会分工和社会阶层的分化而发生了变迁，人际信任的基础不断被削弱，取而代之的应该是一种全社会范围内普遍的制度信任，也就是说需要一套完善的、行之有效的法律规范制度来确立人们之间的行为，使人们的行为具有一定的确定性，信任成本降低。目前我国尚处于社会转型期，也就是传统社会向现代社会变迁的过程中，在这一时期，传统社会的影响因素在其中仍然具有一定的影响，而新的现代社会运行机制又没有设置完善，因此在法律等社会规范等制度因素缺乏或执行不力时，

---

　　① 杨中芳、彭泗清：《中国人人际信任的概念化：一个人际关系的观点》，《社会学研究》1999 年第 2 期。

行为的预期存在相当高的风险，制度信任便不能得到很好地实现，而属于制度信任的医患信任便也不能实现，最终导致医患间的全社会范围内的"集体不信任"现象。而信任是人际互动的基础因素，不信任就必然会导致双方互动过程中医患双方对彼此满意度降低，影响互动过程中双方的行动，使双方的行动的可预测性降低，增加了互动过程中的风险性（见图2）。

医患互动————缺乏制度保障————→医患不信任→医患满意度低→风险产生

图 2

五 医患集体不信任影响因素分析

根据前述分析，影响医患信任产生的根本因素是有无制度保障，下面将主要分析最主要的具体制度因素对医患信任是如何作用的。

（1）医疗法制建设不足引发医患矛盾。首先，目前我国正处于传统社会向工业社会、计划经济向市场经济转换的发展阶段，现代法制建设不健全，医疗行业中也没有一套能够规定医疗行为、调整医患关系的行之有效的法律体系。而医学学科又具有高风险性、不确定性、行业垄断性。也就是说当医患发生纠纷时，外行很难理清医患互动过程中谁是谁非，很容易陷入僵局，警方介入也只能调解，因为没有一套明确的可操作化的医疗法律体系做参照，人们只能根据伦理上的原则来处理，因此处于弱势的患者一方比较容易得到同情，使得对医疗纠纷的处理常常无法体现真正的公平公正。

其次，目前法律、法规在保护医务人员人身安全及医院权益方面仍有欠缺。医务人员在人身安全遭到威胁或正常医疗活动受到干扰时，往往显得孤立无援，束手无策。有学者对医务人员遭遇暴力后的不同反应作过调查，发现医务人员遭遇暴力后最常见的措施是与对方讲道理，占30.8%；其次是求助于上级或同事，占 22.5%；只有 13.4% 会报警；13% 表现出不理不睬的态度；7.9% 采取的是委曲求全；选择躲避的占 9.0%；0.7% 选择反抗扭打，其他占 2.7%。① 从以上数据我们可以看到寻求法律保护的只有 13% 左右，这是因为如果医务人员工作过程中受到伤害，我国目前还没有一套行之有效的如何惩罚肇事者和保护受害者的可操作的法律体系，使得对这种行为处理时无章可循，因此医务工作者的合法权益和安全得不到保证。许多医务工作者认为目前避免医患冲突最好的方法就是谦让与忍耐，但表面的谦让和忍耐却也会加重医务工作者对患者的不满情绪。而中华医院管理学会对 326 所医院进行的调查结果显示：在发生医疗纠纷后，73.5% 的病人及其家属曾发生干扰医院工作秩序的过激行为，其中 43.86% 发展成打砸医院，对医院设施直接造成破坏的有 35.58%，导致医务人员受伤的有 34.46%，而且，医疗事故的索赔金额呈逐年攀高的趋势，326 所医院病人索赔金额总计约 6000 多万元，平均每所医院 21 万元，越是大医院被索赔金额越高。② 面对严峻的现实，某些医疗机构为了避免医疗纠纷，以行政手段要求医务人员实行适当的防御性医疗措施。这样的情况很显然不利于医患互动过程中普遍信任的实现。

再次，因为医疗行业具有行业垄断性，也就是说外界不易了解医疗行业中的专业知识，而目前法院审理医疗纠纷最大的困难是面临专业性很强的医疗纠纷，缺乏能够克服医疗行业专业壁垒的专门法律人才，对临床医疗不能从公正的角度出发作出正确的判断，对于案例中患者的损伤到底是医院导致，还是疾病演变等情况无法做出准确的判断，导致对医患纠纷的案例审理往往不能体现真正的公平公正。

（2）以前医疗改革不成功，医疗保障体系不健全。改革过程

---

① 荆春霞、王声涌、蔡丽珊等：《医院场所暴力发生的流行特征及原因分析》，《中国公共卫生》2003 年第 7 期。

② 刘虹：《医疗纠纷困扰医院》，2002 年 3 月 11 日《健康报》。

也是利益重新分配的过程，这涉及医疗主体、医药设备等相关部门以及医疗客体之间的利益调整，对各自利益的争夺势必会增加它们相互之间的利益矛盾冲突和摩擦。而社会改革又导致我国贫富差距的加大，已达到国际安全警戒线，全国范围内贫困人口中因病致贫和因病返贫现象十分严重，没有完善合理的医疗保险制度，许多居民面对疾病无能为力、甚至倾家荡产。以前计划经济时代的医院属于事业单位，靠财政拨款生存，医院本身不以赢利为目的，老百姓看病享受公费医疗，医患间没有什么利益冲突。医疗行业产业化改革后，政府财政拨款大幅度减少，医疗机构需要自创经济效益，与此同时相应的医疗保障制度尚未健全，医患间有了直接的利益冲突。江苏省 2000 年病人平均门诊和住院费用比 1995 年平均增长 18.7% 和 14.8%。国家给医院的投入平均占医院需要的 10%，90% 要靠医院自己挣。① "2001 年全国卫生事业发展情况统计公报" 显示 2000 年居民个人卫生支出占卫生总费用的 60.6%。② 这些造成了人民群众的沉重经济负担，使经济因素在医患互动不良中起着重要作用。

（3）医疗市场运行过程中，缺乏有力的监督体系。我国现有的医疗管理机构是各级政府的卫生行政机关，管理者与被管理者间有着扯不清的利益关系。当医疗事故发生时，医疗事故鉴定委员会中的成员往往都是医疗工作从业人员，与医院之间存在利益、声誉等多方面的牵连关系，难保不会影响鉴定结论的科学性、客观性和公正性，导致公众很容易怀疑医疗系统内部相互包庇祖护。加上医疗行业具有垄断性，外行不易获得医疗资源信息。医疗服务市场又有需方被动和供方垄断的特殊性，供方医生对卫生服务的利用具有决定作用。医疗行业的垄断性导致了医疗行业与非医疗行业的人之间存在信息不对称，医患信息不对称导

---

① 王新建、王峰：《医患关系反思录》，《医院领导决策参考》2002 年第 6 期。

② 《2001 年全国卫生事业发展情况统计公报》，参见 http：//www. moh. gov. cn/publicfiles/business/htmlfiles/zwgkzt/pgb/200805/34844. htm。

致医疗服务供给方的诱导需求。① 所谓医疗服务的诱导需求就是医院从自己的利益出发，有意识地给患者提供超过必需的更多的医疗服务。因为医疗行业拥有垄断性医疗技术，使患者有就医需求时不得不选择去医院就诊，但相对于医疗机构强大的组织性，病人群体广大而无组织，这也是医生专业权威形成的重要条件。② 医疗行业的垄断性加上专业权力权威缺乏监督，这样的状况加重了病人群体弱势心理认同，加重了患方对医疗主体的不信任感，患者也可能认为医生利用自己对医疗知识的无知在医疗过程中乘机谋利，使自己处于被欺骗的状态，对整个医疗过程持怀疑态度。

对于医疗系统权力缺乏真正具有公平性或独立利益的监督体系，比如没有真正公正的第三方机构的存在，导致医疗行业内的各种权力缺乏制约，权力发生膨胀，使得医疗机构内部的腐败等不合规范的行为横行，比如医药回扣、收受红包等行为猖獗，许多人更是有"法不责众"的心态坦然接受一些违规行为。加上市场经济体制的确立，引入竞争机制的同时，也使个人利益驱动力增强，社会个体置身于一种多元的经济利益交错的环境之中，衍生出各种逐利行为。但当这些行为经过传播和曝光后，使得社会产生对医疗行业从业人员从道德上谴责的心态。毕竟在人们的传统伦理教育中"医者父母心"、"医者仁也"，可是当公众发现原来医生也在追求私利、甚至为自己的利益不惜侵犯本该受到帮助的弱者的利益，在道德上人们更不能接受这样的医者行为，认为这是典型的落井下石。例如医药公司等企业为了自己公司的利益，给予医疗主体利益刺激，这种交换关系使医疗主体与相关医药公司等之间形成寻租行为，但也造成了医疗费用上涨、患者经

---

① Robetg. Evans, 1974, *Supplier Induced Demand*: *Some Empirical Evidence and Implications*, *The Economics of Health and Medical Care*. New York: Healstead Press, pp. 162 – 173.

② Freidson Eliot, 1970, *Profession of Medicine*: *A study of the Sociology of Applied knowledge*, The University of Chicago Press.

济负担加重，老百姓对此不能接受，对医院和医生在医疗过程中特别是费用的发生过程的可靠性产生疑问，对医疗服务系统不信任感增强。

我国缺乏医患沟通中的第三方机构，导致患方认为即使医院和医生确实有责任，也可能难以讨回"公道"。因为外界想探明医疗事实有很大困难，因为医学科学具有行业垄断性、封闭性。因此目前管理机构还不具有公正解决医患纠纷的能力；再一个就是医疗单位的行政管理机构，但是目前的医疗管理行政机构与医疗机构存在千丝万缕的联系，无法避免"父子鉴定"、"儿子赛跑、老子裁判"的状况，无法避免信息不对称下"同行庇护"的嫌疑。

六 医患集体不信任导致社会医疗风险增加

医患双方互不信任加重了双方的隔阂，导致互动过程中彼此不满，使得医疗市场的风险增加。主要有医疗风险、声誉道德风险、社会安全风险等。

（1）首先、医学服务对象是需要健康服务的"人"，而人体具有复杂性、多样性和个体差异性，医学科学又具有不确定性，未知领域依然有很多，医疗行为具有高风险性，成功带给人们的喜悦，而失败与侵害则会给其患者或亲人留下无尽的生理或心理上的痛苦以及经济上的困境。著名医学专家吴阶平教授曾说："医学的进步是用无数患者的痛苦和牺牲换来的。""是药三分毒"，任何一种医疗措施在救人的同时亦可能伤害人，疾病的治疗效果和预后只是一个总体概率，许多问题依然无法解决与解释。国际上公认的医疗确诊率为70%，急症抢救成功率为75%。[①] 医疗本身就有这样或那样的问题，比如治疗过程一旦失败，不管发生在谁身上都不是容易让人接受的事情。而如今医患

---

① 郭永松等：《医疗风险、责任与对策》，《医学与哲学》2003 年第 4 期。

互动中的不协调直接影响了医学的健康发展，影响了医疗效果的进步，增加了医疗过程中的风险。而这种风险后果的直接承担者是患者，患者不仅要承担风险发生造成的损害，还可能为此承担更多的医疗费用，增加患者的负担。

（2）医患间集体不信任促进了医疗市场不良声誉形成，而医学本身又具有风险性，医患间不信任加上医学知识的垄断性，外人不易理解内部真相，在此基础上，加重了患者在诊疗过程中对医院和医务人员表现出怀疑和不配合。加上近年来深受媒体关注的医药行业"红包"和"回扣"的报道影响，作为患者来说，生病已经给他们带来了身心上的不适，为了治好病在支付相对高昂的医药费后还得给医生送红包，用带"回扣"的药品，这增加了病人经济负担的同时，也让病人对所用的药物，所接受的治疗的正确性、合理性、有效性产生深深的怀疑。而医疗机构为了自我保护，普遍实施保守的"防卫性治疗"措施，增加理化检查项目，导致医患关系物化冷漠、医疗费用增加，而这进一步增加了患者对医疗服务的不满，强化了医患不信任的状况。这直接导致医疗行业的健康发展，比如由于失去了传统伦理中对医务工作者的道德支持，加上医疗行业从业人员缺乏一个相对安全的就业环境，容易导致医疗后继力量得不到健康发展，以及医务工作在职人员的流失增加，直接导致医疗人才资源的削弱，这些直接增加了医学发展的风险性。

（3）因为医患信息不对称，患者一般被认为处于医患互动过程中的弱势地位，加上目前转型期经济体制改革后，社会问题增多，如果在医疗过程中，患者感到自己的利益得不到保证、健康无法保障，而认同自身在医患互动过程中的弱势地位，对位于互动过程中强势地位的医疗主体产生一种敌对情绪，增加对社会不满的程度，导致社会不安定因素的增加。

七 重建我国医患集体信任的对策

重建医患集体信任，可以通过两条途径：一是建立健全现代社会制度管理体系，这也是最基本、最主要的措施。具体包括：建立完善的医疗卫生制度规范和相关法律体系；完善制约医疗行业内部各种权力的监督机制；健全社会医疗卫生保障体系，完善医疗卫生改革政策；二是针对我国传统信任发生机制，在医患互动中增加人际信任产生因素，借鉴传统人际信任的产生基础，促进医患信任的产生。

（1）通过制度规范调节医患关系。卫生政策是政府如何运用现有的医学知识与资源增进全民健康、减少疾病的方略。科学合理的卫生政策能够对医药市场的无序竞争、资源浪费以及药品价格过高做出规范和制约作用；能够对医患矛盾做出正确地调节作用。

首先，政府需要优化资源配置，缓解医疗供需矛盾。从总体上说，我国卫生资源总量不少，但分布不平衡，主要都集中在大中城市，基层相对卫生资源不足。政府需要积极实施区域卫生规划，要从根本上改变农村缺医少药、城市社区医疗救助明显不足的状况，努力保证低收入者的基本医疗，通过把医疗保障的重点放到基层去，使医疗服务市场供求关系平衡，缓解医疗服务供需矛盾。

其次，加快卫生法制法规的建设，形成法律环境，提高法律意识，才能更好地预防和处理医疗活动中的纠纷问题。当发生医患矛盾、医疗意外、出现医疗并发症等情况时，可以通过法律的途径寻求公平与公正的处理意见，运用法律手段维护医患双方的合法权益。在目前卫生法制还不健全的情况下，院方也可以聘请专职或兼职法律顾问，参与医疗争议的全过程，使医患矛盾的解决更加合法化。使医务人员和患者在进行医疗活动时有法可依有章可循，使医患双方的合法权益都能够得到保障。

（2）建立第三方机制疏导医患关系。媒体、保险公司、政府和社会的相关部门可以成为第三方机构对医疗系统的运行发挥好的监督和规范管理作用。

首先，更好的发挥媒体对医疗机构的监督作用。大众传媒在医患关系处理中具有导向性作用。新闻媒体对医疗服务方面的不当行为进行报导，可以促使医疗机构保持警惕，不断改善工作中的不足之处。同时新闻媒体也是医院发布对外信息、走向社会的重要渠道，比如在"非典"后期，大众传媒对"非典"的控制与管理以及安定人心方面就起到了极为重要的积极作用，所以应该建立有效的医疗行业与媒体之间的沟通途径。例如医院或卫生行政机构在获悉病家投诉于某新闻媒介之后，应及时派出有权威性的代表公布纠纷产生的原因、过程、结果以及院方的处理。这样有助于记者对纠纷进行全面、客观地了解，使报道能够更加公平公正，建立公正的舆论氛围，充分发挥媒体对医疗体系的监督作用。此外，各种媒体必须建立严格地医疗广告审查制度，尽可能杜绝医疗虚假广告的出现。

其次，推进基本医疗保障制度的实行，完善医疗保险体制的发展。建立合理有效的医疗保障体制，可以去除掉医患互动之间的直接利益冲突关系，将现有的医患间直接利益冲突转变为医疗管理部门与医保管理部门之间的博弈，使微观上的医患互动恢复本来该有的医患之间互助合作的医患关系。

此外还可以进一步完善医疗类商业保险的发展。可以设立医疗风险意外类商业保险，对发生医疗损害的，由保险公司理赔，相关医院、机构、医生和患者联合支付医疗事故责任保险的投保费。对于医疗机构来说，可以使损害赔偿社会化，这对医生个人和医院也能起到很好地保护作用。同时由专业人士鉴定医疗事故的过错方、责任人，相对而言也便于对医患纠纷在公平公正的基础上进行管理，提高医疗服务水平和质量，医患双方都更容易接受。这样做还可以保持医患关系互助和谐的状态，减少医患之间利益冲突，推进医疗服务的发展。此外保险公司拥有自己的利益，很自然地能够成为"第三方"强势控制力量，对医疗机构可以起到很好的制约作用。当发生医疗事故需要保险公司赔偿时，保险公司可以委派专门工作人员承担医疗事故的鉴定工作，克服医患间的信息不对称因素，通过理赔过程对医疗机构的医疗服务进行有效的监督，不断规范医疗行为，使得医疗纠纷能够得到相对公平公正地解决。

再次，改变我国现行的医疗系统管理体制模式相对单一的局面，建立真正独立于医疗行业的第三方管理机构。因为受长期的计划经济体制的影响，我国现有的医疗机构绝大多数都是政府所有，各级政府的卫生行政机关既是医疗机构的实施者，又是日常管理者，管理者与被管理者间有着扯不清的利益关系。当医疗事故发生时，医疗事故鉴定委员会中的成员往往都是医疗工作从业人员，与医院之间存在利益、声誉等多方面的牵连关系，难保不会影响鉴定结论的科学性、客观性和公正性，导致公众很容易怀疑医疗系统内部相互包庇袒护。因此建立独立于被评审医院和卫生行政部门的管理或监督机构是必要的。这种"独立"不仅仅是机构设置上的独立，更为重要的是事实上的独立，真正地发挥监督作用。他们应该了解医患双方各自的权利和义务，了解医疗程序和风险、对医学有一定的专业认识，与医疗机构存在比较少的信息不对称。他们甚至可以作为医患沟通途径的一个中间因素，促进医患沟通，从而建立起适应医学发展，符合社会发展的合理的科学的医患关系，缓解医患关系的矛盾，防范和减少医疗纠纷。

（3）引入竞争机制改善医患关系。医疗行业实行多元化共同发展，从而引入竞争机制，改善我国医患关系现状、分流大医院的就诊压力、优化医疗资源配置、减轻政府的医疗保障的压力、满足不同社会群体的不同的医疗服务需求、促进全社会医疗行业共同发展。可以向发达国家学习，将医院分为公立医院与私立医院两种，两者都以救死扶伤为宗旨，所不同的在于后者有赢利目的。公立医院由国家政府或社会福利基金投资创办，以保障社上大多数人特别是弱势群众的健康为目的，实现"低水平，广覆盖"的医疗保健目标；而营利性医院在恪守医德的原则上，引入竞争机制，优胜劣汰，使得社会上一些愿意花钱买服务的人士也能找到让他们满意的医疗场所。

完善医疗机构的管理制度。医院制度需要更加深入的引入竞争机制，建立淘汰制度。对于医疗中总是出差错或事故的医务工作者、不具有适应医务工作性质的个性素质特征的人员及没有条件的医疗机构等实行淘汰，使得愿意和适合从事这项神圣工作的人在工作岗位上更加尽心尽责；打破利益分配的均衡制度，多劳多得，不劳不得；建立健全各项法律法规制度，提高医务人员合法待遇，堵住暗收入的流通途径，避免医疗潜规则起作用，促进医疗管理体制公正公平地运行。还要注重医院职业化管理队伍建设，医院管理者应该是具有管理知识与管理才能的职业管理者而非目前大多数医院管理者是由医学专家组成。

（4）发展社区医疗模式密切医患关系。

传统社会中发挥重要机制是人际信任，制度信任目前在我国现阶段仍然发育不良，在这样的实际情况下，如果将人际信任与制度信任相结合融入医患互动中，通过转变医患互动关系中"一次性交往"为"重复性交往"，相信可以有效地改善医患信任问题。如何能将医患"一次性交往"转为"重复性交往"，发展社区医疗模式是可以借鉴的模式。

纵观我国传统社会中信任产生机制，信任关系并不能在没有联系的陌生人之间产生，而必须要经过一定的人际交往，在交往发展到一定程度基础上双方的信任才有可能出现。目前我国的医患互动多数是一种"一次性"交往的关系。在人际交往中，一次性交往不利于相互信任关系的建立，相反人际交往越深，信任度越高。医患关系是人际交往的一种，因此"一次性"交往的医患关系不利于医患间建立良好的信任关系，而变目前的医患间"一次性"交往关系为"重复性"交往，就可获得改善医患间"集体信任"的显著效果。社区医疗模式可以通过社区医生与患者建立长期交往，很好地将现行的医患"一次性交往"转变为"重复性交往"，变"陌生人"交往为"熟人"交往，促进信任的建立。科尔曼认为在一次性交易中，违背诺言的其他个体损失较小；在持续不断的交易中，其他个体丧失信任的损失较大；个体与其他个体的关系持续时间越久，其他个体从这一信任关系中获利就越大，其相互信任程度就越高；作为社会资本的一种形式，信任具有减少监督成本与惩罚成本的功能。①

以社区卫生保健为主要特征的国家保健服务制度在英国已成熟和完善起来，在实践中明显地显示出 5 个有利因素：② ①因时、因地、因人制宜，有利于提供综合、全程、科学的服务，对社区居民健康全面负责。②实现多学科的综合、协调服务，有利于提高医疗、卫生、保健的工作质量。③系统、规范的开展社区健康服务，有利于减少专科医院的压力，以便二、三级专科医院集中精力解决疑难疾病和开展教学科研。④在社区采用适宜技术，使70% ~80% 诊疗、卫生与保健问题在社区得以解决，防止医院盲目扩大和设备攀比，有利于卫生资源的合理使用。⑤在社区内系统地开展妇幼保健、老年保健以及医疗、康复、心理咨询、家庭病床等项工作，有利于对孕产妇、婴幼儿、老年人、慢性病人及伤残人士提供诊疗和保健服务。

英国的社区化医疗服务模式，就是每一社区都有自己的社区卫生服务（CHS）中心，中心承担全体居民的各项初级卫生保健工作，实施全科门诊，全天候服务。每一位公民都可在自己选择的社区 GP（全科医生）注册，并与之建立稳定的医疗保健关系。每一个成员的健康和疾病都由固定的专职医生详细记录备案，以便提供准确及时的服务。GP 是患者医疗经费的"管家"，代替病人选择就诊医院、科室及专科医生，为病人提供其所认为的最合

---

① J. S. 科尔曼，《社会理论的基础》，邓方译，社会科学文献出版社，1990。
② 马晓、郭照江：《现代医疗保健制度背景下的中英医患关系比较》，《中国医学伦理学》2002 年第 2 期。

理、最有效的医院卫生服务，提高诊疗效率，减少病人在医院的候诊时间，使患者的利益在最大程度上得到了保障，也使医务人员增强了责任感，医生与患者之间创立了良好的信任与合作的医患关系。根据政府有关规定，GP 由国家发给全额工资，个人收入与给病人开处方、检查等诊疗服务量无直接关系，在满足了社区医院要求的工作时数外还可以在一些私人营利性医院就职，赚取收入，提供更为优异的服务，满足社会上一些高收入者的医疗服务需求。医生的经济利益在那里得到满足，也使得当这些医生在社区医院服务时，能够更加全心全意为社区患者服务，不涉及利益冲突问题，创造良好的医患关系。

　　我国一些地区也正在实行社区医疗模式，本文认为这样的模式的确可以很好的改善目前的医患之间的信任问题，英国的社区医疗模式对我国的医疗体制改革仍有很好的借鉴作用。

建立良性医患关系尚需体制完善：
基于"徐宝宝事件"的案例研究

摘　要：目前医患危机已成为社会共识。本文认为医患危机产生的根本原因是医患信任危机，在当前社会，医患间的信任产生主要依赖制度信任。因此，本文主要从制度分析的角度出发，对当前我国的医疗管理制度现状进行分析，说明当前医患集体不信任现象的产生根源，并对症下药，提出有针对性的改善医疗秩序、重建医患信任的相关建议措施。

关键词：医患关系　医患矛盾　信任机制　制度分析

近些年来，在医疗领域，由于相应的权力缺乏制度约束，各种逐利行为严重影响了传统的医患良性互动关系，医患矛盾、医患冲突愈演愈烈。发生于 2009 年 11 月的南京市儿童医院"徐宝宝事件"，通过网络传播将医患矛盾的影响扩大化，成为继云南"躲猫猫"和上海"钓鱼执法"事件之后，中国第三例引入第三方进行调查处理的事件。虽然第三方介入的调查及处理很快平息了大部分网民的不满，但随后的观察发现该事件的发生及处理使得原本就脆弱的医患关系更加紧张：各医疗机构的医务人员工作情绪高度紧张、惶恐；患者担心医生不负责任误诊误治；主管部门也似乎越来越不被信任。[①] 我们应当从"徐宝宝事件"中得到哪些有益的启示呢？

---

① 安莹、刘峻：《"毛医生自杀"与徐宝宝事件后遗症》，2009 年 12 月 15 日《现代快报》。

一　"徐宝宝事件"行动主体及其互动

2009 年 11 月 4 日晨，患眼疾的徐宝宝因病情恶化抢救无效死亡。患儿家属认为"医生忙于打游戏、睡觉等，未对患儿进行必要救治"是导致患儿死亡的主要原因；医院认为死亡更可能是患儿本身的病情导致，当事医生的责任须等尸检后明确死亡原因方能确定。患儿家属不能认同院方的说辞，遂于 11 月 5 日下午携多名身份不明人员与院方发生冲突；11 月 6 日，又在南京某知名网络论坛发出"儿童医院医生偷菜害死五个月婴儿！"的帖子，声讨当事医生和儿童医院。[①] 儿童医院也于 11 月 7 日发表"关于患儿徐宝宝医疗纠纷的情况说明"的帖子作为回应。[②] 然而网络质疑和声讨愈演愈烈。于是，南京市卫生局宣布成立调查组进行内部调查，后在 11 月 10 日召开新闻发布会，通报调查结论：患儿的相关治疗、抢救措施使用得当；[③] 当事医生已停职检查，存在对患儿病情凶险程度估计不足的问题，但不存在玩游戏、发牢骚等情况。[④] 这一结论非但没有得到患者家属和网民的认可，反而激化了网民对医生、医疗机构甚至卫生管理部门的质疑和不满。

迫于压力，市卫生局 11 月 11 日宣布引入第三方成立联合调查组，组员共 14 人，其中 4 名市卫生局工作人员，5 名媒体记者，1 名网民代表，1 名计算机专家，2 名医疗专家，1 名人民调

---

① 《儿童医院医生偷菜害死五个月婴儿！天理何在》，参见 http：//www.xici.net/b687081/d102795716.htm，2009 年 11 月 6 日。

② 南京市儿童医院医务处：《南京市儿童医院关于患儿徐宝宝医疗纠纷的情况说明》，参见 http：//www.xici.net/b103081/d102928622.htm，2009 年 11 月 7 日。

③ 姚东明：《南京将引入第三方成立联合调查组调查婴儿死亡事件》，参见 http://www.cnr.cn/gundong/200911/t20091111_505605225.html。

④ 于丹丹、曹卢杰：《医生网上忙"偷菜"导致 5 月大患儿死亡？》，2009 年 11 月 11 日《扬子晚报》。

解委员。[①] 11 月 12 日下午，市卫生局召开第三次新闻发布会，公布联合调查组的调查结果：患儿家属的投诉基本属实，值班医生隐瞒事实真相，儿童医院调查手段简单、调查深度不够、调查结果与事实不符。发布会还宣布了对相关责任人的处理决定：市儿童医院包括院长、书记在内的 12 名人员受不同程度处分，"玩游戏"的当事医生被吊照开除。[②] 11 月 13 日，患儿家属和儿童医院协商确定由医院承担民事赔偿金 51 万元。患儿家属表示对调查结果"基本满意"。[③] 至此，"徐宝宝事件"所引发的网络舆论风波结束。

综观整个事件，行动主体主要有：医生、医疗机构、卫生行政管理部门、患者及家属、网民。五个行动主体间可以构成 10 种互动关系：医生与医疗机构的互动、医生与卫生管理部门的互动、医生与患者及家属的互动、医生与网民的互动、医疗机构与卫生管理部门的互动、医疗机构与患者及家属的互动、医疗机构与网民的互动、卫生管理部门与患者及家属的互动、卫生管理部门与网民的互动、患者及家属与网民的互动。

伴随着整个事件的发展，上述各种互动关系也在变动中：徐宝宝进院后的诊疗行为主要发生于医生与患儿及家属之间；随着徐宝宝死亡，医生、医疗机构和家属之间的互动关系形成；徐宝宝家属方的网络帖使得医生、医疗机构和家属、网民之间的互动关系产生，也使矛盾开始扩大、升级；为应对危机，卫生管理部门和各方之间的互动关系开始出现（见图 1）。

如图 1 所示，随着事态的扩大，最初的医患矛盾逐渐发展为医生和医疗机构与患儿家属和网民之间的矛盾，事件所涉及的四

---

① 于丹丹：《婴儿死亡事件成立第三方调查组》，2009 年 11 月 12 日《扬子晚报》。

② 于丹丹：《"婴儿死亡"联合调查结果公布》，，2009 年 11 月 13 日《扬子晚报》。

③ 于丹丹：《"徐宝宝案"儿童医院赔偿 51 万》，2009 年 11 月 14 日《扬子晚报》。

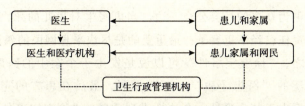

图1　"徐宝宝事件"行动主体及其关系转变示意图

个行动主体转化为两大集团形成广义的"医"—"患"矛盾。由于医疗行业的专业壁垒和医疗行为的不可替代，加上所有的人都可被理解成"潜在的患者"，因此医疗服务的好坏直接和几乎每一社会个体利益攸关，备受社会的广泛关注。当前的医疗服务现实"看病难、看病贵"，无法让公众满意，转型期的社会病——道德滑坡、信任缺失又阻碍医患双方良性互动。在这样的背景下，医患矛盾如何化解主要取决于卫生行政管理机构的作为。

从卫生行政管理机构所处的位置看，应该可以作为第三方对事件进行公平公正的处理。然而在"徐宝宝事件"中，卫生行政管理机构开始选择偏向于医生和医疗机构一方，第一次内部调查过程中没有和患儿家属进行沟通，其结论主要也是采用儿童医院的调查结果。此次调查正因为卫生行政管理机构的站位不公正而广受质疑。于是引入第三方的联合调查组成立，一天后做出几乎和患者家属陈述一样、完全推翻前一次调查结果的调查结论，还对儿童医院相关人员进行了不同程度的处罚。

新的调查结果使网民和患儿家属满意了，也很快抑制了愈演愈烈的舆论风波。但医务界人士却不满意，质疑事件处理的程序及结论的合法性和公正性，他们从专业出发认为失职医生是否涉嫌犯罪要看尸检结果[①]，然而整个调查缺少这一决定性的证据。显然，这时卫生行政管理机构的行动目标已不是追求"事实与公正"，而是为了"尽快控制局势、维持社会稳定"，因此选择了站

---

① 后来有传言事件结果显示徐宝宝的死因是一种当前医学无法医治的先天性免疫缺乏性疾病："先天性胸腺缺失"，但这一结论并未得到官方公开证实。——作者注

在人数更为众多的社会公众一边。当事医生对患儿的死亡到底负有多大责任已经不重要了，最重要的是尽快平息网民的怨愤。

总之，"徐宝宝事件"可以说是发生于个案中的医患矛盾，在更广泛的"医患矛盾"中不断发展，最后在患方的完胜中结束。然而由于其公平性、合法性受到质疑，"徐宝宝事件"的处理并没有从根本上解决医患矛盾，反而会成为以后医疗危机事件的催化因素。

二 医患矛盾的产生根源

医患矛盾产生于医患互动之中，医患互动之所以形成，又与医患关系主体的行动逻辑和发生背景有着密切联系。

首先，从医患关系主体自身的行动逻辑来看。

帕森斯认为，病人是一种制度化的社会角色，包含四个方面：个体对他的健康状况不负有责任；患病个体免于承担日常任务和角色义务；患病个体想要恢复健康；患病个体寻求帮助。[①]但是患者往往没有能力解决自身的不健康状态，他需要寻求外在的帮助，因此会选择信任医生、求助医疗机构，医患互动关系因此得以形成。此外，医生也相信通过帮助患者能够实现自身某些需求或价值。因此，医患互动之所以形成的基本条件是"患"、"医"间能够产生互信。

其次，从医患互动的发生背景来看。

杨国枢认为，不同关系基础的人，所进行的人际互动类型与互动法则是不同的：对亲人而言，遵循的是角色义务与责任的法则；对熟人而言，遵循的是人情的法则；对具有类似身份的生人而言，遵循的是带有一些情感的功利法则；对没有共同身份的生

---

① F. D. 沃林斯基：《健康社会学》，孙牧虹等译，社会科学文献出版社，1999。

人而言，则遵循完全的功利法则。① 医患关系常常不是亲人、熟人或具有相似身份的人之间的互动，这样的关系更应遵循功利法则。

如果将以上医患行动逻辑和发生背景结合起来分析，可以得出医患良性互动需要信任作为基础，而医患信任的形成又需要依赖功利性的考量。即患者通过理性的计算，认为信任医生可以给自己带来利益，比如能够解除病痛、恢复健康，同时求医行为给自己带来的损失较小，或自己能够承受，那么患者会选择信任医生；同理，如果医生通过算计，认为自己通过医患互动能够获得利益，比如自我实现的满足、自我价值的体现、经济利益的实现等，同时患者给自己带来损害的可能性较小，那么医生便会选择信任患者。在这一意义上，"医患信任"可以理解为是指医患互动过程中，双方基于相互诚实守信的合作诚意，在交往过程中期待从对方处获得某种回报的心态。

诺斯认为，在人们的信息和计算能力有限的条件下，人们之间的相互信任降低了人们相互作用的交易成本。② 卢曼认为"信任可以减少社会交往的复杂性"，恰当的信任对于规避风险可以起重要作用。③ 同样，医患信任的存在也有助降低医疗风险的发生，促进医疗卫生行业的健康发展，最大限度地实现全体社会成员的健康利益。然而从"徐宝宝事件"等医患冲突中可以看出，构成医患良性互动核心要素的医患信任已经严重缺失，患者对医疗机构采取的相关治疗及事后的解释说明不仅不认可，反而成为激化矛盾的导火索；医患冲突中相关医生的人身安危和权益往往

---

① 杨国枢：《中国人的社会取向：社会互动的观点》，载于杨国枢、余安邦《中国人的心理与行为：理论与方法篇（一九九二）》，台北桂冠图书公司，1993。

② 道格拉斯·C. 诺斯：《制度、制度变迁与经济绩效》，刘守英译，上海三联书店，1994。

③ 尼克拉斯·卢曼：《信任：一个社会复杂性的简化机制》，瞿铁鹏、李强译，上海人民出版社，2005.

受到威胁，于是又产生了来自医生对患者的戒备和防范心理以及防御性医疗措施的广泛施行。于是源自医患双方的集体不信任就形成了。这种源自医患双方的集体不信任直接导致"医"、"患"群体间的相互防范和对抗，成为当前医患关系既脆弱又敏感的根本原因，严重干扰了医疗秩序，也是当前医疗风险和危机事件的重要诱发因素，伤害了医患双方。例如在这一事件中，徐宝宝的父母不堪其扰，当事毛医生精神恍惚甚至被传自杀，儿童医院也面临巨大的压力。

三 医患集体不信任的产生机制

根据以上分析，只有重建医患间的信任才能恢复医患间的良性互动，那么信任如何能够产生呢？

克雷默等将信任分为制度信任和非制度信任。制度信任是建立在正式的、合法的社会规章制度基础上，依靠法制系统、制度系统形成的人类信任关系，属于强制性约束；非制度信任是依据伦理道德规范建立起来的信任关系，凸显道德信仰支配下的自觉遵守。[①] 卢曼将信任分为人际信任和制度信任，[②] 前者建立在熟悉度及人际间的感情联系基础上，后者是外在的，依赖社会制度规范、法律法规保障和约束力的信任。传统社会以人际信任为主；现代社会以制度信任为主。我国当前正处于传统社会向现代社会的转型过程中，传统的人际信任基础正在消退，制度信任的基础又尚未真正建立。制度信任不像人际信任以关系和人情为基础，而是通过在社会中建立正式的规章、制度和法律来实现：如果人们未按正式的规章制度和法律条文去做，便会受到惩罚，增加行动成本，因此理性人不采取失信行为，由此陌生人之间的信任得

---

① 罗德里克·M. 克雷默、汤姆·R. 泰勒：《组织中的信任》，管兵等译，中国城市出版社，2003。

② Luhmann, N, 1979, Trust and Power, Chichester: Wiley.

以实现。

医患信任属于制度信任，这种信任需要有完善的相关法律法规等制度因素的保障。比如医生、患者的行动都要有相关的法律法规作为约束，一旦违反，就会受到相应的惩罚；如果没有违反，个人权利也应该受到制度的保护。这样医患双方失信行为的成本加大，信任对方的风险成本降低，基于此，双方彼此的行为更具有可预见性，医患信任才能真正实现（见图2）。

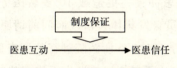

图2　医患信任产生示意图①

相反，医患互动如果缺乏法律法规等制度保障，必然会使医患间的不确定行为增加，医患不信任产生。信任是人际互动的基础因素，不信任必然会影响双方的有效沟通，使双方行动的可预测性降低，增加互动过程中的风险性（见图3）。

医患互动$\xrightarrow{\text{缺乏制度保证}}$医患不信任→医患矛盾→风险生成

图3　医患不信任的产生机制与结果②

目前我国的医患互动缺乏制度保障表现在。

（1）医疗法制建设不足引发医患集体不信任产生。目前没有一套能够规范医疗行为、调整医患关系的行之有效的法律体系，而医学学科又具有高风险、不确定以及行业垄断等特性。当医患发生纠纷时，外行很难理清医患互动过程中谁是谁非，很容易陷入僵局，即使警方介入也只能调解。人们只能根据伦理原则来处理，因此处于弱势的患者一方比较容易得到同情，使得对医疗纠

---

① 童文莹：《社会转型时期我国医患关系"集体不信任"现象研究》，载于童星《公共管理高层论坛》（第4辑），南京大学出版社，2006。

② 童文莹：《社会转型时期我国医患关系"集体不信任"现象研究》，载于童星《公共管理高层论坛》（第4辑），南京大学出版社，2006。

纷的处理常常无法体现真正的公平公正。

现行法律、法规既缺乏对患方的权益保护，也缺乏对医方的权利维护。由于医疗机构的行业垄断和政府管理的背景，加上在社会伦理评价体系中，医务人员往往又作为强势集团的具体代表而显得孤立无援。因此在现实医患冲突中，医务人员在人身安全上往往更容易遭到威胁，例如"徐宝宝事件"中当事医生在责任大小不明的情况下被吊照开除，再如发生于2009年6月21日的福建省南平市的医患冲突，更造成10多名医务人员被砍伤，进而引发该院医务人员自发集体去市政府门前请愿。①

中华医院管理学会对326所医院进行的调查显示：在发生医疗纠纷后，73.5%的病人及其家属曾发生干扰医院工作秩序的过激行为，其中43.86%发展成打砸医院，对医院设施直接造成破坏的有35.58%，导致医务人员受伤的有34.46%。② 有学者调查了505名医务工作者，一年中有215人在医院场所曾遭遇暴力。医务人员遭遇暴力后最常见的反应是与对方讲道理，占30.8%；其次是求助于上级或同事，占22.5%；只有13.4%会报警；13%不理不睬；7.9%委曲求全；9.0%躲避；0.7%反抗扭打，其他反应占2.7%。③ 这些数据表明在具体医患冲突过程中，医务工作者往往出于弱势，而寻求法律保护自己的比例非常低，只有略高于10%，其根源主要是当前尚缺乏行之有效可操作的相关法律规定，使得医务工作者在面临暴力时，其合法权益和安全得不到保证。在这样无力抗拒的情况下，谦让与忍耐成为许多医务工作者避免医患冲突最好的方法，但表面的谦让与忍耐可能会暂时缓解直接冲突，却可能积累医务人员心中的不满情绪，而且在这种忍让中，为了更好地进行自我保护并避免产生医疗纠纷，防御性医疗措施被普遍执行，成为医患集体

① 白剑峰：《5起"血溅白衣"事件连发警示医患矛盾恶化升级》，参见http://www.chinanews.com.cn/jk/jk-hyxw/news/2009/06-26/1750353.shtml。
② 刘虹：《医疗纠纷困扰医院》，2002年3月11日《健康报》。
③ 荆春霞、王声涌、蔡丽珊等：《医院场所暴力发生的流行特征及原因分析》，《中国公共卫生》2003年第7期。

不信任进一步恶化的又一诱发因素。

(2) 医患沟通途径缺乏。因为医学科学具有行业垄断性、封闭性，外界想探明医疗事实有很大困难，这种信息不对称的广泛存在导致了医患沟通的困境。沟通与理解需要相同"信息流"的存在，而医患间的信息不对称使双方几乎很难形成相似的"信息流"，因而很难进行真正的理解与沟通。在这样的情况下，相关制度建设方面又缺乏能够突破医患信息不对称的组织机构，即缺乏医患沟通中的第三方调解机构。

本可以作为医患沟通中第三方调解机构的卫生行政管理部门，由于其本身与医疗机构之间存在着千丝万缕的联系，无法避免信息不对称下"父子鉴定"、"同行庇护"的嫌疑，因此其公正性很容易受到质疑，造成卫生行政管理机构不具有公正解决医患纠纷的能力，比如在"徐宝宝事件"中的第一次内部调查结论就因此而广受质疑。而其他机构诸如媒体、法院等，也由于缺乏相关专业知识，对具体冲突案例中患者的损伤到底是医院所致，还是疾病本身导致等情况，往往很难从公正的角度出发作出正确的判断。"徐宝宝事件"中由于网络和各传媒的传播，给卫生行政管理部门形成极大的压力，使后者在相关证据不全的情况下，以应急管理的方式来尽快平息事端。这又导致事件之后对应急处置的公正性和合法性的质疑，也为之后类似事件的发生留下了后遗症。如江苏省卫生厅医政处在该事件发生一个月后证实：医患纠纷数量明显增加，仅11月14日一天，南京地区就有3家医院被封门；一家大医院医患纠纷9月份8起，10月份7起，11月份却发生了25起；患者对医院的索赔价码也直线飙升。[①]

(3) 医疗改革的困境和医疗保障制度的不完善，"看病难、看病贵"的难题得不到破解，使社会公众对医疗服务的满意度降低，加剧了对医疗机构不信任情绪的扩散。医疗行业产业化改革

---

① 蒋廷玉、仲崇山：《医患关系亟须理性关注》，2009年12月16日《新华日报》。

后，政府财政拨款大幅减少，医疗机构需要自创经济效益，同时相应的医疗保障制度尚未健全，医患间有了直接的利益冲突。医疗改革过程也是利益的重新分配，涉及医疗主体、药品设备等生产销售部门以及医疗客体之间的利益调整，各方对利益的争夺势必增加他们相互间的利益矛盾和冲突。例如医药公司为了自身利益，以回扣、提成等方式给予医疗主体利益刺激，这种利益交换使医疗主体与医药公司之间形成寻租行为，同时也造成医疗费用上涨、患者经济负担加重，老百姓对此不能接受，对医院和医生的医疗行为特别是费用发生的可靠性产生疑问，对医疗服务系统不信任感增强。特别是医生和医疗机构中少数"害群之马"，各种逐利行为曝光后，"白衣天使"的光环在相当部分的公众心目中已经消失，在道德上人们更不能接受原本应当救死扶伤的医生竟然也在追逐私利。

医疗市场运行过程中还缺乏有力的监督体系。现有的医疗管理机构是各级政府的卫生行政机关，管理者与被管理者之间有着扯不清的利益关系。当医疗事故发生时，医疗事故鉴定委员会中的成员往往都是医疗工作从业人员，与医院之间存在利益、声誉等多方面的牵连，难保不会影响鉴定结论的科学性、客观性和公正性，导致公众很容易怀疑医疗系统内部相互包庇袒护。加上医疗服务市场又有需方被动、供方垄断的特殊性，导致医疗行业与非医疗行业的人之间存在信息不对称，医患信息不对称又导致医疗服务供给方的诱导需求。[1] 医疗行业的垄断性加上专业权力缺乏监督，加重了病人群体弱势心理认同，患者可能认为医生利用自己对医疗知识的无知在医疗过程中趁机牟利，加重了患方对医疗主体的不信任感。

---

① Robetg. Evans, 1974, *Supplier Induced Demand: Some Empirical Evidence and Implications*, The Economics of Health and Medical Care. New York: Healstead Press, pp. 162 – 173.

四 重建医患信任的制度建议

医疗服务的好坏和民生问题密切相关，是社会文明的体现，直接影响社会的和谐。因此重建良性医患互动关系显得越发重要，而建立良性医患互动需要重建医患信任。医患关系具有现代社会人际关系特征，医患信任的重建仰赖制度的规范和约束力。根据前述分析，具体可从以下几方面加强医患信任的制度建设。

（1）完善医疗法制建设，真正做到"有法可依、有法必依、执法必严、违法必究"。在"徐宝宝事件"中，吊销医疗执照这一处理就被法律界人士认为缺乏法律依据。符合实际、能够操作的法律法规有助于规范医患双方的行为，而医患矛盾只有真正合法地公正地处理，才能使得医疗行为的确定性增加，促进医患信任的产生。目前法律面对医疗纠纷最大的困难是很难克服专业性障碍，对临床医疗不能从公正的角度出发作出正确的判断，因此相关医疗的法律制定、执行和评判均需既懂医学又懂法律的专业人员的参与。能够克服一定的医疗行业信息不对称的专业法律人才的培养刻不容缓。

（2）重新明确政府在医疗服务市场中的角色地位，变医疗利益链中的重要得利者为医疗服务的购买者和维持医疗市场秩序的监督者、管理者。如完善医疗社会保障和救助制度，制订和完善相应法律、法规与操作规范并督促执行，坚决推行"管办分离"等。利益之争也是医患矛盾的重要诱发因素，政府相关管理机构只有真正成为公正的管理者和秩序的维护者而非得利者，才能成为更具权威性的仲裁机构，真正解决医患矛盾，并增进医患双方的相互信任。

（3）建立常设性、可克服医学信息壁垒的专业化第三方机构，其利益独立于医患双方。该机构中应该有一些拥有医学专业知识的人才，有助于克服医患双方由于信息不对称而带来的沟通障碍；有助于监督和约束医疗市场中的不规范行为。该机构的设立，可以在一定程度上预防医患关系受其他社会矛盾的影响。现实中由于缺乏医患沟通中的第三方机构，导致患方认为即使医院和医生确实有责任，也可能难以讨回"公道"。因此建立独立于医患双方、能克服医疗专业壁垒的第三方协调机构，对于增加医患信任非常重要。

除了第三方机构的建设，还应该重视第三方人才的培养，防范医患危机的发生。例如，可提供适当的医疗社工的岗位设置，使其可利用一定的专业知识，对医患双方进行协调，促进医患沟通，增加医疗服务的人文关怀。由于医疗社工独立于医方和患方，又具有一定的医学知识，加上社会工作的专业知识，可以发展成为医患矛盾调解员，成为医患之间的有效润滑剂。

社会转型时期我国公立医疗机构改革再探

摘　要：本文通过聚焦我国公立医疗机构产权和非产权的改革争论，分析了公立医疗机构产权改革可能会带来的弊端，提出非产权改革可能是社会转型时期公立医院改革最适宜的选择，在对已有非产权改革设计评述的基础上，本文提出了在公立医院管理体制改革上，可以考虑将我国的国有大中型医疗机构改制成附属于公共部门的组织，同时，成为一个法人实体，医院转变成为医疗活动的场地和设备提供者和管理者，从而打破医疗服务市场的垄断性，促进医疗行业的开放，来进一步促进医疗市场的内部竞争，优化医疗市场资源配置，缓解"看病难、看病贵"问题。

关键词：公立医疗机构改革　非产权　市场机制　社会转型

2005 年，国务院发展研究中心的一份研究报告得出的结论是："目前中国的医疗卫生体制改革基本上是不成功的。"它引发了至今全国范围内有关医疗卫生体制改革的大讨论。"看病难、看病贵"已成为当前社会关注的热点问题。因此，当前我国医疗卫生领域的核心问题是：实施何种医疗卫生体制改革来确保医疗保障及服务的可及性和公平性？其中公立医疗机构改革是目前争论的焦点。

一　我国公立医疗机构改革的紧迫性

当前，对于公立医疗机构改革来说，产权问题一直是医疗机构改革争论的焦点。有学者认为公立医疗机构产权制度改革是医疗市场运作和医院改革深入的自然逻辑过程。① 因此从医疗机构经营方式角度出发，可以倡导国有国营、国有民营、民有民营、连锁经营和委托经营等多种经营形式实现产权变革。② 还有学者提出了三条改革路径：小改——以医院管理替代改革；中改——建立医院类产权制度，仿照国有独资公司模式建立国有独资的管理公司或医院集团；大改——建立医院产权制度，仿照股份有限公司模式建立医院管理公司，构筑完善的法人治理结构，强调股权和法人产权的清晰与并立。③ 立足公立医疗机构产权现状，保证国有资产保值增值，论证与重申完善法人治理结构的必要性。④

部分学者提出可以以国有公立医疗机构的企业化为改革方向，通过建立公司制管理体制、实行自主经营、创造优胜劣汰的市场竞争环境来建立现代医院制度，提升公立医疗机构经营效益和医疗服务质量。⑤ 还有学者在研究东欧及发展中国家公立医疗机构"公司化"的经验中，总结出公立医疗机构改革必须存在过渡状态，在保留公有制实现形式的同时，引入私立部门的组织结构和市场竞争机制，让市场筛选医疗机构的存亡。⑥

有学者从医疗行业道德风险视角出发对医疗体制改革进行探讨，认为医疗行业因为它所提供的服务的不确定性、风险性、信息不对称性等特征，医生患者均存在道德风险，但医生的道德风险的危害性更大。认为通过医生拥有医疗市场的控制权和剩余索取权，诱导需求的行为就会受到抑制，而名医因为其不道德行为

---

① 宋文舸、刘海波：《公立医院产权制度变革的可能性分析》，《卫生经济研究》2000 年第 3 期。
② 国家软科学项目《医院产权制度改革》课题组：《医院资本经营与产权制度改革》，《中国医院管理》2001 年第 8 期。
③ 常文虎：《产权制度与医院产权制度改革》，《中华医院管理》2002 年第 6 期。
④ 张挺、张勇：《公司法人治理结构对医院产权制度改革的启示》，《中华医院管理》2002 年第 10 期。
⑤ 李吾尔、王继武等：《浅论我国医院产权制度改革的发展方向》，《中华医院管理》2002 年第 2 期。
⑥ 卞鹰：《公立医院产权变革的渐进性及其评价》，《中华医院管理》2002 年第 6 期。

的成本更高，出于对声誉的考虑，更可能寻求医德高尚的行为。因此，认为建立以名医为核心的私有化的医疗机构可以获得比较好的医疗体制改革效果。①

但由于医疗行业的独特性，以及目前医改陷入的困境，一些学者对医疗体制市场化改革提出担忧，认为这并不能解决我国目前"看病难、看病贵"的现实问题，反而有可能加重这一状况。如宿迁市在进行了拍卖转制公立医院后，医院更成为一个经济体，当地医疗市场出现了"医疗装备竞赛"的趋势，各家医院都在努力扩大规模，纷纷引进高精尖设备，甚至一些一级医院都购置了 CT 等设备。因为门诊利润较薄，医院收入主要靠检查和手术，形成了医疗费用的另一种扭曲：几乎所有医院都要求做 CT 或其他检查，每天 500 多门诊病人有近 100 人次的 CT 检查，15 人次的胃镜检查，这比北京等城市医院的比例都高；不需要开刀的疾病让病人开刀，医院的剖腹产率高达 90%，存在诱导过度消费现象。② 在业务收入上，宿迁市人民医院 2004 年已经达到 9000 多万元，而 2005 年 1 至 6 月份，医院的收入已经达到 6500 万元。同比增长 54.2%。③ 改制后的医疗机构均不同程度地出现了医疗服务收费的上涨，医疗开支的负担不降反升，引起了部分群众的不满。大量的医疗机构被拍卖转制后，公共卫生系统开始遭遇新的窘境：原有的覆盖城乡的三级医疗服务网络被打破，区域卫生规划缺乏，基层医疗能力削弱。基于此，有学者提出要保持医疗机构的公益性，加大国家对医疗行业的调控，加大国家对国民医疗保健服务所应承担的责任。

相对于医疗机构改革中的产权改革的探讨，非产权形式改革的探讨欠少，而医疗机构产权改革的建议原本就是在对政府垄断医疗机构经营管理的不经济和高成本的事实与民营方式更能够提

---

① 赵曼：《社会医疗保险中的道德风险》，中国劳动社会保障出版社，2007。

② 北京大学中国经济研究中心医疗卫生改革课题组：《北大课题组宿迁医改调研报告》，《医院领导决策参考》2006 年第 13 期。

③ 曹海东：《宿迁医改五年激变》，2005 年 7 月 21 日《南方周末》。

升资源的配置和利用效率的假设上发展起来的。但事实上，世界各国，尤其是发达国家医疗服务日益走向市场化的改革实践以及大量的研究证明，只要存在恰当的制度，市场化可以在提高医疗服务的效率和推进医疗服务的社会公益性上找到平衡。[①]

二　公立医疗机构非产权改革的逻辑

（一）是寻求"道德自律"还是依靠"理性选择"？

对于医疗体制市场化改革的研究，其中不乏有价值的研究。例如有学者对社会医疗保险中的道德风险进行研究，从医疗市场的道德风险出发，将医疗改革的重心寄托于少数医学专家，认为专家们违背道德的成本更高，因此更有可能遵守职业道德。[②] 但将制度设计建立在"专家自律"的基础，现实中也证明了仅仅通过自律不足以有效阻止专家不道德行为的发生。而且正因为专家的道德失范的成本更高，一旦发生专家道德失范行为，其对整个医疗市场所带来冲击也更大，最终可能导致医疗市场陷入更大的困境中。社会转型时期，制度设计依据更应该考虑体现"理性经济人"。

1. 按照理性人的假设，我国现行体制下的医生利益来源多元化，医生必然要面对医院的效益压力、技术的进步要求、药商的利益诱惑、患者的诉求、医院之间的"走穴"需求等等。在目前的医疗体制情况下，医生的经济收入主要可以由工资收入、病人红包收入、医药公司回扣收入等实现，后两种都是"暗收入"，医生的声誉很大程度上也受此影响。在我国目前的医疗体制状况下，临床医生并不能通过使用医疗技术这一手段实现他们对经济

---

① 顾昕、高梦滔、姚洋：《诊断与处方：直面中国医疗体制改革》，社会科学文献出版社，2006。

② 赵曼：《社会医疗保险中的道德风险》，中国劳动社会保障出版社，2007。

利益、社会利益的追求，获得他们所认可的利益最大化，因此导致医生群体对职业现状满意度不高，必然影响他们对职业的热情与投入，影响良好医疗市场的形成。因此，改革的方向是要将医生的收入与其提供的医疗服务技术挂钩，更好的体现医生的职业劳动价值。

2. 现行体制下医药公司之所以需要打通医院或医生等，是为了实现医药公司的利益，并且相关的管理人员为了实现自己部门或个人利益，一些违规、违法行为就会时有发生。同时，按照理性人假设来理解医疗市场中病人角色的行动逻辑。患者的利益在于用尽可能少的支出获得尽可能多而好的医疗服务，但在诊疗博弈过程中，患者由于对医疗信息的不对称，在医患互动过程中处于不利地位。因此，在医疗市场垄断、医疗信息不对称、医疗体制改革不到位的情况下，病人只能通过"送红包"、"找熟人"等行为来保障自己能够获得更好、更有效的医疗卫生服务。因此，改革的方向就是要通过制度设计来效阻断"医"、"药"之间的利益相连，这样才能促进医疗体制的根本改革。

（二）是通过公立医疗机构的产权变更，还是推进非产权改革？

针对公立医疗机构改革，产权变更形式一度成为人们关注的焦点，如提出引入市场机制，鼓励内资、外资等进入医疗市场参加公平竞争；还有学者认为医疗机构的理想组织模式是：医生拥有医疗机构，成为医疗机构的企业家；行政管理人员和医辅人员由医生雇佣。认为通过医生拥有医疗市场的控制权和剩余索取权，诱导需求的行为就会受到抑制。[①]

本文认为，首先，医生拥有医院，特别是医疗专家拥有医院并不能改变作为专业技术权威的专家要承担自己并不擅长的医院

---

① 赵曼：《社会医疗保险中的道德风险》，中国劳动社会保障出版社，2007。

管理工作，这一管理模式也与现代组织的管理趋势不相符合。其次，在不改变现行医疗卫生体制的前提下，对于医生拥有医疗市场就能解决供方诱导需求，还需进一步求证，同时，这一改革设计也可能会带来国有资产流失现象。

目前，我国已经形成了以国有大中型医疗机构为主的医疗服务市场，各公立医疗机构经历了数十年的积累已具备相当规模，民间资本投资的医疗机构在很多方面都不足以与公立大中型医疗机构相抗衡，医疗市场还无法进行公平的竞争。在目前情况下，如何探索一条适合我国国情的可行的医疗机构改革之路才是我国医疗体制改革的关键。

三　公立医疗机构非产权改革的制度设计

在我国社会转型时期，公立医疗机构非产权改革应包括医疗体制的改革和公立医院管理体制改革两个方面。

在医疗体制的改革上：（1）明确医疗卫生服务产品分类及医疗机构的责任。对于预防保健部门、传染病控制、生命急救等医疗服务，主要提供传染病预防与控制，生命急救以及全民健康保健等，属于公共物品，政府应承担主要责任，也应承担其主要开支；对于能够恢复病人劳动能力的医疗服务，也称之为基本医疗服务，这一类医疗服务与个体健康状况具有更为密切的关系，且个人是主要的受益者，但具有一定的社会公益性特征，被认为是准公共物品，所以政府仍然需要承担部分责任，如提供医疗保障金以及对部分特困群体的医疗救助金等。对于与缓解痛苦和延年益寿有关的医疗服务（超出基本医疗以外的服务），这类医疗服务更具有私人物品的特征，具有个体性，且这一类医疗服务所需要占用的医疗资源消耗量大，收益相对较小，因此应该更多地依赖"市场"优化其资源配置。其为服务所需支付费用应该更多的甚至是完全由个人提供，或者是由个人参加商业保险获得一定程度的补偿。（2）必须要对现行医疗体系的人事制度进行全面改革，促进人才的自由流动，促进医疗行业的人力资源的优化配置。（3）必须实行医药分家、医技分家等配套制度的改革。（4）建立健全全民平等的基本医疗保障制度，加强医疗救助制度的建设，保障社会低收入阶层的基本医疗健康服务。

有学者将全球性公立医院改革模式归结为三种：[①] 第一种模式是自主化，公立医院仍然是公共部门的一部分，但其所有日常事务的控制权完全从现行登记体系转移到医院的管理者手中；第二种模式是法人化，公立医院独立于公共部门（或政府部门），成为一个法人实体，并且建立法人治理结构；第三种模式是民营化，公立医院转型为民营实体，无论是营利性还是非营利性的，政府放弃对医院的直接控制，从其法人治理结构中撤出，国有资产以各种方式向民营化医院的运营者出售。

在公立医院管理体制改革上，可以考虑将我国的国有大中型医疗机构改制成附属于公共部门的组织，执行一部分公共部门对医疗市场的管理责任，同时也成为一个法人实体，承担一定的法人责任的组织。

（1）将目前国有大中型医院机构转变为一个医疗服务提供机构，其服务对象包括病人，也包括行医的开业医生。只有具有一定资质的、向医疗机构提出申请的、愿意向院方定期缴纳一定费用的医生方可获准获得在该医疗机构开业的资格。具体资格可规定为具有医师资格证书、中级以上职称、5年以上临床医疗从业经验等。医生需要向医院缴纳的费用可以各医院自己核定，在公平的市场竞争中，各医院必然能够为自己度身制定一个合适的价格。对于一些年资较低、不能够独开业的医生，可以通过公开招聘，成为领薪医生，或应聘成为某专家的助手医生等，继续进行医疗实践锻炼。

让原本直属于医疗机构下的医生转变为众多松散的、人事完

① 顾昕、高梦滔、姚洋：《诊断与处方：直面中国医疗体制改革》，社会科学文献出版社，2006。

全独立的、附属于医疗机构的个体进行相对公平的市场化的竞争，可以促进医疗信息的开放，降低医疗市场的垄断性，进一步促进医疗市场的内部竞争，优化医疗市场资源配置。

（2）医疗机构为开业医生提供合格的医疗场地与其他相关服务，如医生的职业培训、继续教育服务与信息，医院为其从业医生公布信息吸引病员等服务。医疗机构需要招纳聘用所有医疗行业从业人员，如住院医生、医技科室从业人员、护理人员、医疗机构的行政管理人员，后勤服务人员。住院医生主要由一些低资历的、没有开业资格的全科医生组成，主要承担一定的临床主治医生助手的职责，也能够积累一定的临床医疗经验，逐渐成长为合格的能够独立开业的医生，其工资由医院支出。

医院为医生提供的服务具体包括：向社会介绍各个医生的主要特长与特征，联系医生的科研项目，财务服务、安排就诊秩序，提供设备检查等。为医生提供继续教育、职称晋升等的咨询，提供相应的就诊场地等。其中医院提供的服务中包括为各个开业医生的财务服务，即医院统一收费、开具统一发票，财务上、管理上进行统一管理。这样的管理服务也有助于医院的账目公开，有利于对其进行账目监督。另外，医生的收费等服务仍由医院完成，医院也可以起到监督医生的作用，有了这样的直接监管制度的存在，医生违规操作的成本必将大大增加。同时医院还可以很好的行使医疗活动中的第三者角色。比如如果某具体医院中的开业医生违规操作，医院可以向有关部门申请取消该医生的开业资格，或者直接剥夺该医生在该院开业的资格，并进行公布。

医院成为医疗活动的场地和设备提供者和管理者，既可以监督和规范医生的医疗服务，也可以成为医患互动过程中的第三方代表机构。作为医疗服务的场所，医院对其医生行为具有一定的约束力，为患者维权或为医生更好地服务都可增加医疗机构本身的市场份额和吸引力，促使医疗机构获得更多的医疗资源，吸引更多的病人和更好更多的医生，最终获得更多地经济利益与社会效益，促进医疗行业的良性循环。

（3）独立开业医生的合法收入主要为患者所支付给医生的诊疗费用，诊疗费既可自行设定，也可以在一定指导价格中浮动。根据市场竞争与价格理论，名医可以获得更高的诊疗费用，而一些普通医生的诊疗费用必然会较为低廉。一些有较高收入的知名医生还可以自行招聘助手或与其他一些医生组成医疗小组，其工资开支由招聘者自行解决。一些有医学科研任务的医生所获得的科研经费等也可作为其合法收入，按照相关规定支付其所聘人员工资和科研开支，形成一个以专家、名医为核心的医疗小组，保证部分研究型人才的临床医生可以有更多的时间与精力进行医学科研。这样可以增加医生相互竞争的动力，通过充分的市场竞争机制，各医疗主体各取所需，发挥所长，提升医疗服务与医疗质量，促进医疗技术的繁荣发展，也有利于满足全社会不同层次的医疗服务需求。

此外，在开业医生相互市场化竞争的基础之上，各个医院提供的检查诊疗项目资源共享。这样有利于节约医疗资源的使用，增加其使用效率。比如在甲医院进行的各诊疗项目的结果在乙医院也通用。而诊治过程所必需的治疗与诊疗费用医院以略高于成本的价格收取，其收入归院方所有，医生不得从中获取提成。医生的收入只与诊疗费有关，在病人支付了所要求的诊疗费的基础之上，医生为了增加病人的满意度，增加自己的名誉，会最大程度上为其病人考虑。同时，医生的合法收入仅限于诊疗费用和科研收入，各种回扣收入一经查实，医生需要承担行医资格被取消的个人风险，这样就增加了医生违规的成本。

这样的制度设计可以保证医生的利益主要来源于病人以及与医疗技术相关的科研成果；医院的利益来源主要来源于医生以及由医生为病人提供的其他相应的医疗服务。而医生又是一个相对自治、相对分散的群体，也必然要求医院为医生提供更为优异的服务。

（4）对于病房的管理，病房的所有权也归医院所有，开业医生在门诊对于一些需要住院治疗的病人，可以通过租用病床来对病人进行治疗，其所得收入是每天的诊疗费用，治疗费、检查费等其他费用归医院所有。如果该病人有多科疾病，由主治医生推荐其他医生进行进一步治疗，或者申请其他科室的协助治疗，这样可以克服病人医疗信息不对称的弱点，病人免于进行重复检查，既可以节约医疗资源的运用，也可以使得治疗更具有整体性，使得病人与医生的互动形成一种相对长期性的互动关系。而医生向医院缴纳床位租用费，可以一定程度上控制医生对床位的过度使用，节约医疗资源的利用。

（5）对于急救科室来说，因为其工作性质的特征，工作人员应相对固定，包括急救医生也应尽可能相对固定。对于急救医生的收入应该由医院或者是国家支付。医疗保障基金应该提供给各医院一定的急救基金，该基金仅限于对一些重大事故后的急救、不明身份的重症昏迷病人的生命急救，如有挪用行为视同违法，承担一定的刑事责任。在急诊科室就医的病人必须要符合相应的急救指标，不能导致各医院的急救通道被占用。同样对于预防保健科、传染病防治科等科室，由于其服务具有更多的社会公益性质，其从业医生的工资也应该由医院或国家负担。

在现行体制下，公立医疗机构在整个医疗市场中占有绝对优势，具有垄断性。通过改革把公立医疗机构的医生转变成为一个个独立的开业医生为单位或者以专家或名医为核心的医疗小组为单位的多主体，医院成为容纳众多开业医生的医疗服务提供机构和诊疗活动管理机构，就能实现医疗主体从单一主体向多元主体的转变，这样有利于医疗市场中的人力资源的合理配置，医院不再成为医疗资源的掌控者，而成为医疗资源的提供者，医生们作为独立的个体或团体通过市场竞争的方式公平竞争获得相应医疗资源。同时，通过将医生推向市场，促使医疗资源分散在各个相对独立开业的医生手中，促进医疗行业的开放，来缓解"看病难、看病贵"的问题。

中国巨灾灾后动员的比较分析

——以"唐山地震"和"汶川地震"为例

摘 要: 2008 年汶川大地震的发生,书写了中国内地灾后救助动员形式的新篇章。本文比较分析了新中国成立后我国两次重大地震——唐山大地震和汶川大地震——的灾后救助动员形式,说明伴随着改革开放政策实施前后的国家与社会关系的转变,灾后救助动员模式也已经发生了转变。基于当前中国"大政府、小社会"的事实,"政治动员为主导,辅以社会动员"的灾后救助动员模式仍是符合现实国情的,且是当今中国社会效率最高的灾后救助动员模式。

关键词: 国家与社会 灾后救助 危机动员 社会动员 唐山地震 汶川地震

新中国 60 年,先后在人口稠密地区发生过两次破坏性大地震,分别为 1976 年 7 月 28 日凌晨发生的 7.8 级唐山大地震和 2008 年 5 月 12 日下午发生的 8.0 级汶川大地震。这两次地震一个发生于改革开放前夕,另一次发生于改革开放 30 年之际。本文拟通过"国家与社会"的理论分析框架对两次地震的灾后救助动员进行比较分析,探寻我国灾后救助动员模式是否随着社会转型发生了转变、转变的程度及其效果。

一 巨灾与动员

巨灾是指那些造成了严重经济与社会后果的重大自然灾害,根据经济合作与发展组织(简称 OECD)的界定,它通常是指百年一遇、发生区域无力应对的灾害，具体有三个标准：（1）10000 人以上的死亡；（2）1000 亿元以上的直接经济损失；（3）100000 平方公里以上的成灾地区。① 由于巨灾的巨大破坏力，常规的手段和资源都难以应对，通常就需要进行动员，集中力量战胜灾害。

"动员"一词最早使用于军事领域，之后向政治、经济、社会领域延伸，相应出现了政治动员、阶级动员、经济动员、社会动员等概念。《现代汉语词典》解释"动员"有两层意思：一层属于战争动员，另一层是作为一般意义的动员，意为"发动人参加某项活动"。② 在巨灾状态下，动员兼具这两层含义，除一般意义上的动员外，世界各国还不得不通过战争状态下的国防动员来集中力量应对巨灾。例如，美国国土安全部下属的联邦紧急事务管理署（简称 FEMA）就集成了从中央到地方的救灾体系，建立了包括军队力量在内的一体化指挥调度体系。在这个一体化救灾体系中，军方被动员力量是国防部搜救中心，他们将受过各种特种训练的官兵投入救灾第一线：输入通信交通资源，打通灾区的对外联系通道；提供医疗资源，成立野战医院，就地救助伤者，争取救治时效；调集粮食，迅速安顿灾民等。③ 2005 年，美国"卡特里娜飓风"造成重大损失，最终便是通过国防动员，依靠美军北方司令部才完成救灾。日本作为一个多灾国家，发生特大灾害且超越了地方政府的控制处理能力，国民自卫队将参与灾害救治行动。日本防卫厅新设的"特殊作战群"及陆上自卫队第 1 空降团，就是应对恐怖袭击等新威胁的专业化的应急特种部队，还专门配有两个飞行大队共 14 架灾害观测直升机，可用于民事

---

① 转引自史培军等《从中国汶川地震和南方雨雪冰冻灾害看巨灾划分的标准和巨灾保险》，在全国综合防灾减灾与可持续发展论坛上的报告，2010 年 5 月 7 日。
② 中国社会科学院语言研究所词典编辑室：《现代汉语词典》，商务印书馆，1985。
③ 上海科技情报研究所信息咨询与研究中心：《浅析美国的一体化救灾指挥和调度体系》，《消防与生活》2005 年第 10 期。

消防任务。^① 我国更是如此，强大的灾后动员包括军队动员已经成为应对巨灾的重要经验，也是多次战胜巨灾的重要保证。

从方式来看，动员通常有政治动员与社会动员的区分：前者是指以政府等政治性组织为动员主体，对动员客体所发动的动员；后者是指"由社会进行的动员"，即社会凭借自身力量主动进行的、调动各种社会资源应对危机的动员，包括由各种类型的社会组织、团体或个体等进行的动员。^② 除行动主体的差别外，政治动员与社会动员的动力机制也不同，政治动员通常是组织动员，以权力关系为动力，而社会动员则可分为三个层次：第一，基于市场机制的作用所进行的动员，如通过奖金激励、税收减免等机制鼓励社会成员积极参与；第二，由自治性民间组织或个体等通过宣传、发动，调动社会各方面积极性，组织社会成员以及各方面社会力量有效参与；第三，依靠大众媒体或其他公共信息平台，引导和影响公众舆论走向，调动社会各方面积极参与。此外，政治动员和社会动员在信息沟通方式上也有差异，政治动员的沟通方式通常是政治领袖的政治号召、政治命令，而社会动员的沟通方式则是信息扩散和主动的信息关注。

二　"唐山地震"与"汶川地震"的灾后动员

1. "唐山地震"的灾后动员

唐山地震后，最早传出震区消息的是 42 岁的退伍军人、开滦唐山矿工会副主席、党委委员李玉林，李玉林在跑出唐山后，坐地震局吉普车上北京报信。随后，中央政治局根据北京军区、空军、国家地震局和李玉林等提供的情况迅速召开会议，对救助唐山的行动进行部署。但是传媒几乎未作报道，仅在震后第二

---

① 刘铁忠、李志祥、王梓薇：《灾害应急中的国防资源动员研究》，《科技进步与对策》2005 年第 10 期。

② 龙太江：《从"对社会动员"到"由社会动员"》，《政治与法律》2005 年第 2 期。

天,《人民日报》采用新华社通稿对这一灾难进行报道,标题为《河北省唐山、丰南一带发生强烈地震/灾区人民在毛主席革命路线指引下发扬人定胜天的革命精神抗震救灾》。这则消息对灾情报道仅限于"震中地区遭到不同程度的损失"一句,具体受灾情况和生命财产损失只字不提,重点则放在强调毛主席、党中央和各级领导如何关怀灾区人民,如何带领灾区人民抗灾救灾。直到事隔三年后中国地震学会成立大会(1979 年 11 月 17 日至 22 日)之际,才首次披露唐山大地震的死亡人数。①

由于唐山地震发生在毛泽东病逝前一个多月,当中央领导层获悉唐山地震发生后,随即召开政治局会议,决定由陈锡联、纪登奎、吴德、陈永贵、吴桂贤组成中央抗震救灾指挥部,并在唐山设立前线指挥部,由时任河北省委第一书记刘子厚负责。一周后,8 月 4 日,毛泽东指定的接班人、时任总理的华国锋率中央慰问团赶赴唐山,代表毛泽东和党中央看望与慰问唐山人民。

唐山地震后由于采取了对社会封锁消息的策略,所以救灾行动主要依靠军队进行:调动约 17 个师的部队,前往震区参加抗震救灾;由北京、辽宁、山东等地和人民解放军组成 5 千人的医疗队伍,赶赴灾区抢救伤病人员。救灾部队总计出动 12 万余人,投入各型车辆 8 千多台。军队派出 125 个医疗队、5400 多人,各省、直辖市、自治区派出 138 个医疗队、1.04 万名医务人员,向全国 11 个省、直辖市、自治区转运 9.35 万名伤员,共动用火车 159 列次,飞机 470 架次。② 各级政府共投入资金 43 亿元,没有接受国内外捐赠款物。由于地震灾情信息对国内封锁,除了相关人员和灾区人民,社会上大多数人当时几乎完全不知道这场地震及其所造成的严重灾情。

2. "汶川地震"的灾后动员

"汶川地震"发生的当日下午,国务院总理温家宝即乘专机

---

① 沈正赋:《唐山大地震死亡人数为何三年后才允许报道?》,参见 http://news.china.com/zh_cn/history/all/11025807/20050727/12519124.html。

② 李金明:《唐山大地震中的救灾内情》,《湘潮》2009 年第 7 期。

抵达四川成都，赶往地震灾区，指挥抢险救灾工作并看望和慰问当地灾民和救援人员。当晚中共中央总书记胡锦涛主持中央政治局常委会，对抗震救灾进行动员部署，成立了以温家宝为总指挥的抗震救灾指挥部，并设立由中央有关部门、军队、武警部队和地方党委、政府主要负责人参加的救援组、预报监测组、医疗卫生组、生活安置组、基础设施组、生产恢复组、治安组、宣传组等8个抗震救灾工作组。抗震救灾工作得以迅速而又有条不紊地展开。

"汶川地震"发生后，由于政府高度重视、信息报道及时、社会舆论导向等多因素的作用，社会各界迅速涌起抗震救灾的热情，社会志愿者和志愿者团体纷纷赶往灾区：震后仅2小时，江苏黄埔再生资源利用有限公司董事长陈光标亲自带领由推土机、挖土机、吊车等60辆重型机械设备和120名操作手组成的抢险队千里驰援救灾一线，成为全国首支到达地震灾区的民间工程救援队。① 随后，还有很多民间非官方社会救灾赈灾团体和个人纷纷加入抗灾第一线进行救援活动，社会各界捐赠也是空前火热。（见表1）

表1 各部门救灾款物筹集基本情况

单位：亿元

	筹资部门	接受捐款数额
政府财政支出	中央和地方各级财政	1287. 36
政府部门和组织接受捐赠	18个中央部门单位	127. 81
	31个省（自治区、直辖市）和新疆生产建设兵团	513. 1
社会团体和各类基金会	中国红十字会总会及红十字基金会	46. 9
	中华慈善总会	9. 2
	海峡两岸关系协会	6. 73
	中华全国总工会	3. 26

---

① 梁宏峰：《全国首家抗震救援民兵连成立陈光标领衔》，参见 http://news. enorth. com. cn/system/2009/05/11/004017736. shtml。

	筹资部门	接受捐款数额
社会团体和各类基金会	中国共产主义青年团中央委员会	0.56
	中国宋庆龄基金会	0.42
	中国扶贫基金会	1.95
	中国教育发展基金会	1.72
	中国光彩事业基金会	1.89
	中国妇女发展基金会	0.26
	中国儿童少年基金会	1.34
	中国青少年发展基金会	2.31
	中国光华科技基金会	0.15
特殊党费	4559.7万名党员缴纳	97.3

数据来源：审计署办公厅：《审计署关于汶川地震抗震救灾资金物资审计情况公告（第4号）》，中华人民共和国审计署网站，2008年12月31日。

此外，国外多个官方和自治团体也进行了援助和捐款捐物。特别值得关注的是，汶川灾后救援首次允许俄罗斯、日本、新加坡、韩国等国的救援队参与救援。

三 两场巨灾灾后动员的比较

两次地震的能量和震级相差不大，所造成的生命和财产损失都非常巨大，均属于巨灾，适合进行比较分析。

概而言之，唐山地震的灾后动员范围窄，影响面窄，参与面窄；汶川地震的灾后动员范围广，影响面广，参与面广。具体而言，两次动员主要差别包括：

1. 行动主体

唐山地震的灾后动员主体主要是政府和军队，基本没有社会力量参与，媒体几乎集体失语，救援与医疗队都是政府和军队派出的。汶川地震的灾后动员，虽然仍由政府主导，但是已看到各种社会力量参与其间：许多媒体及记者，没有得到政府指令，就在第一时间进入现场，发出灾情信息；相当一批志愿者几乎与政府派出的军警同时抵达震中地区展开搜救工作；灾后救助机构包括大量非政府性组织和民间自治性组织、团体和个人，甚至后期更有国外救援队赶到并参与灾区救援行动；通过民间组织动员和市场力量的调动，大批资金和器材被调往灾区等等。

就动员客体而言，唐山地震后的动员客体主要是派往灾区的军人、灾区的灾民以及少数救援人员；汶川地震后的救助动员，除了派往灾区的军人、灾区的灾民以及参加救援的人员以外，还直接面对全国各族人民甚至海外侨胞以及外国志愿者等，是范围更广泛、影响更深远的救灾动员。

2. 动力机制

唐山地震的灾后动员主要是组织动员，在国家系统内，通过权力关系和命令调动人力、资源开展救灾。汶川地震的灾后动员既有组织动员，例如中央和地方各级财政安排抗震救灾资金达1287.36亿元，超过其他各类社会捐赠款物的总和，在灾后重建中，中央政府更是实施了极具中国特色、效果颇佳的19个省市对口援建灾区的工作，倾全国之力帮助灾区人民重建家园；也有基于市场机制的动员，例如有相当部分的捐款来自国有企业，从而具有双重属性（一方面国有企业捐款本质上来自于企业利润，是未来潜在的政府财政；另一方面捐款也享受税收减免，符合市场的激励机制），至于由NGO发动的民间捐款和民众的自发捐款，则是完全自下而上的动力机制。

3. 信息沟通

唐山地震灾后动员的信息主要集中于政治系统和军事系统内部，领袖通过政治委托、政治任命的方式进行信息沟通。在汶川地震中，由于党中央、国务院高度重视，大众传播媒介及时跟进，以及互联网技术的广泛应用，信息很快扩散开来，各新闻传播机构大面积、长时段的实时报道，使全社会在第一时间了解到震后灾情和救援工作的进展。民众也在网络上搜集、跟踪灾区信息，主动进行自我动员，强化了社会动员的效果。

四　中国巨灾动员的发展与完善

1. 关于国家与社会的理论分析

"国家与社会" 的理念源自古希腊哲人，他们相信人是理性地选择社会生活以求相互帮助，"社会是唯一真实的自然的基础，是个人的欲望和恐惧"。① 社会最初的形式是家庭，由家庭联合成部落、再扩大发展为城邦，于是就有了统治和被统治，产生了政府，形成了国家。国家的性质取决于统治方式即政府的组成：由军人统治的国家、由少数富人统治的国家、由多数平民执政的国家、由一人统治的国家等。② 尽管政府总是把自己等同于国家，又把国家等同于社会；但因为出现了剥削与统治，剥削（统治）阶级与被剥削（被统治）阶级的利益出现了对抗，国家已不再是整个社会的代表，国家和社会开始被区分开来。这一思想在西欧近代启蒙运动中得到了发展。随着新兴资产阶级的日益强大，他们越来越不愿受到来自政府权力的威胁。因此他们把政府与国家剥离，认为国家是权力的主体，政府只是国家权力的代表和执行机关，最小的政府就是最好的政府，从而主张"守夜人"式的政府，并进一步提出"国家权力分立及制衡"的观点。国家和政府"这两种共同体之间有着一种本质的不同，即国家是由于它自身而存在，但政府则是由于主权者而存在"③。在这个意义上，"社会高于国家，国家大于政府"。

马克思在谈到国家的起源时也认为社会先于国家而存在，国家是阶级矛盾和阶级斗争不可调和的产物，"是一个阶级镇压另一个阶级的机器"④。恩格斯解释说：在阶级对立中运动着的社会

---

① 边沁：《政府片论》，沈叔平译，商务印书馆，1995。
② 《柏拉图全集》第 2 卷，王晓朝译，人民出版社，2003。
③ 卢梭：《社会契约论》，何兆武译，商务印书馆，1980。
④ 《马克思恩格斯选集》第 2 卷，中共中央马克思恩格斯列宁斯大林著作编译局译，人民出版社，1972。

需要有国家，以便维持它的外部生产条件；国家是整个社会的正式代表，仅仅是因为掌握了国家机器的那个阶级代表了整个社会；社会主义国家仍然是相对于资本主义国家而存在的无产阶级专政国家，因此仍是阶级统治的国家。[①]

中国和西方社会的发展历史不同。尽管儒家也有"民为贵，社稷次之，君为轻"[②]的观点，但由于采用的是"家国同构"的统治模式，建立的是"皇权为中心"的"家天下"制度，所以并不认为"国家"与"社会"有区别。受这样的传统主流文化影响，加上近代缺乏思想启蒙运动，一直没有区分社会、国家、政府的自觉性，更遑论探讨它们之间的关系了。直到改革开放后，随着国家政府放权松绑，经济领域逐渐放开，城乡基层社区自治，以及中西文化交流增多，利用"国家与社会"的分析框架探讨中国问题的研究也逐渐增多。

其实，早在新中国成立前，就有学者研究中国的国家与社会的关系，其中最有影响的是"士绅社会说"和"东方专制主义"的研究。前者认为中国拥有一个在文化上同质的精英——"士大夫"阶层，他们是国家政权的后备军，又是乡村社会中的富豪，他们协调着国家与社会的关系并使二者实现均衡。其代表人物有萧公权[③]等。而东方专制主义主要在西方的政治思想史上有一定的影响力，认为东方各国的治理水患需要有领袖和执行纪律的人，为了有效地实施管理，必须建立一个遍及全国或者至少是覆盖所有人口聚居中心的组织网络，控制着这一组织网络的人总是巧妙地行使最高政治权力，并阻止社会中的非政府力量形成势力

---

① 《马克思恩格斯选集》第19卷，中共中央马克思恩格斯列宁斯大林著作编译局译，人民出版社，1963。

② "民为贵，社稷次之，君为轻"是孟子的重要思想，意思是说，人民位居第一，国家其次，君在最后。这是因为，有了人民，才需要建立国家；有了国家，才需要有个"君"。国家是为民众建立的，"君"的位置是国家设立的。——作者注

③ Hsiao Kung-chuan, 1960, *Rural China：Imperial Control in the Nineteenth Century*, University of Washington Press.

强大的、足以对抗政府的独立机构。其代表人物是魏特夫①。

新中国成立后，学术界对于国家与社会关系的研究始于 1990 年代初，主要是建立在两种研究理论的基础之上：其一是关于中国市民社会的研究，认为在中国需要建构一个独立于国家、并与国家相平行的市民社会；其二是针对中国社会结构变迁的研究，探寻协调国家与社会关系的各种机制。② 针对国家与社会关系的研究虽然一开始遭遇到本土经验型研究的抵制，但随着改革和发展的深入，国家与社会关系的解释模式受到越来越广泛的运用。

1990 年代以来，随着计划经济向市场经济的转型以及与之相伴的政治社会结构的变迁，学术界对 1949 年以后国家与社会关系进行了深入的研究，出现了一些相对成熟的研究成果。例如"全能主义"③、"总体性社会"④ 等解释模式认为，改革开放前政治权力可以随意扩展到社会生活的任何领域而不受制度性的约束，只有最高领导人可以改变这种政治权力扩张的方向和规模。国家从社会中夺走了全部权力，政治、意识形态和经济三中心合一，实现了国家对整个社会的高度控制，国家与社会合二为一。改革开放后，这种总体性社会的状态逐渐被打破，国家与社会的关系产生了重组。原来国家高度控制的经济社会领域出现了一定的"自由流动资源"和"自由活动空间"，国家与社会开始出现有限的分化。于是"新权威主义"⑤、"市民社会理论"⑥ 的影响力逐渐扩大。然而不论是新权威主义还是市民社会理论，仍然是

① 魏特夫：《东方专制主义》，徐式谷等译，中国社会科学出版社，1989。
② 郑杭生、洪大用：《现代化进程中的中国国家与社会：从文化的角度看国家与社会关系的协调》，《云南社会科学》1997 年第 5 期。
③ 邹谠：《二十世纪中国政治：从宏观历史与微观行动的角度看》，牛津大学出版社，1994。
④ 孙立平：《转型与断裂—改革以来中国社会结构的变迁》，清华大学出版社，2004。
⑤ 刘军、李林：《新权威主义—对改革理论纲领的论争》，北京经济学院出版社，1989。
⑥ 邓正来：《建构中国的市民社会》，《中国社会科学季刊》1992 年第 1 期。

基于"国家和社会"的二元对立来研究中国问题。近些年来，伴随着学术界对中国历史和现实中国家与社会关系的研究深入，"法团主义"① 以及"强国家—强社会"模式受到了越来越多的关注，并被认为是更符合中国国情的国家和社会关系的未来实现方向，即：国家与社会相互合作，国家处于主导和支配地位，社会团体拥有相对自治权，通过发挥"第二行政系统"的职能和作为团体成员与国家利益的双重代表身份，利用体制内资源求得国家与社会双方的共同发展。

本文引入国家与社会的分析概念对我国救助动员模式的转变进行分析。具体而言，以我国伴随国家与社会宏观关系转变为历史背景，探讨灾害救助动员模式的转变及其今后的走向。以发生于改革开放前后的两次大地震为案例分别研究灾害救助动员中的国家与社会的互动特征。

2. 我国灾后救助动员模式发展的现实背景

我们所考察的两次大地震分别发生于"全政府无社会"的末期和"大政府小社会"的初期。

新中国在特定的历史背景下，依据战争年代的经验，参照苏联的"斯大林模式"，建立了以"全包型政府"为特征的经济社会整合管理制度：政治方面，国家实行共产党领导下的人民民主专政，党和政府基本同义，实行权力高度集中统一的管理体制，建立起一套"政府－单位"制的社会行政体制。代表社会发展的两个主要方面——经济和文化，均缺乏独立的发展空间：经济方面，政府完全替代市场，包揽一切经济事务，包办企业，对全社会进行计划管理；文化方面，政府对大众传媒实行完全性控制，对公共信息传播及其导向控制均由政府掌控。在这一阶段，社会完全被政府控制、甚至直接被政府替代，国家和社会的关系属于"全政府无社会"范畴。

这套政治管理制度在新中国成立初期起到了一定的积极作

---

① 张静：《法团主义》，中国社会科学出版社，2005。

用：实现了对整个社会的全面控制，促进了社会的稳定，也为此后最大限度地动员和集中全国资源进行社会主义工业化打下了基础。然而，这种管理体制不久就暴露出诸多弊端：政治方面，党政职责不分，权力高度集中且缺乏监督，人治代替法治；经济方面，片面强调指令性计划，缺乏市场竞争机制，忽视价值规律，导致经济效率低下，人民物质生活匮乏；文化方面，实行舆论一律和大规模的信息封锁，阻碍了社会多元化的发展。这些弊端出现于 1957 年反右斗争扩大化及其后的阶级斗争泛滥，最终促成"文化大革命"爆发，使社会经济文化生活等领域均陷入停滞甚至倒退。

1978 年，党和政府确立了改革开放的强国之路，重视价值规律，引进市场机制；1984 年，开始实行有计划的商品经济；1992 年，开始全面建设社会主义市场经济。这一系列经济改革的政治前提是坚持共产党的领导。改革开放为我国社会经济领域的转型和发展创造了活力，也冲击了原有的"政府—单位"制，带来了政府管理、社会管理等全方位的转变。

在政府管理方面，国家行政机构在 1982 年至 2003 年之间进行过数次调整[1]，2008 年又推出大部制改革；政府职能被明确界定为"经济调控，市场监管，社会管理，公共服务"；落实了干部责任制和行政问责制。行政机构的缩减、政府职能的定位、官员责任的明晰，都表明政府权力从基层适度撤退以及运行规范化的趋势。

在社会管理方面，随着经济上"公营退、民营进"，政治上也开始"官权退、民权进"。1983 年，解散人民公社，建立村民委员会，标志着新的农村基层社会管理体制——村民自治体制诞生。在城市社会，"单位制"逐渐解体，曾经的"单位人"转变成"社会人"、"社区人"，加上大量从农村进入城市的打工者，

---

① 王雷鸣、沈路涛、邹声文：《1982 - 2003 五次大规模的机构改革》，参见 http://www.people.com.cn/GB/shizheng/252/10434/10435/20030306/937651.html。

"自由经济人"增多，原有的单位制让位于社区制。社区管理主体开始多元化，专业化社区服务机构和工作机构等相继出现，为民间组织的发展打下了良好的基础。

在社会文化领域，由于市场经济的发展和人们生活水平的提高，意识形态对社会的影响开始减弱，加上人们文化教育水平的提高、大众传媒的发展、互联网等高科技通信手段的普及，都为社会自治性发展创造了一定的基础条件。经过2003年"非典"事件的激发，党对媒体的严格管制开始出现松动，不久前颁布实施的《突发事件应对法》删除了原先草稿中"新闻媒体不得擅自发布突发事件信息"的规定，这意味着相关公共信息将会在更大程度上实现社会共享。

以上一系列变化说明，改革开放实施后，政府开始适度放开对社会的管理和控制，社会开始有了一定自主发展的空间。但由于原有国家与社会关系的强大惯性，且新制度的产生具有一定的路径依赖，所以政府对整个社会的管理和控制力依然相当强大。可以说，中国已进入"大政府小社会"时期。

3. "政府动员为主、社会动员为辅"是我国灾后动员模式的必然选择

其主要依据为：

新中国成立初期，党和政府面对一个处于"总体性危机"的国家，既需要尽快实现社会稳定，又需要带领全国人民摆脱贫穷和落后，实现工业化的发展目标。这都要求党和政府将全社会的各种资源迅速组织起来，结束混乱状态，恢复社会秩序，举全国之力优先实现最重要的目标和任务。于是，建立以共产党的领导为中心，以计划经济体制为主体，以单位管理制度为基础的社会政治制度就成了最优的选择。这样的体制致使社会没有独立的发展空间和发展机会，政府权力在党的领导下全面放大、渗透并控制社会生活，全部社会生活呈现高度组织化，不存在独立于党和政府的社会组织。因此，当社会性危机发生，只能通过政治手段和方式，依赖政治动员发动群众解决问题。同时，政府对整个社会的全能式管理，导致"总体性社会"形成和社会个体的"依赖性人格"形成，① 社会和公众在危机状态下也寄希望于政府承担起战胜危机的全部职责。

改革开放三十多年来，我国社会已经发生了巨大的变化，社会主义市场经济体制的发展，政府权力的逐渐放开，全球化发展背景的影响，社会开始获得了自己独立发展的空间，形成社会多元化趋势。危机发生后，如果仅仅依赖政治动员，无论是效率还是效果，都不比政治动员和社会动员相结合的灾后动员来得更加有效。但是，由于政治体制的建设具有一定的路径依赖，改革的步伐相当缓慢，党和政府仍然占有社会的大多数资源，所以不同于西方国家的"小政府大社会"格局，中国仍然是"大政府小社会"格局。危机一旦发生，西方发达国家的政府行为往往受限较多，且社会领域更具有自治性、独立性，因此灾后救助动员往往以社会动员为主。而在中国，以政府为主体的政治动员仍然在灾后救助动员过程中占据主导地位，其效率和作用仍然显著，但不可否认，社会动员的贡献已受到越来越多的关注和认同。比如汶川地震后，除了政府及时快速准确的反应之外，一些掌握了一定社会资源的组织和个体合力进行的社会动员既配合了政府，也增加了政府应对的效率；国内外各种非政府组织、非营利组织等自治组织和志愿者在灾后救助方面所做出的贡献也是前所未有的。

因此在我国现阶段，"以政府为主导、以社会为辅助"的灾后救助动员仍是灾害发生后最主要的灾后救助动员模式。为此，就应当在继续做好灾后应急动员的同时，努力探索常态化动员的方式；在继续完善自上而下动员的同时，努力探索自下而上、从社区做起的动员方式；在继续依靠政府系统进行动员的同时，努力探索专业化、制度化的动员方式；并积极建立政府、市场、社会三结合的灾害社会保障体系。

---

① 童星：《中国特色社会主义在江苏的成功实践》，江苏人民出版社，2008。

后　记

本书的研究主题确定始于 2009 年的 A（H1N1）流行。由于 2003 年的 SARS 事件对我国的应急管理发展具有标志性作用，在当前中国社会快速转型的社会背景下，我觉得 SARS 和 A（H1N1）两起公共卫生事件先后挑战我国的应急管理，在给我国带来巨大财产和人员损失时，也给我们留下宝贵的经验和教训，促成了我国政府管理理念的重大转变。同时，突发公共卫生事件应急管理模式的转变，还带来我国在公共卫生应急管理体制和机制的重建。在这一不可多得的机遇面前，本书率先对体制和机制进行了尝试性的集成。这种尝试性整合的成功对进一步推动形成适合中国国情的突发公共卫生事件管理模式和理论都具有重大意义。

这本书也是我独立完成的第一本书，其中艰辛和挑战皆有，期间也曾徘徊，但是在周围老师、同学、亲人的不断督促和鼓励下，终于顺利完成了这本书，也终于体验到一项成果完成后所带来的满足与愉悦，在此深表感谢！

当然本书目前所展示的成果，只具有一定的阶段性，研究的进程仍应继续。这不仅是因为本书的研究仍存在缺陷和不尽如人意的地方，更是因为当前我国社会正处于快速转型的阶段，公共卫生应急管理制度也正处于不断的尝试、完善和发展过程中，其所面对的问题不断翻新，因此相关的研究亦需与时俱进，比如，可以进一步研究的问题有：

——在我国当前社会快速转型、公共卫生危机频繁发生的情况下，公共卫生应急管理体系的重点转变和所呈现的新问题、新发展。

　　——研究我国公共卫生应急管理体制和机制的发展与变迁，并探讨对于我国应急管理体制和机制的发展与变迁产生重要作用的积极因素和消极因素，并进一步探讨如何减少消极因素的影响，促进积极因素的作用。

　　——由于我国疆域广袤，地区特征和发展差异均比较大，且伴随地区多元化发展趋势的增强，可比较我国各地域公共卫生应急管理系统的异同，进而探讨更能针对地区特征并与我国总体应急管理体系建立相融合的各区域公共卫生应急管理体系的建立。

　　——如何结束当前公共卫生应急管理体制和机制运行中的不确定因素，使其更具有确定性和弹性，更具有常规管理的稳定性和有效性，能够更加快速有效地应对各类突发公共卫生应急事件的发生。

　　非常盼望学术界的同行和热心的读者能够指出本书的不足和缺陷，共同推进这一主题的研究！

童文莹

2011 年 7 月于金陵秦淮河畔

图书在版编目（CIP）数据

中国突发公共卫生事件管理模式研究：基于对 SARS 和 A（H1N1）
事件分析 / 童文莹著. —北京：社会科文献出版社，2012.3
（风险灾害危机管理丛书）
ISBN 978 - 7 - 5097 - 2980 - 9

Ⅰ.①中… Ⅱ.①童… Ⅲ.①公共卫生—紧急事件—
卫生管理—管理模式—中国 Ⅳ.①R199.2

中国版本图书馆 CIP 数据核字（2011）第 264021 号

·风险灾害危机管理丛书·

中国突发公共卫生事件管理模式研究
——基于对 SARS 和 A（H1N1）事件分析

著　者 / 童文莹

出 版 人 / 谢寿光
出 版 者 / 社会科学文献出版社
地　址 / 北京市西城区北三环中路甲 29 号院 3 号楼华龙大厦
邮政编码 / 100029

责任部门 / 皮书出版中心 （010）59367127　　　责任编辑 / 王　颉
电子信箱 / pishubu@ ssap. cn　　　　　　　　　责任校对 / 王明明
项目统筹 / 邓泳红　　　　　　　　　　　　　　责任印制 / 岳　阳
总 经 销 / 社会科学文献出版社发行部 （010）59367081　59367089
读者服务 / 读者服务中心 （010）59367028

印　装 / 北京季蜂印刷有限公司
开　本 / 787mm×1092mm　1/20　　　　　印　张 / 16.2
版　次 / 2012 年 3 月第 1 版　　　　　　　字　数 / 281 千字
印　次 / 2012 年 3 月第 1 次印刷
书　号 / ISBN 978 - 7 - 5097 - 2980 - 9
定　价 / 59.00 元